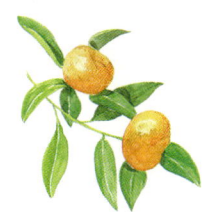

アロマテラピー図鑑

オイルとハーブの基本が
すべてわかる

監修　佐々木薫

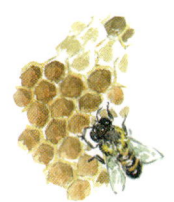

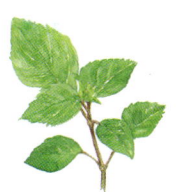

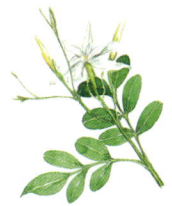

contents

序章

心と体に働きかけるアロマテラピー …6

アロマテラピーとは？…6
香りはどうやって働くの？…7
精油とは？…8
香りの特徴…9
精油の買い方、選び方…10
精油の保存法と使用上の注意…12

Part 1
エッセンシャルオイル図鑑 …13

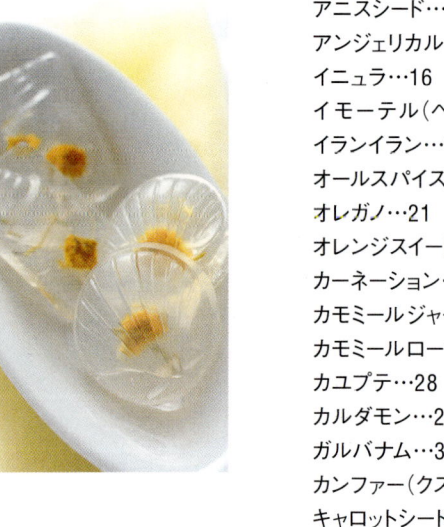

アニスシード…14
アンジェリカルート…15
イヌラ…16
イモーテル（ヘリクリサム）…17
イランイラン…18
オールスパイス…20
オレガノ…21
オレンジスイート…22
カーネーション…24
カモミールジャーマン…25
カモミールローマン…26
カユプテ…28
カルダモン…29
ガルバナム…30
カンファー（クスノキ、樟脳）…31
キャロットシード…32
クミン…33
クラリセージ…34
グレープフルーツ…36
クローブ…38
ゲットウ（月桃）…39
コパイバ…40

コリアンダー…41
サイプレス…42
サンダルウッド…44
サントリナ…46
シストローズ（ラブダナム）…47
シダーウッド…48
シトロネラ…49
シナモンリーフ…50
シベリアモミ…51
ジャスミン…52
ジュニパーベリー…54
ジンジャー…56
スターアニス…57
スチラックス…58
スパイクラベンダー…59
スペアミント…60
セージ…61
ゼラニウム…62
セロリシード…64
セントジョンズワート…65
タイム・リナロール…66
タジェット…67
タラゴン…68
タンジェリン…69
チャンパカ…70
チュベローズ…71
ティートリー…72
ディル…74
ナツメグ…75
ナルデ…76
ニアウリ…77
ネロリ…78
バーチ（カバノキ）…80
バイオレットリーフ…81
パインニードル…82
バジルスイート…83
パセリシード…84
パチュリー…85
ハッカ…86
バニラ…87
バルサム…88
パルマローザ…89

バレリアン…90
ヒソップ…91
ヒノキ…92
ヒバ…93
フェンネルスイート…94
プチグレイン…96
ブラックペッパー…97
フランキンセンス(乳香)…98
フランジュパニ(プルメリア)…99
ブルーサイプレス…100
ブルームスパニッシュ…101
フレンチラベンダー…102
ベチバー…103
ペパーミント…104
ベルガモット…106
ベンゾイン(安息香)…108
マートル…110
マジョラムスイート…111
マヌカ…112
マンダリン…113
ミモザ…114
ミルラ(没薬)…115
メリッサ(レモンバーム)…116
ヤロウ…117
ユーカリ…118
ユズ…120
ライム…121
ラバンジン…122
ラベンサラ…123
ラベンダー…124
リツェアクベバ…126
リンデン…127
レモン…126
レモングラス…130
レモンバーベナ…131
ローズ…132
ローズウッド…133
ローズオットー…134
ローズマリー…136
ロータス…138
ローレル(ゲッケイジュ)…139
ロベージ…140

かんたん手作りレシピ

●イランイランで作る
バスオイル…19

●オレンジスイートで作る
ルームコロン…23

●カモミールローマンで作る
保湿ローション…27

●クラリセージで作る
マッサージオイル…35

●グレープフルーツで作る
ボディスクラブ…37

●サイプレスで作る
さっぱりシャンプー…43

●サンダルウッドで作る
ハンドクリーム…45

●ジャスミンで作る
香油…53

●ジュニパーベリーで作る
バスオイル…55

●ゼラニウムで作る
フェイスパック…63

●ティートリーで作る
ハンドソープ…73

●ネロリで作る
アンチエイジングクリーム…79

●フェンネルで作る
マッサージオイル…95

●ペパーミントで作る
フットスプレー…105

●ベルガモットで作る
ボディソープ…107

●ベンゾインで作る
練香…109

●ユーカリで作る
ルームスプレー…119

●ラベンダーで作る
フェイスパック…125

●レモンで作る
ネイルクリーム…129

●ローズオットーで作る
万能ローション…135

●ローズマリーで作る
バスソルト…137

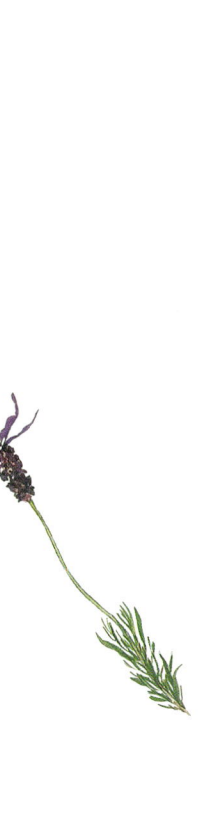

contents

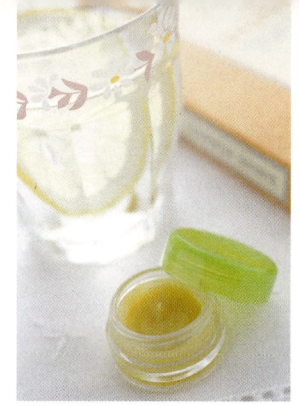

Part 2
悩み別オイル活用図鑑…141

●● **スキン＆ヘアケア**

ニキビ・吹き出物ができた…142
しみ・くすみが悩み…143
足がガサガサになった…144
しわ・乾燥がひどい…145
髪が傷んでしまった！…146
荒れてしまった手に…147

●● **メンタルケア**

リフレッシュしたい！…148
ストレス解消に…149
うつな気分のときに…150
イライラを吹き飛ばしたい…151
ぐっすり眠りたい…152
やる気がしないときに…153

●● **ヘルスケア**

ダイエット中の味方…154
月経痛をやわらげたい…155
つらい花粉症の季節に…156
風邪の予防に…157
肩こり＆目の疲れに…158
頭痛を軽くしたい…159
脚がむくんでしまった…160

Part 3
ベースオイル＆バター図鑑…161

アプリコットカーネルオイル…162
アボカドオイル…163
オリーブオイル…163
カカオバター…164
カスターオイル(ヒマシ油)…164
カメリアオイル(椿油)…165
カレンデュラオイル…165
ククイナッツオイル…166
グレープシードオイル…166
ココナッツオイル…167
小麦胚芽オイル…167
シアバター…168
スイートアーモンドオイル…168
セサミオイル(ゴマ油)…169
セントジョンズワートオイル…169
月見草オイル…170
パームオイル…170
ピーナッツオイル(落花生油)…171
ヘーゼルナッツオイル…171
ホホバオイル…172
ボリジオイル…172
マカデミアナッツオイル…173
マンゴバター…173
ミツロウ…174
ローズヒップオイル…174

Part 4
アロマテラピーの楽しみ方…175

芳香浴
 マグカップやハンカチを使って…176
 オイルウォーマー…176
 アロマライト…177
 ディフューザー…177
 キャンドル…177

アロマバス
 全身浴…178
 半身浴…179
 フットバス…179
 ハンドバス…179
 座浴…180
 ホット(クール)タオル…180
 フェイシャルスチーム…180

アロママッサージ
 基本的なマッサージ方法…181
 セルフマッサージ…182
 ペアマッサージ…185

そろえておくと便利な道具&材料…186
精油の芳香成分とその特徴…188
精油の作用についての用語解説…189
Shop List…191

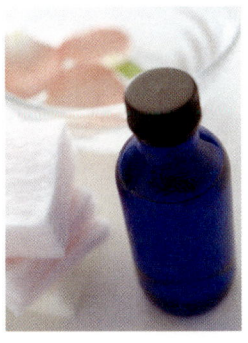

 アロマテラピーは医学ではありません

本書では、精油の香りの楽しみ方だけでなく、精油の心身への作用についても説明しています。ですが、精油は医薬品ではありません。製品についての注意事項を必ず読んで、正しくお使いください。妊娠中の方、重い病気の方、慢性的な病気のある方など、身体の健康状態が気になる方は、専門家に相談の上で使用してください。

本書での注意点

●この本で使用している計量スプーンは、大さじ15㎖、小さじ5㎖です。
●紹介するレシピは、保存のきくもの以外はすべて1回分です。それぞれの指示に従って保存し、できるだけ早めに使い切りましょう。
●化粧品を作る道具や保存容器はよく洗い、電子レンジで水滴が飛ぶまで加熱してから使いましょう。
●手作り化粧品の販売・贈与は、法律で禁止されていますので、ご注意ください。
●各精油のおすすめの使い方は、P14～140で個々に掲載の通りですが、もっと手軽に浴槽に1～2滴落としたり、オイルウォーマーなどで芳香浴に使ってもOKな精油には、マークをつけています。
[バ]＝バスに使用OK
[芳]＝芳香浴に使用OK
ただし、使用上の注意を必ず読んでから使ってください。

序章 ●●●●
心と体に働きかける
アロマテラピー
Aroma Therapy

アロマテラピーとは？　精油はどうやって作られる？　精油は体にどのように影響する？　など、まずは基本的な知識を身につけておくと、アロマテラピーをどのように活用すればいいのか、理解しやすくなります。

精油の歴史

病気や不快症状の治療に香りの成分を利用していたのは、3000年以上も前からだといわれています。おもに中東地域や、中国、インドで香りが利用されていました。また、古代エジプトではミイラを作るときにシダーウッドなどの精油を使ったと記録が残されています。

アロマテラピー（英語ではアロマセラピー）という言葉が生まれたのは、近代のフランスでした。1928年ごろ、化学者ルネ・モーリス・ガットフォセは化粧品会社の研究室で爆発事故に遭い、手をやけどしました。とっさにラベンダーの精油を使ったところ、驚くほどの早さで傷がいえたのです。彼は「精油療法」という本を著し、「自然の香り（アロマ）」と「治療法（テラピー）」という言葉を組み合わせて「アロマテラピー」という言葉を造りました。それ以後、近代医学とともに衰えつつあった香りを使った自然療法がアロマテラピーという名とともに注目され、現在に至ります。日本では1980年代にアロマテラピーに関する本が翻訳され、より多くの人がその言葉を耳にするようになりました。

ア　ロマテラピーとは？

アロマテラピーとは、「芳香療法」と訳される自然療法です。芳香植物（ハーブなど）から抽出した精油（エッセンシャルオイル）を使って、健康や美容に役立てます。芳香成分を体に取り入れることで、体調と精神の乱れを調整するのが目的です。最近では、病院や鍼灸治療院などでもアロマテラピーを利用して、治療を行っている場所が多数あり、医学的見地から薬理効果が検証されています。

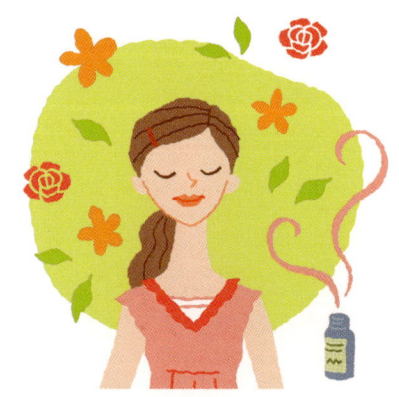

香りはどうやって働くの？

芳香成分が全身にいきわたり、効果を発揮する

　精油はさまざまな芳香成分を含んだ揮発性の高い物質で、1つの精油には数十から数百もの芳香成分が含まれています。これが体に働きかけ、体調を整えたり気分をリラックス、リフレッシュさせたりの効果をあらわします。

　アロマテラピーは、「なんとなくいい香りだから、リラックスできる」というあいまいな表現でくくられる療法ではありません。現在ではその芳香成分の薬理作用も大部分がわかってきています。では、芳香成分はどのように体に行きわたり、効果を発揮するのでしょうか。

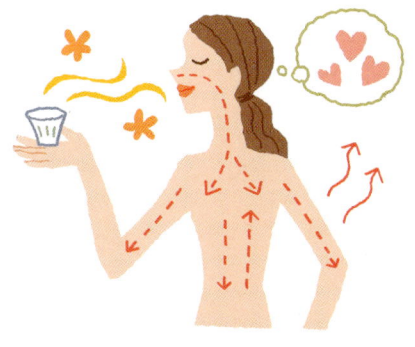

鼻から神経系へ脳内につながる刺激

　おもな芳香成分の伝わり方は、鼻からの経路です。芳香成分は鼻腔の内側奥にある嗅上皮（きゅうじょうひ）にある嗅毛（びもう）に取り込まれます。これが芳香成分を感知すると情報を電気信号に置き換え、脳に伝えます。喜怒哀楽の感情に深く関わる大脳辺縁系、そして記憶に関わる海馬、視床下部に伝わります。視床下部は自律神経やホルモンや免疫の働きを調整するところです。こうして芳香成分が脳内に働きかけ、心身に影響を与えます。

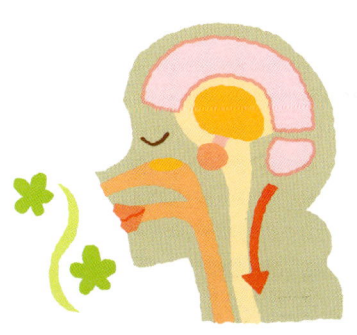

肺の粘膜から血液を通して微量ながら鼻粘膜からも

　呼吸と一緒に鼻や口からのどを通り、気管や気管支、肺へと入ります。肺の粘膜から血管を通って吸収され、血液中に入り、各内臓に働きかけます。また、微量ながらも鼻粘膜からも取り込まれます。抗菌作用や殺菌作用のある精油を吸入することで、のどや気管を清潔に保つことができますので、風邪の予防などに効果があります。

皮膚から血液を通して全身にいきわたる

　植物油や大量の水（湯）などで薄めた精油を肌に塗ることで芳香成分が皮膚から吸収され、血管を通して全身に働きかけます。皮膚の表面を覆う表皮と、その下にある真皮の間には保護膜があり、紫外線などから皮膚を守っています。精油の有効成分は保護膜を通過して、さらに中の組織に浸透することができます。そして、皮膚はもちろん、体内をめぐってあらゆる組織に影響を与えます。

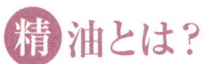油とは？

大量の植物から抽出された
芳香成分のエッセンス

植物の花やつぼみ、枝葉、果皮、樹皮などから抽出された芳香物質が精油です。原料となる芳香植物は、約3000種ありますが、精油として加工できるものは約200種。大量の芳香植物からほんのわずかの精油が作られます。たとえば、1000kgの植物から真正ラベンダーでは10～30kg、ローズはたった100～300gほどの精油しかとれません。芳香植物にあわせて、抽出方法が異なります。

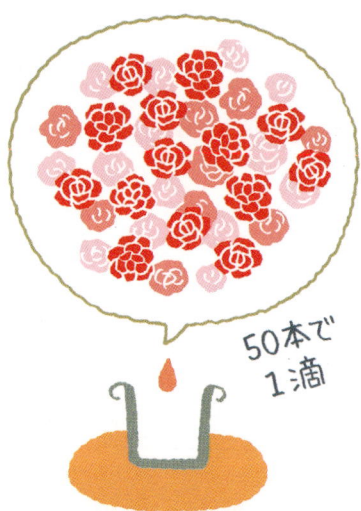

精油の「ケモタイプ」

　タイム、ローズマリーなどにケモタイプというものがあります。ケモタイプとは単一の種であるのに、精油成分の構成比率に著しく違いが生じるものをいいます。
　これは、精油の原料となる植物（この場合タイム、ローズマリー）の生育環境（日照、季節変動などの要因）の違いによって、同じ植物でありながら精油成分に差異が出たためです。

*3*つの抽出方法

水蒸気蒸留法

蒸留釜に原料となる芳香植物を入れ、下から蒸気を通します。蒸気の熱によって揮発成分が水などとともに蒸気となります。これを冷却すると、上澄みに精油、その下には精油を少し含んだ水（芳香蒸留水＝フローラルウォーター）が作られます。現在、もっとも広く使われている抽出方法です。

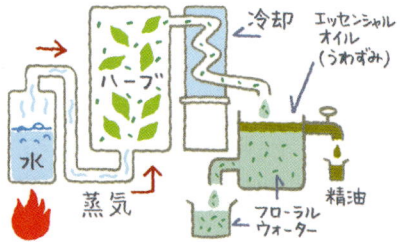

溶剤抽出法（アブソリュート）

有機溶剤（アルコール）に原料の芳香植物を漬け込み、これを低い温度で揮発させる方法です。揮発させた後は、軟膏状の固形物が残ります。それに再びアルコールを加えて溶かし、さらに揮発させて精油を作り出します。ローズやジャスミン、ネロリなどの微妙な花の香りを抽出するのに使われる方法です。この方法で得た精油はアブソリュートと呼ばれます。

圧搾法

レモン、オレンジなど、柑橘類の果皮を器具で押しつぶして、精油を得る方法です。この場合は、「エッセンス」といい、「エッセンシャルオイル」とは厳密には違いますが、一般に広く精油として扱われています。

香りの特徴

約200種を数える精油の香りには、いくつかの傾向があります。香りの特性を知って、自分の好みの香りや、心身の調子にあった香りを選んでいきましょう。隣同士にあるグループをブレンドすると相性がいいようです。

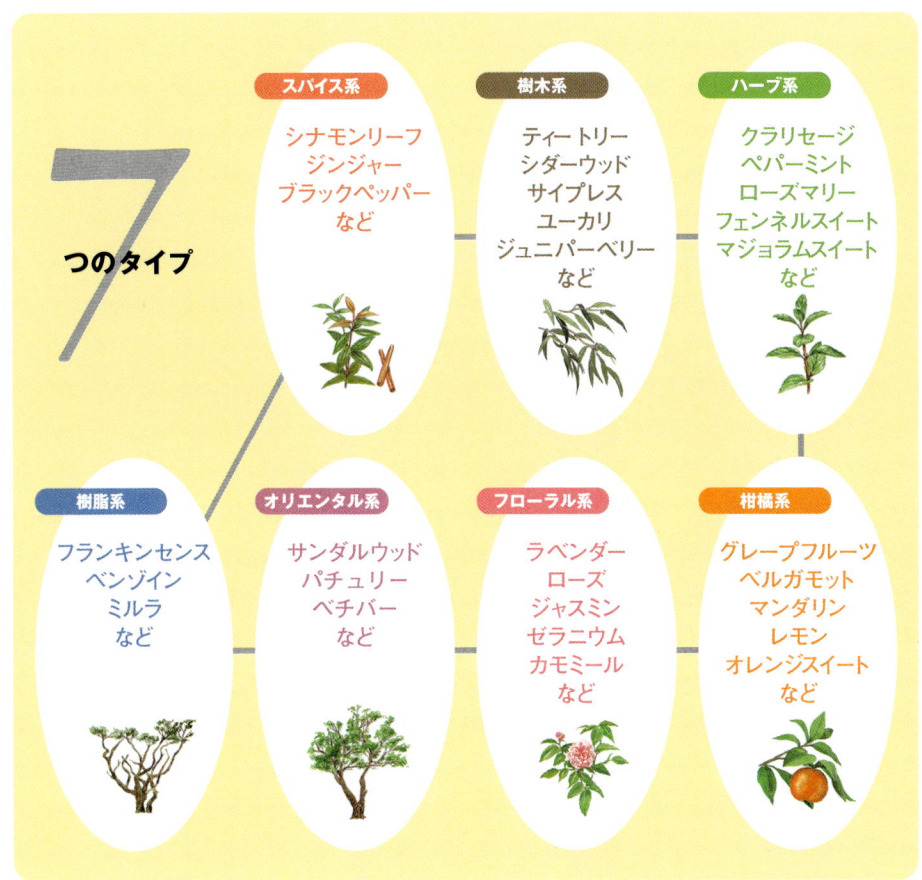

7つのタイプ

- スパイス系：シナモンリーフ／ジンジャー／ブラックペッパー　など
- 樹木系：ティートリー／シダーウッド／サイプレス／ユーカリ／ジュニパーベリー　など
- ハーブ系：クラリセージ／ペパーミント／ローズマリー／フェンネルスイート／マジョラムスイート　など
- 樹脂系：フランキンセンス／ベンゾイン／ミルラ　など
- オリエンタル系：サンダルウッド／パチュリー／ベチバー　など
- フローラル系：ラベンダー／ローズ／ジャスミン／ゼラニウム／カモミール　など
- 柑橘系：グレープフルーツ／ベルガモット／マンダリン／レモン／オレンジスイート　など

3つの揮発速度

精油はそれぞれ揮発する速度（ノート）が違います。ノートの違う精油をブレンドすることで、香りが長持ちし、バランスがよくなります。PART1で各精油に目安をつけました。

- **トップノート**：揮発が速い成分が含まれています。ブレンドした場合は、まず最初に香りが立つものです。
- **ミドルノート**：揮発速度が中程度のもの。ブレンドした場合はトップノートに続いて表れる香りで、これによって全体的な香りの印象が決まります。
- **ベースノート**：時間がたつとほのかに香り、数時間以上持続します。ブレンドした場合は、揮発速度が速い成分を定着させ、香りを長持ちさせる効果があります。

精油の買い方、選び方

天然の精油を選びましょう

　精油を選ぶときには、ポプリオイルなどと間違えないようにそれが植物から抽出された天然の精油であることを確かめましょう。精油名、学名、原産地（原料が栽培された場所）、抽出部位（植物のどの部位を抽出したか）、抽出方法が記載されているかチェックを。輸入元、製造元、取り扱い説明が表示されているかも確認します。さらに、原材料の収穫年月、蒸留、ビン詰めされた場所や年月がわかるといいでしょう。

　また、精油が入っているビンが遮光性のあるガラスビンであるかも確認を。ビンの口に1滴ずつ落とせるドロッパーがついているものがいいでしょう。一度ふたを開けるとわかるような密閉タイプ、押してから回さないと開かないセイフティーキャップが使われているタイプがおすすめです。

精油の上手な選び方

4 Step

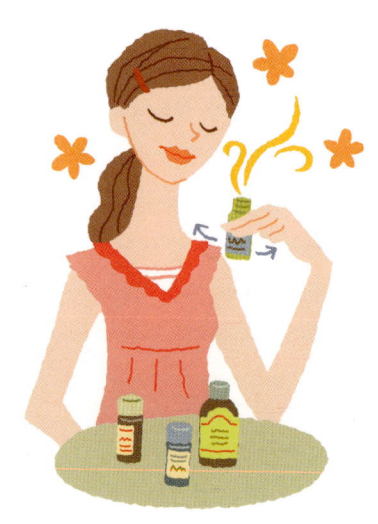

Step 1
好きな香りを見つける

　まずは、自分の好きな香りを見つけましょう。試しにいくつかの精油の香りを嗅いでみます。そのとき、びんを鼻に近づけすぎてしまうと、濃厚すぎて本来の香りがわからなくなるので、鼻から少し離れたところにびんを持っていきます。びんのふたを開けて軽く左右に振って香りを空気に拡散させると、精油本来の香りが感じられるはずです。精油をしみ込ませたコットンや紙がある場合は、鼻に近づけてもかまいません。また、精油の香りを嗅ぐのは一度に3〜5種類までにしておくことをおすすめします。一度に多くの香りをかぐと、香りを感じる感覚が鈍ってしまうからです。

Step 2
慣れてきたら2〜3種類を使い分ける

　自分の好きな香りを見つけて、使い続けるようになったら、ほかの香りも試してみましょう。リラックスしたいとき、リフレッシュしたいとき、あるいは不快症状が表れたときなど、シチュエーション、症状に合わせた精油を使い分けていきます。そのとき、おおまかでいいので、精油の効果（心、体、肌への働き）を理解しておくことが大切です。

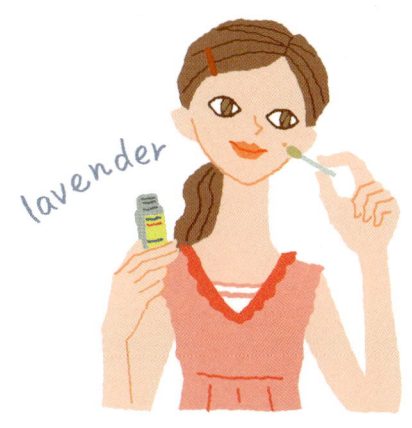

Step 3
精油をブレンドして楽しむ

　気にいった精油がいくつか見つかった、あるいは自分の状況に合わせて精油を使い分けられるようになったら、さらに精油を楽しむ方法を。相性のいいオイルをブレンドして、自分にぴったりなオイルを作ってみましょう。p.9を参考に、香りの系統やノートなど精油の特徴を見ながら、また精油の効果を考えて、相性のいいものをブレンドしていきます。

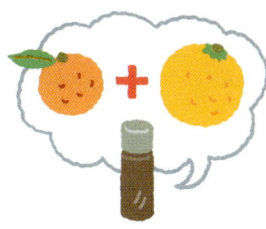

グレープフルーツ+オレンジスイートのように、同じ香りのタイプをブレンドするのが、初心者向きの簡単な組み合わせ。

Step 4
芳香成分を理解して、精油を活用する

　精油の効果を理解するために、芳香成分そのものの知識を持ちましょう。本書では各精油に含まれている特徴的な芳香成分が書かれています。巻末（P.188）の芳香成分とその特徴を参考に、その働きを理解すれば、さらに精油の活用法が広がります。たとえば、肌の炎症を鎮めたいときには、抗炎症作用があり、皮膚に刺激が強くない芳香成分を探し、それが含まれている精油を選びます。より精油の性質を理解するのに役立ちます。

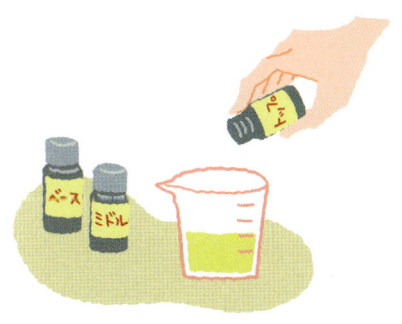

ベースノート、ミドルノート、トップノートを1種ずつ選び、ベースオイルに落として混ぜます。精油は各1〜2滴で充分です。

精油の保存法と使用上の注意

使用するときの注意
❶直接肌に触れるときは、必ず薄める

精油は有効成分が凝縮されていますので、天然成分といえども、原液は肌に直接使うには刺激が強すぎます。必ず薄めて使いましょう。精油を薄める割合は、種類によりますが1％以下を目安に。1滴の精油（約0.05mℓ）に対して5mℓのベースオイル（植物油）で薄めます。敏感肌や顔に使う場合は、もっと薄めの濃度（0.5％以下）にします。

❶精油は飲まないこと

内服療法は海外の専門家の指導で行う場合もありますが、例外的な方法です。通常は大変危険です。

また、3歳以下の乳幼児への使用は避けます。12歳以下の子どもの場合は、大人の半分以下の量にし、下記のパッチテストをしてから使用を。妊娠中の人、現在医師にかかっている場合は、事前に医師に相談してください。

❶パッチテストを行ってから使う
❶光毒性のものに注意

精油は天然の成分なので、化学合成物質よりはアレルギーなどが起こりにくいともいわれていますが、体質や精油の種類によっては、皮膚刺激を受ける場合があります。必ず肌につける前にパッチテストを行ってください。

腕の内側に1％以下に薄めた精油を塗り、30分後に肌の状態を見ます。赤くなったり、かゆくなり、ふくらんだりすると、アレルギーの可能性があります。念の為、薄めるために加えるベースオイルでもテストしましょう。

また、パッチテストではOKでも、精油の中に光毒性（光刺激＝紫外線刺激でアレルギーを起こす）があるものも。ベルガモットやレモンなどの柑橘系の精油は光毒性があります。肌に使用した直後に日光に当たるとシミができたり、赤くはれる場合も。テストをしたうえで、精油の特性を理解して使用しましょう。

❶保存するときは遮光性のガラスびんで

精油は日光、温度、湿度、酸素などの影響を受けやすく、デリケートな物質です。品質（香りや色など）が落ちないように高品質の精油は遮光性のガラスびんで販売されているので、そのまま保存します。精油を使って作ったマッサージオイルなども遮光性のガラスびんに入れて保存することが基本です。

保存場所は、直射日光を避け、風通しのいい冷暗所が最適です。とくに湿気や火気は避けます。バスルーム内での保存はおすすめできません。精油が劣化するだけでなく、湿度でふたが開かなくなる場合もあります。

ビンは立てて保存をします。横に寝かせてしまうと精油がもれてしまいます。また、精油は空気に触れると劣化しやすいので、ふたはしっかり閉めます

❶保存期間は半年から1年を目安に

精油の品質保持期間は、未開封の場合は製造後5年。開封した後は約1年が目安。柑橘系の精油は半年くらいです。必ず精油のパッケージなどに表示されている保存期間を確認しましょう。

品質が保たれているのかどうか、わからない場合は、ティッシュペーパーなどに1滴落とし、色や香りを確かめます。おかしいなと思ったら、使用は避けましょう。

初心者向きからプロユースまで、五十音順で
106種のエッセンシャルオイル（精油）を紹介します。

エッセンシャル
オイル図鑑

Part 1

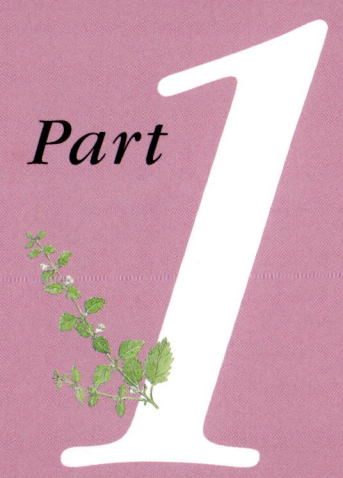

スパイス系 | 元気がでる

疲れた体を元気づける、お菓子やお酒でおなじみの香り　　◆◆◆ 上級者向き

アニスシード
Anis seed

無色

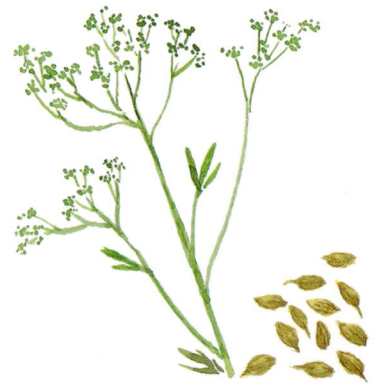

原料になる植物■アニス。羽毛のような葉は鮮やかな緑色。夏に小さな白い花をつける。種子はスパイスで有名なアニスシード。

甘みのあるスパイシーな香りを持つ、地中海地方原産のハーブを原料とした精油です。
アニスは薬用として古代からよく使われており、特に胃の薬として重宝されていたといわれています。
古代エジプトではすでに栽培されており、ミイラを作るときの防腐剤として使用されていました。
アニスは調味料としても優れており、高価な東洋産のスパイスの代わりにケーキに使用されるようになりました。この味つけは後世に引き継がれ、いろいろな祝宴、結婚式などのもてなしとしてアニスケーキが登場し、大流行しました。それは、祝宴での豪華な食事のあとで供し、客人たちの胃腸の消化を助ける効果を期待してのものでした。
気持ちを落ち着かす香りは不眠症にも有効とされています。

学名	Pimpinella anisum
科名	セリ科
おもな産地	エジプト、ヨーロッパ、中近東、ロシア
採油方法	種子の水蒸気蒸留法
香りの特徴	スパイス系／ピリッとスパイシーな香りの後に、温かみのあるほのかな甘みを感じる。
揮発度　トップ〜ミドルノート	香りの強さ　中

おもな特徴

♥ 心への働き
1 元気をなくした気持ちを快活にする。
2 リラックスでき、イライラがおさまる。

✳ 体への働き
1 消化を助け、胃腸の膨満感をやわらげる。
2 咳、たんなど気管支系の不調をしずめる。

◆ 肌への働き
感染症の皮膚疾患を改善する。

使い方■他の精油とブレンドして、更年期障害改善のマッサージオイルに。芳 バ

[作用] 女性ホルモン様、消化促進、整腸、強壮、通経、弛緩、抗炎症、抗感染
[おもな成分] フェノール類のtransアネトールメチルチャビコール
[相性のいい精油] サンダルウッド、シダーウッド、マンダリン、ローズウッド

❗ 使用上の注意
1 刺激が強いので使用には十分注意。特に敏感肌の人は控えめに。
2 乳児、子ども、妊婦、授乳中は使用しない。

人間が持つ力強さを発揮させるパワーに満ちた精油

◆◆慣れてきたら

アンジェリカルート
Angelica root

無色

ハーブ系

ストレス解消

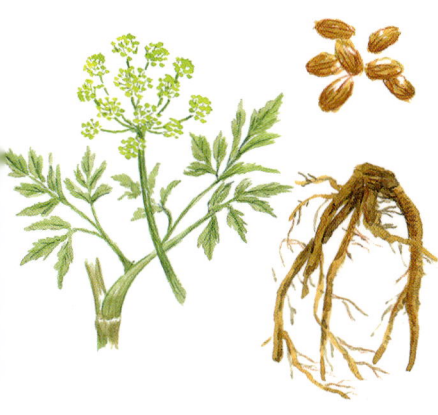

原料になる植物■アンジェリカ。川辺などの水の近くに多く見られる。根からアンジェリカルート、種子からアンジェリカシードの精油をとることができる。

大地を感じさせるスパイシーで奥行きのある香りを持ち、「不安と力の精油」と呼ばれています。
不安にさいなまれたときや気分が沈んでいるとき、心を落ち着かせて力を与えてくれます。
しばらくの間この香りに浸っていると、えもいわれぬ穏やかな気分に導いてくれます。アンジェリカはヨーロッパで古くから薬草として利用されてきました。
エンジェルがその秘めたる力を人間に教えてくれたという言い伝えから「アンジェリカ」という名前がつきました。
「精霊の根」(ホーリースピリットルート)とも呼ばれ、神聖な植物として扱われていました。
アンジェリカの精油は、シャルトルーズ酒、ベネディクティーヌ酒などフランスの有名なリキュール類の香りづけにも利用されています。

学名	Angelica archangelica
科名	セリ科
おもな産地	オランダ、イギリス、ベルギー、ハンガリー
採油方法	根の水蒸気蒸留法
香りの特徴	ハーブ系／ジャコウの香りに似ている。柑橘系にやや甘くスパイシーなオリエンタル調が加わった複雑な芳香。
揮発度 ▶ ベースノート	香りの強さ ▶ 中から強め

おもな特徴

♥ 心への働き
1 無気力や精神疲労から脱する手助けになる。
2 弱った精神を安定させ、ストレスをやわらげる。

✳ 体への働き
1 抵抗力を強め、風邪などを引きにくくする。
2 たんを取り、ぜんそくの症状をやわらげる。

♦ 肌への働き
疲れた肌の色を明るくする。

使い方■マッサージオイルに。更年期や月経前後のうつによい。芳 バ

[作用] 疲労回復、自律神経調整、抗無力、利尿、去痰、鎮咳、代謝促進
[おもな成分] モノテルペン炭化水素類のαフェランドレン、βフェランドレン、αピネン、リモネン
[相性のいい精油] カモミール、クラリセージ、グレープフルーツ、ゼラニウム、マンダリン、ラベンダー、レモン

❗ 使用上の注意
1 光毒性があるため、使用後は直射日光を避ける。
2 刺激が強いので使用には十分注意。特に妊婦や糖尿病の人は使用しない。

樹木系 / 情緒を安定させる

不快な鼻づまりなどの呼吸器系疾患に芳香浴が効く！

◆◆◆ 上級者向き

イニュラ
Inula

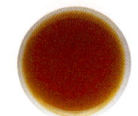
濃オレンジ～茶色

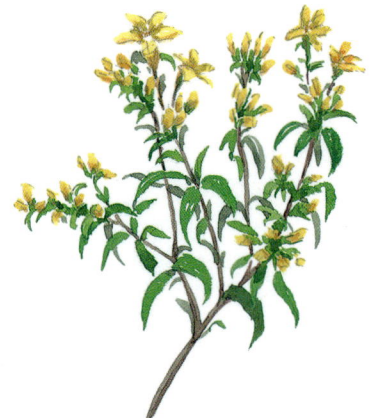

原料になる植物■イニュラ（イヌラ）。アジアからヨーロッパに広まった植物。やや乾燥した日当たりのよい場所に生育する。

香りや効能など、あらゆる面でユーカリによく似た精油です。風邪や、花粉症などのアレルギーによる鼻づまりやのどの不調には、ディフューザーを使って精油を拡散させ、芳香浴を行うと、症状が軽くなる場合があります。
ホホバオイルやスイートアーモンドオイルでごく低い濃度に希釈したものでのマッサージも有効です。
たんを取り除く働きもあるので、慢性気管支炎、ぜんそくなどの呼吸器障害にも優れた効果を発揮するといわれています。
同じくイニュラという学名を持つエレキャンペーン（Elecampane／学名：Inula helenium）と区別するため、スイートイニュラ（Sweet Inula）と呼ばれることもあります。

学名	Inula graveolens
科名	キク科
おもな産地	フランス
採油方法	花と葉の水蒸気蒸留法
香りの特徴	樹木系／樟脳（しょうのう）のようなやや甘く刺激のある香りのなかに、かすかにフローラル調の香りが存在する。
揮発度 ▶ ミドルノート	香りの強さ ▶ 中から強め

おもな特徴

♥ 心への働き
バランスをくずしてイライラする気持ちをしずめる。

✳ 体への働き
1 鼻づまりをやわらげ、呼吸を楽にする。
2 風邪やアレルギーが原因の頭痛、耳痛、喉痛をしずめる。
3 不整脈を整える。

✦ 肌への働き
肌の炎症をやわらげる。

使い方■芳香浴。風邪の初期症状に。[芳][バ]

[作用]抗炎症、粘液過多治癒、鎮静、鎮痛、利尿
[おもな成分]モノテルペンアルコール類のボルネオール、エステル類の酢酸ボルニル、ラクトン類のアラントラクトン
[相性のいい精油]クラリセージ、シダーウッド、バジルスイート、ペパーミント、レモン

❗ 使用上の注意
1 刺激が強いので、使用には十分注意。特にアレルギー体質の人は控えに。
2 妊婦や授乳中の人は使用しない。

深い陶酔感を得られるフレッシュで甘美な香り　　　◆◆慣れてきたら

イモーテル（別名／ヘリクリサム）
Immortelle

明るいオレンジ色

ハーブ系／情緒を安定させる

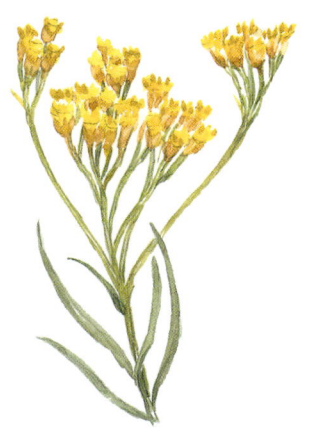

原料になる植物■ヘリクリサム。地中海沿岸の原産で、いまでもたくさん自生している植物。カレープラント、エバーラスティングとも呼ばれる。

地中海地方でよく見られる植物で、岸壁や鉄道の端など、日が当たれば荒れ地でも生えてくる強い生命力を持っています。

イモーテルは丸い黄色い花とカレーやこしょうのような香りのする葉を持つ植物で、収穫24時間以内に蒸留すれば、高品質の精油が得られます。

溶剤を使って抽出するアブソリュートもありますが、アロマテラピーではあまり使われていません。

精油はラズベリーに似たフレッシュさと、「極上のはちみつ」と呼ばれるほどの甘い香りを合わせ持っています。刺激のない安全な精油で、アレルギー肌のスキンケアにも使うことができます。

また、免疫強化作用、抗炎作用、殺菌消毒作用にすぐれています。

学名	Helichrysum italicum
科名	キク科
おもな産地	イタリア、ユーゴスラビア、フランス
採油方法	花房付きの葉の水蒸気蒸留法
香りの特徴	ハーブ系／ウッディ調を含むはちみつのような甘い香り。
揮発度	ミドルノート　　香りの強さ ▶ 強

おもな特徴

♥ 心への働き
1 心のしこりを除き、状況を切り開く力を与える。
2 浮き足だった心に落ち着きを与えてくれる。

✱ 体への働き
1 熱を伴う風邪の諸症状をやわらげる。
2 筋肉痛や関節の痛みをやわらげる。

◆ 肌への働き
ニキビややけど、切り傷に効果的。

使い方■ボディオイルに。関節炎や打撲の痛みやあざを解消。芳 バ

[作用] 抗炎症、細胞再生力アップ、抗菌、殺菌、免疫強化
[おもな成分] モノテルペン炭化水素類のαピネン、セスキテルペン炭化水素類のクルクメンG、αカリオフィレン、モノテルペンアルコール類のネロール、エステル類の酢酸ネリル、ケトン類のβジオン
[相性のいい精油] カモミール、ベルガモット、サイプレス、ローズマリー、ラベンダー、グレープフルーツ、レモン

❗ 使用上の注意
妊婦や授乳中の人は使用しない。

オリエンタル系 / ロマンティックな気分に

性的刺激剤としても用いられる甘く官能的な香り

◆初心者向き

イランイラン
Ylang ylang

淡黄色

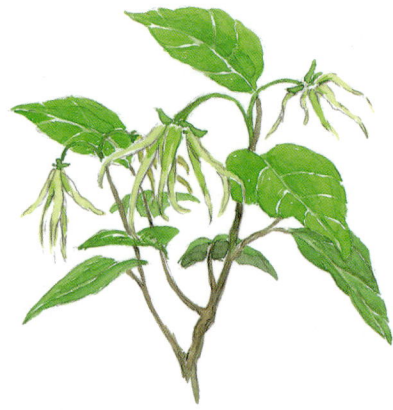

原料になる植物■イランイラン。香水の原料になることから、パフュームツリーとも呼ばれる美しい木。花はジャスミンに似た強い香りを放つ。

エキゾチックで甘いフローラルな香りを持つ精油です。
イランイランという名前は、「花のなかの花」を意味するマレー語の「アランイラン」に由来しています。
甘く濃厚なイランイランの香りには古くから催淫効果があるといわれ、インドネシアでは、新婚のカップルが夜を過ごすベッドに、イランイランの花びらを敷きつめる風習があるそうです。
精油は、蒸留過程において4段階の品質に分けられます。価格に幅があるのはそのためです。
中でも「エクストラ」はいちばん最初に蒸留した最高品質のもので、2次蒸留以降の精油に比べて香りが軽く、親しみやすいのが特徴です。
精油の香りは、人によって好き嫌いが大きく分かれますが、高級フレグランスの原料として広く使われ、もっとも身近な香りのひとつです。

学名	Cananga odorata
科名	バンレイシ科
おもな産地	マダガスカル、フィリピン、インドネシア
採油方法	花の水蒸気蒸留法

香りの特徴
オリエンタル系／大人の女性に似合う高級香水を思わせる濃厚で甘美な香り。

| 揮発度 | ミドル～ベースノート | 香りの強さ | 中から強め |

おもな特徴

♥ **心への働き**
1 心配事や不安から解放し、元気づける。
2 極度の緊張やストレスをやわらげる。

✳ **体への働き**
1 血圧を下げ動悸を抑える。パニック障害にも。
2 不感症やインポテンツを改善する。

◆ **肌への働き**
皮脂バランスを整え、脂性肌を改善する。

使い方■フレグランスやマッサージ等、幅広い用途に。芳 バ

[作用] 抗うつ、鎮静、催淫、血圧降下、抗菌、消毒、抗炎症精神高揚、ホルモン活性
[おもな成分] モノテルペンアルコール類のリナロール、エステル類の酢酸ベンジル、セスキテルペン炭化水素類のαファネッセン、βカリオフィレン
[相性のいい精油] オレンジスイート、サンダルウッド、ジャスミン、ベルガモット、ラベンダー、レモン、ローズ

❗ **使用上の注意**
高濃度で用いると、頭痛や吐き気をもよおすことがあるので注意。

イランイランで作る

うっとりする
バスオイル

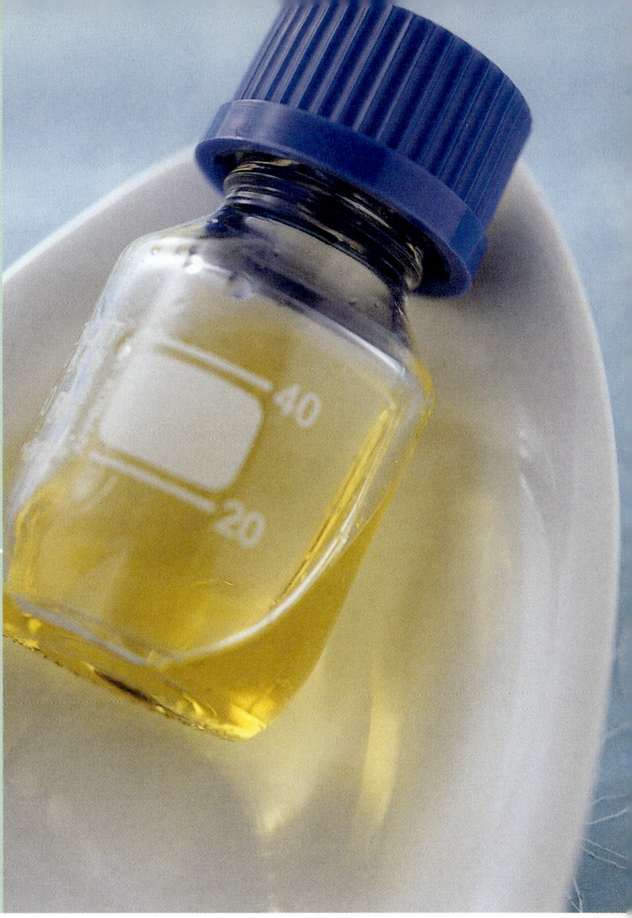

甘い香りのイランイランには、気分を高揚させ前向きな気持ちにさせる作用があります。精神を安定させるローズウッド、緊張をほぐすとともに、優れた抗菌作用があるベルガモットも加えて、高いリラックス効果が得られます。

作り方
① ビーカーにホホバオイルを入れ、Aを加える。
② ガラス棒でよくまぜて、遮光びんに移す。

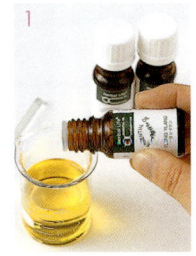
1

材料（6回分）
A ┌ イランイラン精油…12滴
　├ ローズウッド精油…6滴
　└ ベルガモット精油…6滴
ホホバオイル…30㎖

道具
ビーカー、ガラス棒、遮光びん

使い方
浴槽に湯を入れて、入浴剤小さじ1を加えてよくまぜ、入浴する。

保存■冷暗所で保存。3カ月を目安に使い切る。

4大スパイスの風味を合わせ持つ、男性的な深い香り　　◆◆◆ 上級者向き

オールスパイス
Allspice

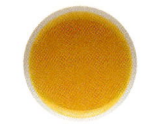
黄色がかった茶色

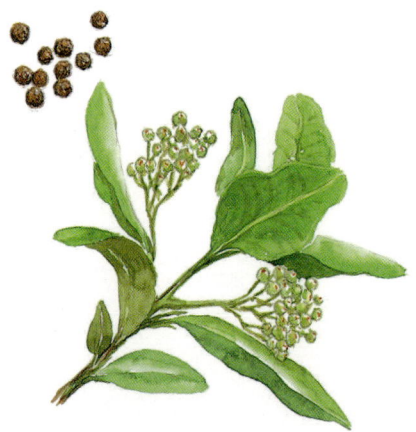

原料になる植物■オールスパイス。ピメント（Pimento）の別名を持つ。さまざまな食材と相性がよく、甘くさわやかな香味を持つ。

温かみのある甘くスパイシーな香りを持つ精油です。香水では、男性的な香りを出すために使われています。ナツメグ、クローブ、シナモン、こしょうの4大スパイスの風味を合わせ持っていることが名前の由来です。
日本では百味（ひゃくみ）こしょうとも呼ばれます。
オールスパイスはジャマイカに生育する熱帯性の常緑高木で、房状の小さな白い花が咲きます。
未熟な果実を乾燥させたものは、煮込み料理や菓子の香りづけに使われます。
消化促進や殺菌といった薬効作用があります。
原産地に住んでいたマヤの人々は、2世紀頃から彼らの偉大な部族の遺体にオールスパイスを防腐剤として詰めたり、調味料として使っていました。

学名	Pimenta dioica
科名	フトモモ科
おもな産地	ジャマイカ、インド、中南米
採油方法	葉の水蒸気蒸留法

香りの特徴
スパイス系／ピリッとした強い刺激を感じるが、ほのかな甘みがあり、さわやかで親しみやすい芳香。

| 揮発度 | ▶ ミドルノート | 香りの強さ | ▶ 中から強め |

おもな特徴

♥ **心への働き**
疲れた心を元気づけ、気力を高める。

✲ **体への働き**
1 体を温め、血行をよくする。
2 風邪の咳や気管支炎の症状をやわらげる。
3 腹痛、筋肉痛、頭痛、歯痛をやわらげる。

◆ **肌への働き**
血行をよくし、顔色を明るくする。

使い方■局所的なマッサージに。少量の使用を心がける。 芳 バ

[作用] 鎮痛、抗炎症、精神高揚、食欲促進、うっ滞除去、血液流動化、代謝促進
[おもな成分] フェノール類のオイゲノール、メチルオイゲノール、セスキテルペン炭化水素類のカリオフィレン
[相性のいい精油] オレンジスイート、パインニードル、フランキンセンス、ラベンダー、レモン、レモングラス

❗ **使用上の注意**
1 刺激が強いので使用には十分注意。
2 広範囲のマッサージに使うことは避ける。

気分をシャキッとさせる、人体を守る薬効に優れた精油　◆◆◆ 上級者向き

オレガノ
Oregano

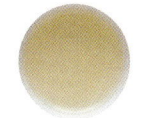
淡黄色

ハーブ系／リフレッシュ

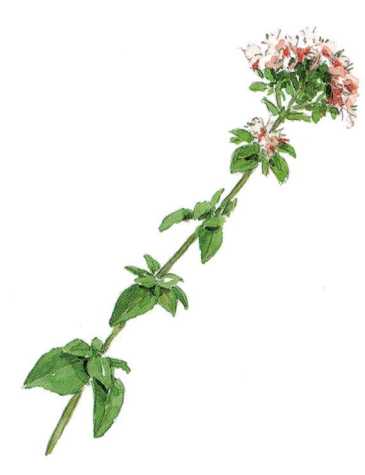

原料になる植物■オレガノ。独特の香りを持つ葉は、トマトと相性のよいハーブとしてよく料理に用いられる。オレガノの葉のお茶は頭痛に効果的といわれる。

軽くスパイシーでしみとおるような独特の香りには、感覚をリフレッシュするとともに幸福感を与える不思議な力が備わっているといわれます。

原料となるハーブは、欧米では「ワイルドマージョラム」の別名で知られますが、ハーブティーで有名なマージョラムとは異なるものです。

リビア、エジプトおよび地中海地方の原産で精油の大部分はフランスで生産されているようです。

昔から薬用ハーブとして重宝されており、伝統的に消化器系や気管支系、口やのどの炎症などに効くとされています。香りは男性向けコロンなどによく使われています。

芳香浴に用いれば、スッキリと頭脳を明晰にさせる効果があります。

憂うつ気分を一掃して、前向きな気持ちを取り戻すこともできます。

学名	Origanum vulgare
科名	シソ科
おもな産地	リビア、エジプト、スペイン
採油方法	花の咲いた先端部分と葉の水蒸気蒸留法

香りの特徴
ハーブ系／刺激のある香りは、葉を主体としたドライハーブから受ける薬っぽい印象が強い。

揮発度　▶ ミドルノート　　香りの強さ　▶ 強

おもな特徴

♥ **心への働き**
弱った精神を刺激し、意識をはっきりとさせる。

✱ **体への働き**
1 胃の不調に作用し、消化吸収を助ける。
2 風邪による気管支の疾患を改善する。

✦ **肌への働き**
肌を殺菌し、清潔な状態に保つ。

使い方■抗菌力をいかし、バケツの水に1滴落とし拭き掃除に使っても。

[作用] 抗感染、抗炎症、抗ウイルス、組織再生、強壮、鎮静、鎮痛、殺虫、抗菌、利尿
[おもな成分] フェノール類のチモール、カルバクロール、モノテルペン炭化水素類のパラシメン、γテルピネン、ピネン、セスキテルペン炭化水素類のカリオフィレン、モノテルペンアルコール類のリナロール
[相性のいい精油] イランイラン、サイプレス、シダーウッド、ゼラニウム、バジルスイート、フェンネルスイート

❗ **使用上の注意**
刺激が強いので使用には十分注意する。

柑橘系 / 明るい気分になる

仕事や勉強で疲れた心に、元気と勇気を取り戻させる

オレンジスイート
Orange sweet

◆初心者向き

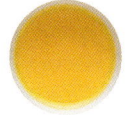
淡黄オレンジ色

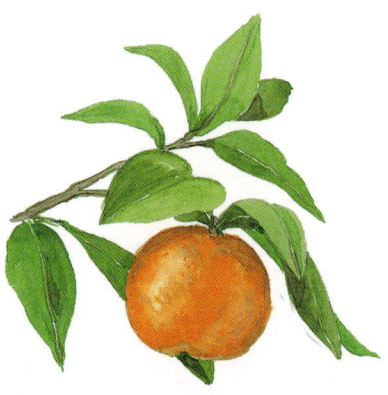

原料になる植物■スイートオレンジ。甘味が強く芳香を持つ果実は、世界中で好まれる。ビタミンBやCが豊富で、美容健康にも役立っている。

柑橘系特有の気持ちをリフレッシュさせる快い甘い香りを持つ精油です。オレンジの語源は、アラビア語の呼び名であった「ナランジ」であるとされています。
またギリシャ神話でアフロディーテにささげられた黄金のリンゴは、実はオレンジだったともいわれています。
アラブ社会やヨーロッパ社会ではオレンジ園を持つことが富の象徴とされ、食用や薬として幅広く利用してきました。フランスのベルサイユ宮殿にも、オレンジ園が残されています。その後初期の宣教師を乗せた船でアメリカ大陸に運ばれ、現在ではオレンジの栽培はアメリカの重要な産業になっています。
市販のジュースのおかげで、皮から取るオレンジ精油はかなり価格が安くなっています。
また、香水・食品産業でも広く利用されています。

学名	Citrus sinensis
科名	ミカン科
おもな産地	イタリア、地中海沿岸、アメリカ
採油方法	果皮の圧搾法
香りの特徴	柑橘系／オレンジの皮をむいたときに広がる甘くフレッシュな香りそのもの。
揮発度 ▶ トップノート	香りの強さ ▶ 中から強め

おもな特徴

♥ **心への働き**
1 気分を明るく元気にし、不安をとりのぞく。
2 緊張やストレスを解消する。

✳ **体への働き**
1 消化不良や食欲不振、便秘などを改善する。
2 空気中を殺菌し、風邪の予防をする。

◆ **肌への働き**
疲れた肌をいきいきと元気によみがえらせる。

使い方■安眠のための芳香浴をはじめ幅広い用途に。芳 バ

[作用] 消化促進、食欲増進、健胃、鎮静、鎮痛、抗菌、抗ウイルス、抗うつ、室内浄化、精神高揚
[おもな成分] モノテルペン炭化水素類のリモネン、ラクトン類のフロクマリン、アルデヒド類のデカナール
[相性のいい精油] イランイラン、サイプレス、シナモンリーフ、ジャスミン、ジュニパーベリー、ラベンダー、レモン、ローズ

❗ **使用上の注意**
皮膚に刺激があるので、使用量には十分注意。特に敏感肌の人はパッチテストを。

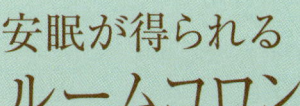

オレンジスイートで作る

安眠が得られる
ルームコロン

心に安らぎを与えてくれるオレンジスイートに、抗うつ作用のあるプチグレインと、精神を落ち着かせるラベンダーを加え、甘くさわやかな香りのコロンにしました。寝る前のひと吹きで、不安を解消し、安眠をスムーズに促します。

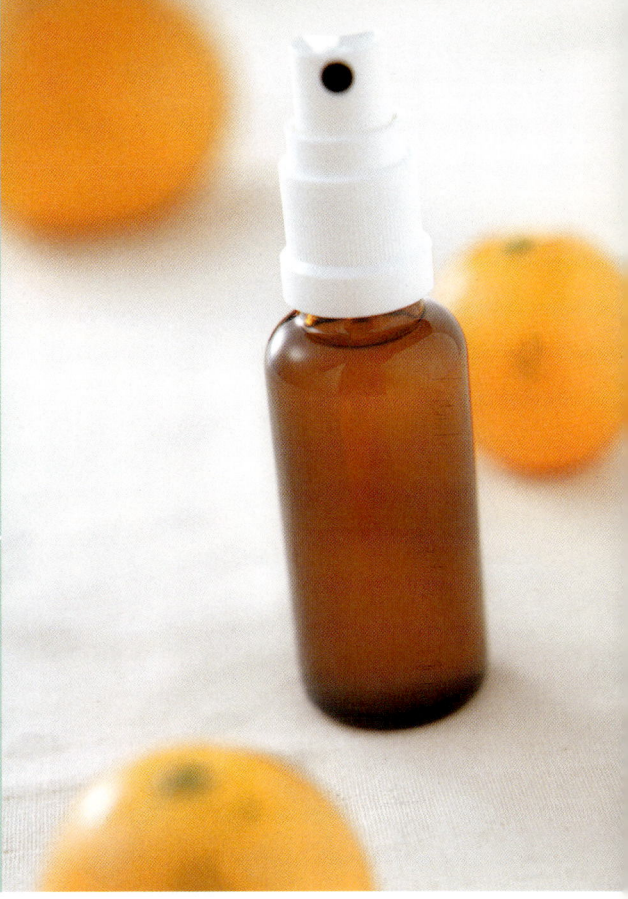

作り方
① ビーカーに無水エタノールを入れて、Aを加え、ガラス棒でよくまぜる。
② 精製水を加えてさらにまぜ、遮光性のガラスのスプレー容器に移す。

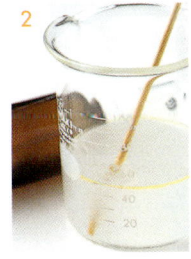

材料（50㎖分）
A ┌ オレンジスイート精油…5滴
　├ プチグレイン精油…2滴
　└ ラベンダー精油…3滴
無水エタノール…5㎖
精製水…45㎖

道具
メスシリンダー、ビーカー、ガラス棒、遮光性のガラスのスプレー容器

使い方
寝る前にまわりにスプレーする。

保存■冷暗所で保存。1カ月を目安に使い切る。

23

フローラル系 / リフレッシュ

花をそのまま閉じこめたような甘く濃厚な香り

◆◆◆ 上級者向き

カーネーション
Carnation

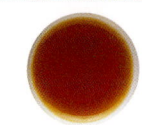
濃オレンジ～茶色

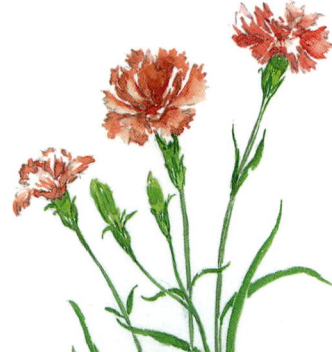

原料になる植物■カーネーション。ヨーロッパ、西アジア原産の多年草。ローズなどと異なり、観賞用と精油抽出用の区別がない。花は食用としても人気。

カーネーションの花の甘い香りそのままの、期待を裏切らない精油です。採油率が0.02～0.03％ととても低く、大量に生産されないため、非常に高価で貴重な精油とされています。残念ながら日本ではあまり見かけません。

その香りはやや濃厚でスパイシーさも合わせ持ち、ブレンドしたときに香り全体を引き締め、奥行きを出す効果があるといわれ、香水やポプリの原料として重宝されています。

カーネーションという名前は、かつてイギリスで戴冠式（コロネーション）の際にこの花をさかんに飾ったことに由来するといわれます。

母の日にカーネーションを贈る風習は日本でもすっかり定着していますが、欧米では可憐な姿や芳香が好まれ、幸福のシンボルとしてさまざまな行事に用いられる機会が多いようです。

学名	*Dianthus caryophyllus*
科名	ナデシコ科
おもな産地	ヨーロッパ、アメリカ
採油方法	花の溶剤抽出法（アブソリュート）

香りの特徴
フローラル系／カーネーションの花の香りそのまま。やや濃厚でスパイシー。クローブにも似た香り。

揮発度 ▶ ミドルノート　　香りの強さ ▶ 中から強め

おもな特徴

♥ 心への働き
1 気分をすっきり軽やかにしてくれる。
2 不安を取り除き、ストレスをやわらげる。

✳ 体への働き
1 消化不良や消化促進に効果がある。
2 虫除けに効果がある。

使い方■フレグランスに最適。[芳]

[作用] 抗ウイルス、免疫強壮、血管拡張
[おもな成分] フェノール類のオイゲノール、アルデヒド類のシトロネラール
[相性のいい精油] オレンジスイート、クラリセージ、サンダルウッド、ゼラニウム、ベルガモット、ラベンダー

❗ 使用上の注意
刺激が強いため使用量には注意。肌に用いる場合は少量をよく希釈する。

芳香浴やアロマバスに欠かせない美しいブルーの精油　　◆◆慣れてきたら

カモミールジャーマン
Chamomile german

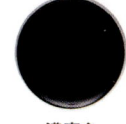
濃青色

フローラル系
安眠に役立つ

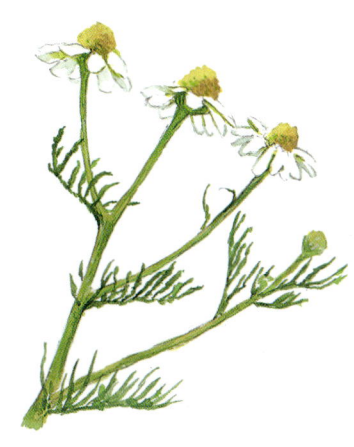

原料になる植物■カモミール・ジャーマン。こぼれ種で増える一年草。甘い香りはハーブティーとしても人気。イライラをしずめたり、消化を促進するなどの効能がある。

濃厚な甘い香りを持つ、濃い青色の精油です。
カモミールは、近くに植えてある草木の病気を治すことから、昔から「植物のお医者さん」といわれてきました。
また「カモミール」という名前はギリシャ語で「地面のりんご」という意味を持ちます。
古代では、カモミールは病気の治療などに幅広く利用されてきました。また、明るい色の髪を輝かせ美しくする効果があることから、長年にわたってシャンプーの成分として愛用されてきました。ほかに、肌荒れ、更年期障害、生理痛など女性の悩みにも役立ちます。
精油の色は、珍しい濃い青色をしていますが、これは含有する芳香成分のカマズレンによるものです。
カマズレンは殺菌や抗炎症、抗ウイルスに有効で、抗アレルギー作用にも優れています。
日本ではカミツレと呼ばれています。

学名	Matricaria chamomilla
科名	キク科
おもな産地	エジプト、フランス、ドイツ、モロッコ
採油方法	花の水蒸気蒸留法

香りの特徴
フローラル系／甘くややスパイシー。カモミールローマン(p.26)よりまろやか。

揮発度▶ミドルノート　　香りの強さ▶中

おもな特徴

♥ **心への働き**
やすらぎを与え、心地よい眠りに誘う。

✳ **体への働き**
1 関節の痛みをやわらげる。
2 更年期障害の症状を改善する。
3 切り傷の治癒を促進し、虫刺されにも有効。

✦ **肌への働き**
抗炎症作用があり、肌荒れを改善する。

使い方■肌の荒れからくるかゆみを抑えるクリームに。芳 ハ

[作用] 抗炎症、抗ウィルス、鎮痛、鎮静、消化促進、うっ血・うっ滞除去、血圧降下、強壮、女性ホルモン様
[おもな成分] 酸化物類のαビサボロールオキサイドA、αビサボロールオキサイドB、セスキテルペン炭化水素類のtrans-βファルネセン、カマズレン
[相性のいい精油] イランイラン、ゼラニウム、ベルガモット、マジョラムスイート、ラベンダー、レモン、ローズ

❶ 使用上の注意
1 妊娠初期は使用を控える。
2 人によっては炎症を起こす可能性があるので、パッチテストを行い、使用量に注意する。

眠れない夜はベッドルームに香らせると効果抜群　　　◆初心者向き

カモミールローマン
Chamomile Roman

淡淡黄色

フローラル系／安眠に役立つ

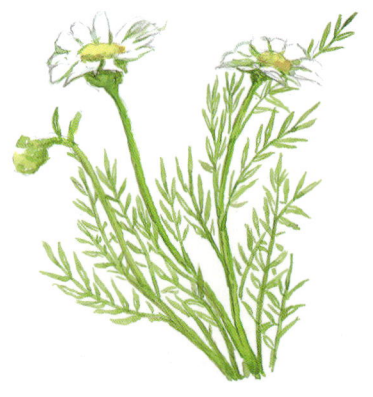

原料になる植物■ローマンカモミール。多年草。ドライハーブをアルコール分に浸してとったエキスには美肌効果があり、手作り化粧水の原料として人気。

青リンゴのように甘酸っぱい香りは、精神的な問題をかかえてめいっているときに、気分転換のよいきっかけとなってくれます。

鎮静効果や消炎作用を持つエステル類を主成分としています。

イライラや不安を解消し、心地よくしてくれることから、欧米ではカウンセリングの治療などにも使用されています。

また、子どもにも使用できる民間の治療薬として一般の家庭でも親しまれ、感情をコントロールできないときの鎮静剤として、あるいは寝つきの悪い子どものために、日常的に利用されています。

ハーブティーは消化を助け、安眠を促す効果があるとされており、最近では日本でも幅広く愛飲されるようになりました。

学名	Anthemis nobilis
科名	キク科
おもな産地	イタリア、フランス、イギリス
採油方法	花の水蒸気蒸留法

香りの特徴
フローラル系／甘酸っぱいようなリンゴの香りに、ハーブの青臭さがプラスされ、やや濃厚なコクのある香り。

揮発度	ミドルノート	香りの強さ	中から強め

おもな特徴

♥ 心への働き
1 悩みをかかえて沈んだ気持ちを励ます。
2 ネガティブな感情を抑え、心地よい眠りに誘う。

✱ 体への働き
1 頭痛、歯痛・生理痛、関節痛をやわらげる。
2 消化不良や膨満感、便秘を改善する。

✚ 肌への働き
肌荒れ、乾燥肌、ニキビ肌を改善する。

使い方■抗炎症、リラックス作用をいかした毎日のスキンケアローションに。 芳 バ

[作用]鎮痛、鎮静、抗炎症、抗アレルギー、自律神経調整
[おもな成分]エステル類のアンゼリカ酸イソブチル、メタアクリル酸イソアミル、アンゼリカ酸イソアミル、アンゼリカ酸エステル
[相性のいい精油]イランイラン、シダーウッド、ジャスミン、パルマローザ、ベルガモット、メリッサ、ラベンダー、ローズ

❶ 使用上の注意
精油全般にいえる安全な使い方(P.12)を守る。

カモミールローマンで作る

デリケートな肌に
保湿ローション

かゆみやしっしんに効果的なカモミールローマンを使ったローション。デリケートな肌質の乾燥対策にもなり、荒れた肌をいたわります。肌質を選ばず使えるホホバオイルは、サラッとした使用感で肌への浸透力も抜群です。

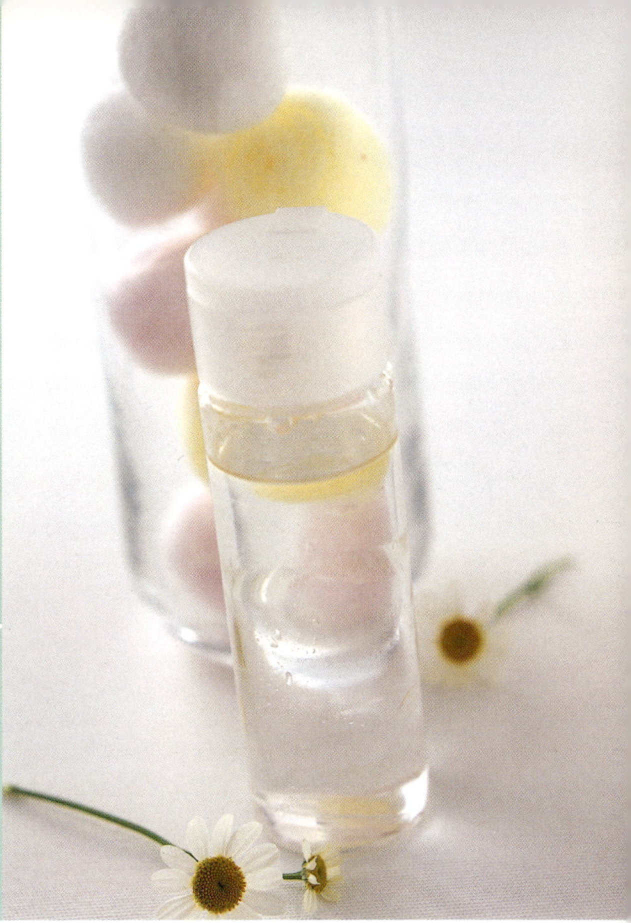

作り方

① ビーカーにホホバオイル、カモミールローマン精油を入れ、ガラス棒でよくまぜる。
② 精製水を加えてよくまぜ、遮光びんに移す。

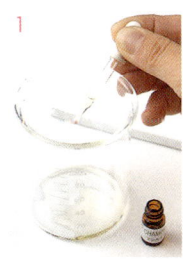
1

材料（50ml分）
カモミールローマン精油…2滴
ホホバオイル…1ml
精製水…49ml

道具
メスシリンダー、ビーカー、ガラス棒、遮光びん

使い方
よく振ってから、コットンにたっぷり含ませ、顔全体にパッティングする。

保存■冷暗所で保存。1カ月を目安に使い切る。

ニキビ肌や脂性肌のスキンケアに最適な精油

◆◆ 慣れてきたら

樹木系｜元気が出る

カユプテ
Cajeput

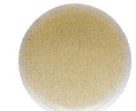
淡黄色

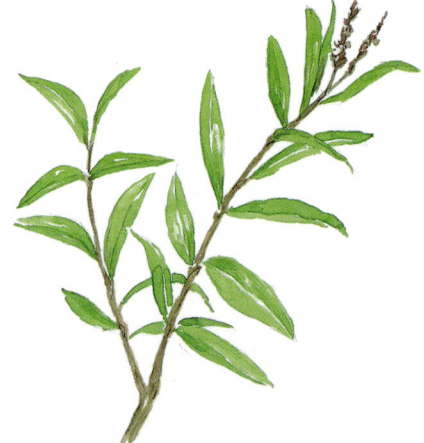

原料になる植物■カユプテ。非常に生命力のある東南アジア原産フトモモ科の常緑樹。樹皮が白っぽいため、ホワイトティートリーとも呼ばれる。

スッキリとした、ティートリーに近い香りを持つ精油です。カユプテやティートリーなどのフトモモ科の精油は殺菌作用に優れています。

カユプテの場合は、ティートリーの殺菌作用に加えて、香りがマイルドで親しみやすいのが特徴です。きつい香りが苦手な人や子どもも安心して使えます。

カユプテはマレーシアを中心とした東南アジア原産のフトモモ科の常緑樹です。

カユプテという名前は、マレー語で「白い木」を表わす「カユ・プティ」からつけられたものです。

その殺菌作用により、マレーシアだけでなく、東南アジア諸国でもさまざまな病気に効く薬として利用されています。インドネシアでは、昔からカユプテが使われていました。

学名	Melaleuca leucadendron
科名	フトモモ科
おもな産地	ベトナム、フィリピン、オーストラリア、マレーシア
採油方法	葉と枝の水蒸気蒸留法
香りの特徴	樹木系／やや刺激のあるカンファー調の香りに、フルーツの甘さを加えたような、やさしく親しみやすい香り。
揮発度	トップ〜ミドルノート
香りの強さ	中

おもな特徴

 心への働き
気持ちを盛りあげ、やる気を出させる。

 体への働き
1 咳、のどの痛み、気管支炎の症状をやわらげる。
2 膀胱炎など泌尿器系の不調を改善する。

 肌への働き
1 やけどや切り傷の治りを促す。
2 脂性肌を整え、ニキビの治りを促す。

使い方■クリームにブレンドし、咳が続くときに胸に少量ぬる。 芳 バ

[作用] 抗炎症、抗ウイルス、殺菌、去痰、鎮咳、うっ血・うっ滞除去、血液流動化、代謝促進、発汗、強壮
[おもな成分] 酸化物類の1.8シネオール、アルデヒド類のシトラール、モノテルペンアルコール類のαテルピネオール、リナロール、モノテルペン炭化水素類のリモネン、αピネン、ミルセン、βピネン
[相性のいい精油] サイプレス、ジュニパーベリー、ゼラニウム、ベルガモット、ラベンダー、ローズ、ローズマリー

 使用上の注意
敏感肌の人は、使用量に注意する。

薬や香辛料として3千年以上の歴史を持つ偉大な精油　　　◆◆◆ 上級者向き

カルダモン
Cardamom

淡淡黄色

スパイス系／リラックス

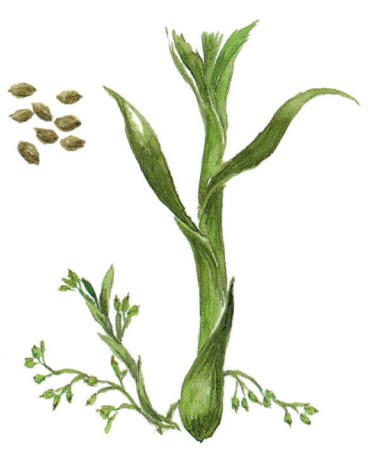

原料になる植物■カルダモン。インド、スリランカなどに野生、または栽培される。楕円形の果実が熟す直前に種子を収穫し、精油の原料とする。

カルダモンはインドを原産地とする高さ約3mの多年草です。その栽培はインドや東南アジアに始まって、現在ではヨーロッパやラテンアメリカにまで広まっています。

レモンのような甘酸っぱさとスパイシーさの両方を含んだ特徴的な香りは、エスニック料理を連想させ、食欲をそそります。インド料理ではスパイスとして広く利用されています。

カルダモンの薬効は、インドや中国の医学において、3000年以上前から病気の治療に使われてきました。
特に内臓の不調に効果を発揮します。
一方エジプトでは、香料として重宝されてきたといわれます。現在もカルダモンの精油は、フレグランスの原料として大いに活躍しています。

学名	*Elettaria cardamomum*
科名	ショウガ科
おもな産地	グアテマラ、スリランカ、インド
採油方法	種子の水蒸気蒸留法
香りの特徴	スパイス系／スパイシー、ウッディー、リッチ、スイートで温かみの感じる香り。
揮発度	トップ～ミドルノート　香りの強さ　中

おもな特徴

心への働き
1 緊張や疲れをいやし、気持ちを穏やかにする。
2 マイナス感情を抑え、やさしく寛容な気分にする。

体への働き
1 食欲不振、膨満感、便秘などを改善する。
2 口臭をなくし、予防する。

肌への働き
胃腸の不調を改善し、肌の調子を整える。

使い方■神経性の胃痛などのボディオイルとして。芳 バ

[作用] 抗炎症、鎮静、鎮痛、消化促進、強壮、催淫、神経バランス回復
[おもな成分] テルピネルアセテート、酸化物類の1.8シネオール、モノテルペン炭化水素類のリモネン、リナリルアセテート、モノテルペンアルコール類のリナロール
[相性のいい精油] イランイラン、オレンジスイート、ジュニパーベリー、ゼラニウム、レモン、ローズ、ローズウッド

● 使用上の注意
敏感肌の人は使用量に注意する。

樹脂系 / 情緒を安定させる

ブレンドに用いると期待以上の芳香を作りあげる精油

◆◆◆ 上級者向き

ガルバナム
Galbanum

淡淡黄色

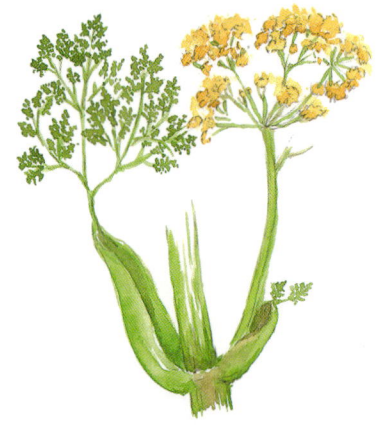

原料になる植物■ガルバナム。中東諸国で見られる低木。昆虫がつけた幹の傷や、採取者が根もとにつくった刻みから出るゴム状の樹脂が精油の原料。

たいへん歴史のある精油で、古くは旧約聖書にも記述が残っています。さまざまな有効な作用があるにもかかわらず、あまりアロマテラピーでは使われていません。
ブレンドに適した柔軟性と、表現しがたい深みのある芳香のため、香水や香料の原料として定着しているからでしょう。ガルバナムの香りは、森林の緑、土、植物の根、ポピーシードなどと、非凡なたとえ方をされますが、嗅ぐと大自然に包まれたような安心感を与えてくれます。
弱い催眠作用があり神秘的な力をおよぼすといわれ、宗教儀式や瞑想時にもよく利用されます。
強力な防腐作用があり、古代エジプトでは遺体の防腐剤として用いられていました。
慢性的で、薬ではなかなか治らない軽い病気にも効き目があるといわれています。

学名	Ferula galbaniflua
科名	セリ科
おもな産地	イラン、シリア、レバノン、イスラエル、トルコ
採油方法	木からにじみ出したゴム樹脂の水蒸気蒸留法
香りの特徴	樹脂系／湿った森林のグリーンの香りに、植物の根を掘ったときの土臭さと、鼻を刺すスパイス香が混じる。
揮発度	トップノート　香りの強さ ▶ 強

おもな特徴

♥ **心への働き**
不安や感情の乱れを除き、心を落ち着かせる。

✳ **体への働き**
1 咳、たんなど、呼吸器系の不調を改善する。
2 頭痛、筋肉痛、関節炎などをやわらげる。
3 月経時の不調や更年期障害の症状をやわらげる。

◆ **肌への働き**
1 ニキビ、吹き出物を改善する。
2 肌をやわらかくし、老化によるシワを防ぐ。

使い方■ブレンドしてフレグランスに。

[作用] 去痰、鎮痛、鎮静、抗炎症、利尿、うっ滞除去、うっ血除去、強壮、催淫、通経、催眠
[おもな成分] モノテルペン炭化水素類のαピネン、βピネン、セスキテルペン炭化水素類のカジネン、セスキテルペンアルコール類のカジノール
[相性のいい精油] イランイラン、サンダルウッド、ジャスミン、ゼラニウム、パルマローザ、フランキンセンス

❗ 使用上の注意
1 妊婦は使用しない。
2 敏感肌の人は使用量に注意する。

予防薬として伝統的に使われてきた精油

◆◆◆ 上級者向き

カンファー（別名／クスノキ、樟脳）
Camphor

無色

樹木系

集中力アップ

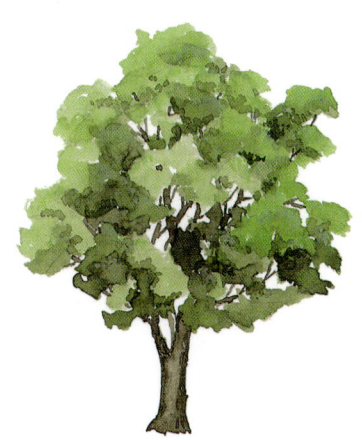

原料になる植物■クスノキ。植物全体に精油成分が含まれ芳香を放つ。この成分には防腐作用もあり、クスノキは仏像や寺院の材料に最適とされる。

スッとして鼻のとおるようなフレッシュな香りは、心と体に適度な刺激を与え、気持ちを元気にし、頭脳をクリアにしてくれます。同時に心のバランスを整え、悲しみや怒りをいやしながら気分を盛り上げます。

いわゆる「樟脳（しょうのう）」ですが、日本人の記憶にあるそれより、さらに爽快感が強くなった印象です。

水蒸気蒸留する際の温度により、数種類のカンファーが抽出されますが、一般的に使用されるのはカンファーホワイトです。ほかに、レッド、ブルー、ブラウン、イエローなどが知られていますが、毒性が強いとされ、アロマテラピーには用いません。

カンファーより作用が穏やかな龍脳油（ボルネオカンファー）がよく活用されています。

学名	*Cinnamomum camphora*
科名	クスノキ科
おもな産地	日本、台湾、インドネシア、中国、スリランカ
採油方法	木部の細片や根の水蒸気蒸留法

香りの特徴

樹木系／日本では樟脳（しょうのう）としておなじみ。はっきりとしたシャープな香りは、清潔感を感じさせる。

揮発度 ▶ ベースノート　　香りの強さ　中

おもな特徴

♥ **心への働き**

神経に強く作用し、集中力と明確な意識を取り戻させる。

✻ **体への働き**

1 炎症をしずめるので、ねんざのときに冷湿布として用いると有効。
2 呼吸器系、消化器系、泌尿器系の疾患に万能に働きかける。
3 筋肉のコリや痛みをやわらげる。

使い方■専門家の処方のみにて使用。

[作用] 抗炎症、抗ウイルス、鎮痛、鎮静、殺菌
[おもな成分] ケトン類のカンファー、モノテルペン炭化水素類のリモネン、オキサイド類の1.8シネオール
[相性のいい精油] カモミール、カユプテ、バジルスイート、メリッサ、ラベンダー

❶ 使用上の注意
1 ブラウンカンファー、ブルーカンファーは使用しないこと。
2 刺激が強いため、多量に用いると吐き気をもよおす場合がある。妊婦、ぜんそくの人は使用しない。
3 敏感肌の人は十分に希釈して少量を用いる。

ハーブ系 / ストレス解消

肌に美白とハリを取り戻すアンチエイジングの精油　　◆◆慣れてきたら

キャロットシード
Carrot seed

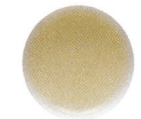
淡黄色

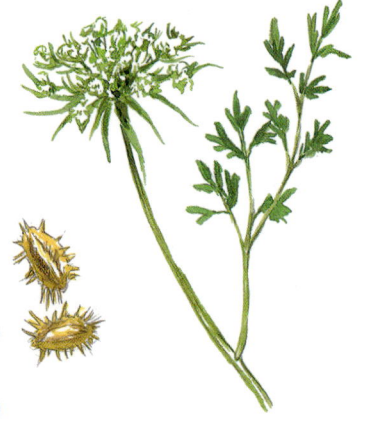

原料になる植物■ワイルドキャロット。野菜用のニンジンとは異なる。葉や茎は野菜用に似ているが、根は食用に適さない。

ニンジンは、古代から素晴らしい医薬的な価値を持つ植物として重宝されてきました。
16世紀には、内臓を元気にさせる力があるとわかったため、それ以来広く栽培されるようになりました。現在ではガン患者に対して使用されることもあります。
特に皮膚ガンに高い効果が期待できるとされています。
また、体を浄化する薬としても注目されており、ことに肝臓に関しては強い解毒作用を持ち、肝炎などの肝臓疾患の治療に役立っています。
ベースオイルにも同名の「キャロットシードオイル」が存在し、よく混同されますが、こちらはキャロットシードを植物油に浸し、インフューズドオイル（浸出油）にしたものです。両者とも肌を若返らせる効果があり、化粧品の原料として利用されています。

学名	Daucus carota
科名	セリ科
おもな産地	フランス
採油方法	種子の水蒸気蒸留法

香りの特徴
ハーブ系／かすかにニンジンの甘い香りを含んだ独特の香り。土っぽくウッディー。

| 揮発度 | ミドル〜ベースノート | 香りの強さ | 中から強め |

おもな特徴

♥ **心への働き**
ストレスを軽減し、精神的な疲労感を取り除く。

✳ **体への働き**
1 体内の毒素を排出させ、むくみなどを改善する。
2 月経の周期を正常化させ、生理痛をやわらげる。

◆ **肌への働き**
しみ、しわに作用し、肌を若返らせる。

使い方■シミを改善するマッサージオイルに。芳 バ

[作用] 皮膚細胞再生、抗貧血、抗炎症、抗菌、抗感染、うっ帯除去、精神・神経強壮、女性ホルモン様
[おもな成分] カロトール、モノテルペンアルコール類の α ピネン、β ピネン、テルピネン1-オール-4、
[相性のいい精油] オレンジスイート、ジュニパーベリー、ネロリ、バーベナ、プチグレイン、ベルガモット、メリッサ、ライム、ラベンダー、レモン、ローズマリー

❗ **使用上の注意**
衣類に精油が付着するとシミになり、落ちないことがある。

天然の媚薬といわれる甘く魅惑的な香りの精油　◆◆◆上級者向き

クミン
Cumin

淡黄色

スパイス系

明るい気分になる

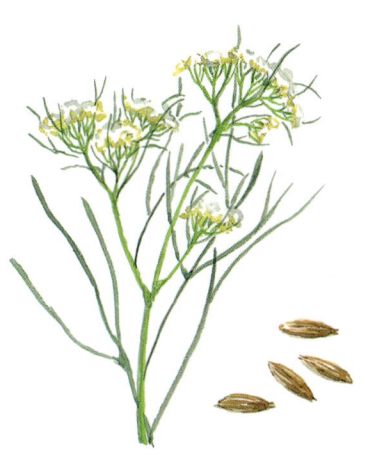

原料になる植物■クミン。エジプト原産の一年草。晩春に咲いた白やピンクの小さな花が果実（種子）へと変化し、精油の原料となる。

クミンは、料理の香りづけをする香辛料としてあまりにも有名ですが、その精油はまったく別の印象を持ちます。
甘くスパイシーでエキゾチックな香りは、香水にごく少量加えただけで、異性を惹きつける催淫性のある香りが作りだせるといわれます。
クミンには、消化促進や鎮痛をはじめ、さまざまな効果があります。そのため、旧約聖書の時代から非常に重要な価値のある栽培作物として尊ばれてきました。
古代においては他の貴重な植物とともに課税対象にされ、ローマ帝国時代には、ディオクレティアヌス帝の勅令（西暦301年）にクミンの最高価格が定められたほどです。このことからクミンが貴重な商品であったことがうかがえます。
現在ではインドのカレー料理には欠かせない香辛料のひとつとなっています。

学名	Cuminum cyminum
科名	セリ科
おもな産地	エジプト、トルコ、モロッコ、インド、中国
採油方法	乾燥して砕いた種子の水蒸気蒸留法
香りの特徴	スパイス系／じゃこう（ムスク）のような甘さのあるスパイシーな香り。
揮発度	トップノート
香りの強さ	中からやや強め

おもな特徴

♥ 心への働き
気持ちを高揚させ、自信をつけさせる。

✻ 体への働き
1 胃の働きを活発にし、消化を促進する。
2 頭痛、筋肉痛、関節痛などをやわらげる。
3 男性の生殖能力を高め、男女ともに性欲を強める。
4 生理不順を改善する。

使い方■フレグランスとしてブレンドし、香りにアクセントをつける。芳 バ

[作用] 消化促進、鎮痛、殺菌、抗炎症、通経、強壮、催淫、浄血、自律神経調整
[おもな成分] 芳香族アルデヒド類のクミンアルデヒド、モノテルペン炭化水素類のγテルピネン、βピネン、テルペン系アルデヒド類のパラメンタ1.3-ディエン-7-アール、ラクトン類のフロクマリン類
[相性のいい精油] アンジェリカルート、イランイラン、カモミール、コリアンダー、サンダルウッド、シナモンリーフ

❗ 使用上の注意
1 皮膚に刺激があるので使用量に注意。特に敏感肌の人はパッチテストを。
2 光毒性があるため、使用後は直射日光を避ける。

女性にうれしい効能が凝縮された女性のための精油　◆初心者向き

クラリセージ
Clary sage

淡淡黄色

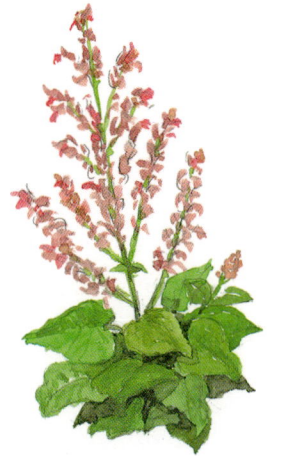

原料になる植物■クラリセージ。ヨーロッパ原産のセージの一種。ピンクや紫の花をつける。万病に有効な薬草として古くから注目される。

「明るい」「清浄な」を意味するラテン語の「クラルス」が語源といわれています。セージには数多くの種類が存在しますが、なかでもクラリセージは安全性が高く、アロマテラピーに特に適しています。

目を見張るほど著しく人体に役立つ作用を持つクラリセージですが、もっとも注目すべきは、女性特有の体のトラブルに対する作用です。女性ホルモンのバランスを調整するため、月経不順や月経時の不快感を軽減し、更年期のさまざまな症状にも有効とされます。

分娩時に使用すると、分娩を促進し、痛みを取りのぞき、産婦の負担を軽くするともいわれています。精神面にも有効に働きかけます。緊張をときほぐしてリラックスさせ、明るい気持ちにします。

学名	Salvia sclarea
科名	シソ科
おもな産地	ロシア、フランス、モロッコ
採油方法	全草の水蒸気蒸留法
香りの特徴	ハーブ系／マスカットを思わせるややフルーティーでウッディーな香りを含んだ、温かみのある香り。
揮発度 ▶ トップ～ミドルノート	香りの強さ ▶ 中から強め

おもな特徴

♥ 心への働き
1 緊張や不安で疲労した神経をほぐす。
2 パニック状態に陥ったとき、平静心に戻る。

✳ 体への働き
1 月経不順を改善する。
2 血行を促して体を温める。

◆ 肌への働き
髪の毛の成長を促進する。

使い方■婦人科系のトラブル改善のためのマッサージオイルに。芳 バ

[作用]鎮静、鎮痛、通経、月経促進、分娩促進、子宮強壮、精神安定、血行促進、催淫、女性ホルモン様
[おもな成分]エステル類の酢酸リナリル、モノテルペンアルコール類のリナロール、セスキテルペン炭化水素類のゲルマクレンD、ジテルペンアルコール類のスクラレオール
[相性のいい精油]カモミール、ジュニパーベリー、ペパーミント、ラベンダー、レモン、ローズ

❗ 使用上の注意
1 妊婦は使用を控える。
2 リラックスし集中力が散漫になる場合があるので、車の運転は避ける。
3 多量に使用すると、頭痛や吐き気の原因となる場合がある。

クラリセージで作る

ホルモンバランスを正常に
マッサージオイル

ホルモンバランスを整え、月経周期を正常化させるのに役立つクラリセージ。うつ症状を緩和するベルガモットと鎮痛効果の高いラベンダーを加えれば、生理前のうつ状態(PMS)やつらい痛みの解消に効果的です。

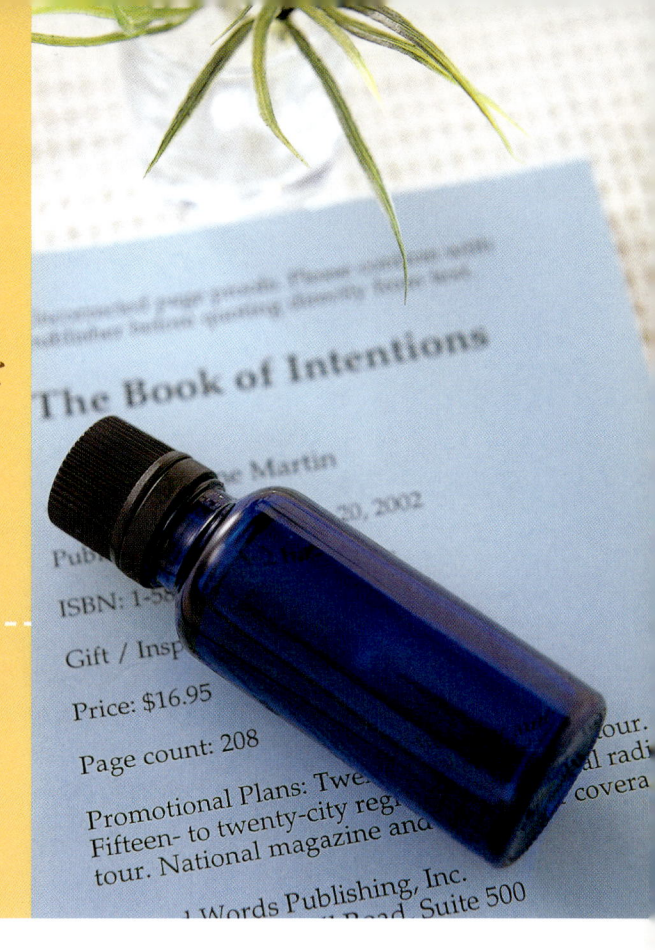

作り方
① ビーカーにスイートアーモンドオイルを入れ、Aを加える。
② よくまぜて、遮光びんに入れる。

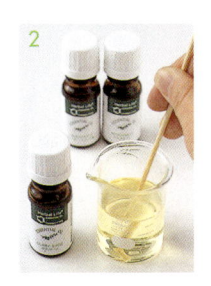

材料（30㎖分）
A ┌ クラリセージ精油…2滴
　├ ベルガモット精油…2滴
　└ ラベンダー精油…2滴
スイートアーモンドオイル…30㎖

道具
ビーカー、ガラス棒（または竹串）、遮光びん

使い方
容器をよく振ってから、手のひらにとってなじませる。お腹や腰になでるようにマッサージする。

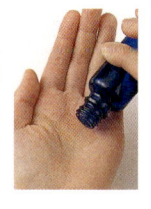

保存■冷暗所で保存。3カ月を目安に使い切る。

香りを嗅ぐだけでやせるといわれる、ダイエットの強力な味方 ◆初心者向き

グレープフルーツ
Grapefruit

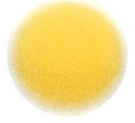

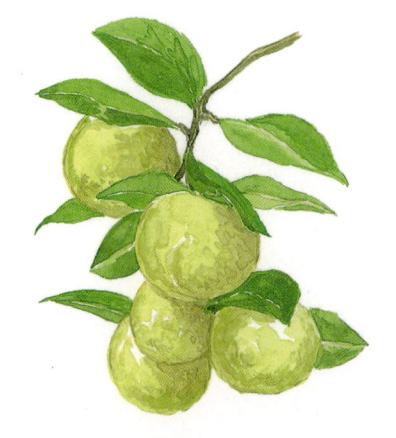

黄色

グレープフルーツの香りには、体脂肪の燃焼を促進するホルモンの分泌を促す効果があると発表され、大手化粧品会社からは関連商品が次々に販売されました。

このことは、皮膚から以外にも、鼻から入った精油の香りが脳に働きかけて、体に影響を与えるということの身近な証明となりました。ほかに精油をベースオイルで希釈してマッサージをしても、十分な美容効果を発揮します。

リンパを刺激して、体内の老廃物を排出させるため、セルライト対策にも有効です。

お酒を飲みすぎて体がむくんでいるときは、グレープフルーツの精油を使ったアロマバスがおすすめです。

グレープフルーツの精油は現在はアメリカが最大供給国であり、食品、化粧品、香水の成分として活用されています。

原料になる植物■グレープフルーツ。精油の分泌腺が果皮の深い部分にあるため、圧搾法で抽出した際、オレンジやレモンに比べると採油率が低い。

学名	Citrus paradisi
科名	ミカン科
おもな産地	イスラエル、アメリカ、ブラジル
採油方法	果皮の圧搾法
香りの特徴	柑橘系／グレープフルーツの果実の香りそのまま。オレンジほど甘みが強くなく、さわやか。
揮発度	トップノート
香りの強さ	中から強め

おもな特徴

♥ 心への働き
1 気持ちを高揚させて元気にし、幸福感を与える。
2 沈みがちな気持ちを明るくリフレッシュさせる。

✻ 体への働き
1 体内脂肪の燃焼を促進し、利尿を促す。
2 デオドラント効果で汗の匂いを抑える。

♦ 肌への働き
肌を引き締め、代謝作用をアップする。

使い方■むくみ解消のためのマッサージオイルやスクラブに。 芳 バ

[作用] 免疫強化、内臓強化、消化促進、利尿、皮下脂肪の除去、うっ滞除去、抗うつ、強壮、抗炎症
[おもな成分] モノテルペン炭化水素類のdリモネン、αピネン、βピネン、ケトン類のヌートカトン、ラクトン類のフロクマリン類
[相性のいい精油] イランイラン、カモミール、ゼラニウム、ペパーミント、ベルガモット、ラベンダー、ローズ

❗ 使用上の注意
1 光毒性があるため、使用後は直射日光を避ける。
2 皮膚に刺激があるので、使用量に注意する。

グレープフルーツで作る

キュッと引き締め ボディスクラブ

ミネラルの多い天然塩は発汗作用に優れています。利尿作用のあるグレープフルーツと、引き締め効果の高いパルマローザを加えると、新陳代謝作用もアップ。さわやかな香りが気分を高揚させます。

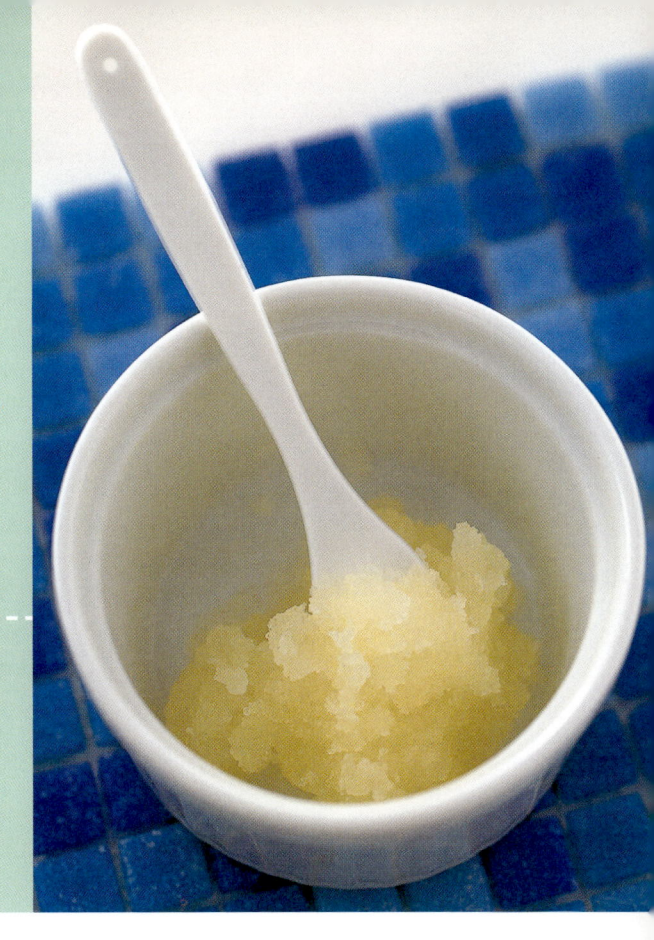

作り方
① 乳鉢に天然塩を入れ、パウダー状になるようにすりつぶす。
② ホホバオイルを加えてよくまぜる。
③ グレープフルーツ精油、パルマローザ精油を加えてよくまぜる。

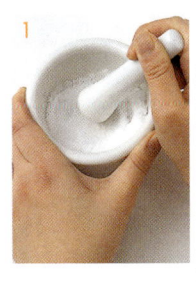

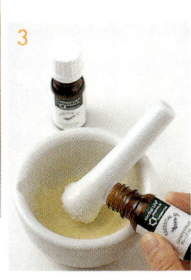

材料（1回分）
グレープフルーツ精油…2滴
パルマローザ精油…1滴
ホホバオイル…大さじ1
天然塩（微粒子）…大さじ1

道具
計量スプーン、乳鉢

使い方
1 少量を手のひらにとり、かかとやひじ、ひざなどをやさしくマッサージする。
2 ぬるま湯で軽く洗い流す。

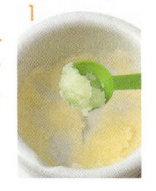

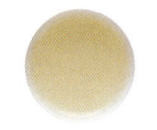

歯の痛み止めや口臭予防に利用されたスパイスの精油　　◆◆◆ 上級者向き

クローブ
Clove

淡黄色

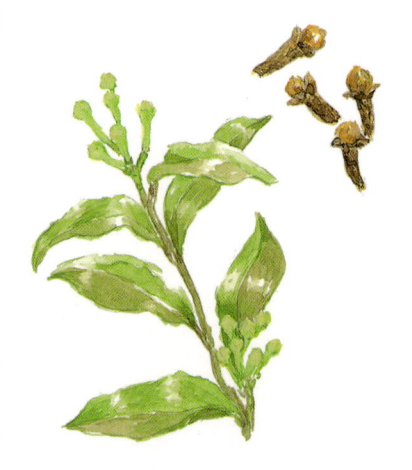

強くしみ入るようなスパイシーな香りの中に、まったりとした豊かな趣を合わせ持つ精油です。

強い高揚特性があり、気力を高めたいときや、集中的に勉強や仕事に取り組みたいときに役立ってくれます。クローブは、古くから医療特性のために珍重されてきた植物です。

特に伝統的に歯痛の治療薬として用いられ、中国では、歯が痛くなったときはクローブのつぼみをかんで痛みをやわらげていたとされています。

現代でも歯磨きの原料としてよく使われています。

また、強い殺菌作用があることから、以前は伝染病の治療にも使われていました。クローブは釘のような形をしています。その名前も、釘を意味するラテン語の「clavus」に由来しています。

中国や日本では「丁子（ちょうじ）」の名で親しまれています。

原料になる植物■クローブ。釘のような形の花つぼみは赤褐色。精油の原料となるつぼみはクローブバッド（Clove bud）と呼ばれる。

学名	*Eugenia caryophyllata*
科名	フトモモ科
おもな産地	スリランカ、インドネシア
採油方法	つぼみの水蒸気蒸留法
香りの特徴	スパイス系／強く刺激的だが、心地よさを感じるのは、スパイシーなだけでなく、ややフルーティーなため。
揮発度	ミドル～ベースノート　　香りの強さ　強め

おもな特徴

♥ 心への働き
疲労から気力が衰えているときに刺激を与える。

✳ 体への働き
1 歯の痛みをやわらげる。
2 眠気やだるさを一掃したいときに役立つ。
3 口臭をなくし、予防する。

◆ 肌への働き
殺菌消毒作用がニキビ肌に働くとされる。

使い方■歯が痛むとき、ティッシュに1滴落として嗅ぐと麻酔がわりになる。

［作用］鎮痛、鎮静、抗炎症、抗腐敗、抗感染、抗菌、抗ウイルス、消化促進、リフレッシュ、活力増進
［おもな成分］フェノール類のオイゲノール、エステル類の酢酸オイゲノール、セスキテルペン炭化水素類のβカリオフィレン
［相性のいい精油］オレンジスイート、グレープフルーツ、ペパーミント、ベンゾイン、ローズ、ローズマリー

● 使用上の注意
1 非常に刺激が強いので、使用量に十分注意する。
2 アルコール中毒症、前立腺ガン、腎臓、肝臓の疾患がある人は使用しない。

美容効果に注目が集まる沖縄原産の希少な精油

ゲットウ
Gettou

◆◆◆ 上級者向き

淡黄色

ハーブ系

集中力アップ

ほのかに森林の匂いを感じる、スーッとさわやかな香りの精油です。月桃（げっとう）は、亜熱帯地域に群生するショウガ科の植物です。沖縄ではサンニンの愛称で親しまれ、おもに山野に自生するほか、どこの家の庭にも1本は植えられているといわれるほどポピュラーです。

収穫後たった1年で元の背丈にまで成長するうえ、精油を抽出した後に残った繊維は月桃紙に利用されるという、環境にもやさしい植物です。

精油は100kgの月桃の葉から、わずか100ｇしか抽出できないため、たいへん貴重とされています。

強い防虫効果があることから、本来は虫よけとして利用されていましたが、保湿や収れんなどの美肌効果にもスポットが当てられ、月桃エキスを配合した化粧品の人気が高まっています。

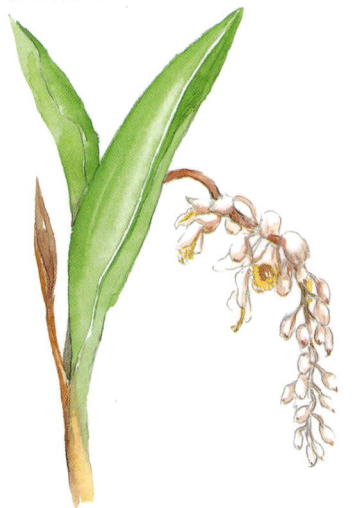

原料になる植物■月桃。琉球列島の山野に自生する多年草。葉は長大な披針形で高さ2〜3ｍにまで成長する。初夏には白とピンクの可憐な花が咲く。

学名	Alpinia supesiosa
科名	ショウガ科
おもな産地	日本
採油方法	葉の水蒸気蒸留法

香りの特徴
ハーブ系／森林のグリーンと柑橘系のレモンを混ぜ合わせたような、すっきりとさわやかな香り。

揮発度 ▶ ミドルノート	香りの強さ ▶ 中

おもな特徴

♥ **心への働き**
1 脳をスキッと活性化し、集中力を高める。
2 不安やストレスを軽くし、安眠を促す。

✳ **体への働き**
1 血圧を下げ、筋肉のけいれんをしずめる。
2 殺菌消毒作用により、体を清潔に保つ。

◆ **肌への働き**
保湿作用と収れん作用で、肌を引き締める。

使い方■ローションやマッサージオイルに。
芳 バ

[作用] 防虫、抗菌、消臭、保湿、収れん、抗酸化、鎮静
[おもな成分] モノテルペンアルコール類のテルピネン4-オール、ボルネオール、モノテルペン炭化水素類のサビネン、ピネン、酸化物類のシネオール
[相性のいい精油] アンジェリカルート、クラリセージ、ペパーミント、マジョラムスイート、ローズマリー

❶ **使用上の注意**
精油全般にいえる安全な使い方(P.12)を守る。

アマゾンの先住民たちを支えたまぼろしの樹液

◆◆◆ 上級者向き

コパイバ
Copaiba

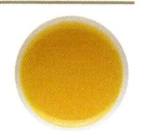

黄色がかった茶

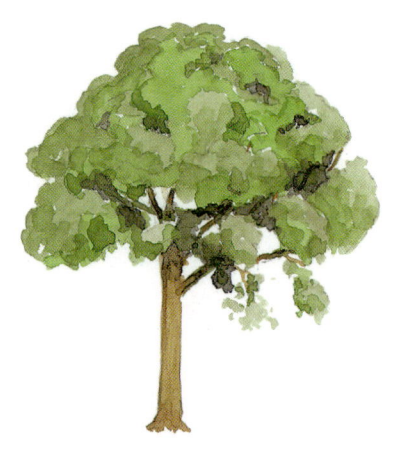

コパイバの精油は、本来、樹木から自然に染み出す樹液を採取したものですが、需要が高まった昨今は、樹皮を水蒸気蒸留して抽出したものが増えています。

効能や香り、栄養素は、樹液に比べ数段劣りますが、アロマテラピーや化粧品の材料としては十分な効果を発揮します。

アマゾンの先住民たちは、コパイバを何万年にもわたり「天然の秘薬」として尊んできました。強い殺菌作用や、皮膚組織の修復作用があることから、戦いで負った傷ややけどにぬり、体をいたわっていました。

現在もブラジルの人々は、軟膏や化粧品の原料として利用するほかに、コーヒーに1、2滴加えて飲用したり、ハミガキ粉に混ぜたり、芳香浴をしたりして、コパイバのめぐみを生活に取り入れています。

原料になる植物■コパイバ。ブラジル・アマゾンの奥地に数万年前から自生する。精油は樹齢100年以上の幹から自然に採取される芳香性の樹液。

学名	Copaifera officinalis
科名	マメ科
おもな産地	ブラジル
採油方法	樹木から自然にとれる樹液または水蒸気蒸留法

香りの特徴
樹木系／かすかな甘みがあり、ややスパイシーで温かみのある森林の香り。

揮発度	▶ ミドル〜ベースノート	香りの強さ	▶ 中から強め

おもな特徴

♥ **心への働き**
1 ストレスを除き、集中力や創造力を高める。
2 多忙で疲労が蓄積したとき、リフレッシュさせる。

✳ **体への働き**
1 気管支炎やぜんそくの症状をやわらげる。
2 鼻炎、花粉症の症状をやわらげる。

◆ **肌への働き**
肌を保湿、再生し、若々しく保つ。

使い方■芳香浴。風邪の初期症状に。

[作用]抗炎症、収れん、抗菌、保湿、皮膚組織の修復
[おもな成分]セスキテルペン炭化水素類のβカリオフィレン、クマリン類のモッチン
[相性のいい精油]サイプレス、シダーウッド、ジュニパーベリー、ティートリー、パインニードル、プチグレイン、マートル、ユーカリ、ローズウッド

❗ **使用上の注意**
皮膚に刺激があるので、使用量に注意する。

落ち込んで無気力になった精神に喝を入れる精油　　◆◆◆上級者向き

コリアンダー
Coriander

スパイス系／元気が出る

無色

コリアンダーの生葉は、非常にくせのある香りを持ち、カメムシの匂いなどと表現されることもありますが、エスニック料理には欠かせない素材です。中国語では香菜（シャンツァイ）、タイ語ではパクチーと呼ばれます。

精油の原料となる種子は、生葉の香りからはほど遠い芳香を放ちます。

古くから、スパイスとして料理にはもちろん、ワインの香りづけや肉の防腐剤などとしても用いられてきました。

また、消化器系の薬としても役立てられたといわれます。

精油はスパイシーでやや官能的な甘さの香りを持ちますが、疲労した心身に働きかけてやる気を起こさせる効果があります。意識を覚醒させ、記憶力を高めるともいわれ、仕事や勉強の能率アップに活用することができます。

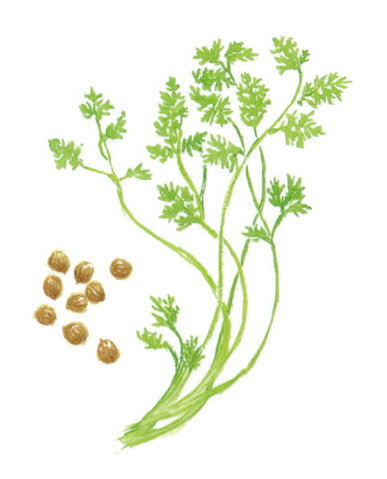

原料になる植物■コリアンダー。料理によく用いられる生葉は独特の香りがあり、好き嫌いが両極端に分かれる。チャイニーズパセリとも呼ばれる。

学名	*Coriandrum sativum*
科名	セリ科
おもな産地	ロシア、ルーマニア、インド
採油方法	種子の水蒸気蒸留法

香りの特徴
スパイス系／ツンと刺激のあるスパイシーで鋭い香り。樟脳（しょうのう）のようなやや濃厚な甘さも感じられる。

揮発度	トップノート	香りの強さ	中

おもな特徴

♥ **心への働き**
疲れて弱った気持ちに活力を与える。

✳ **体への働き**
1 消化を促し、食欲を増進させる。
2 体を温め、血行をよくし、体内の毒素を排出する。
3 炎症を抑え、関節痛、腰痛、喉の痛みなどをやわらげる。

使い方■フレグランスの素材として使う。

[作用] 消化促進、食欲増進、鎮痛、鎮静、抗炎症、抗感染、うっ滞除去、抗不安症、強壮
[おもな成分] モノテルペンアルコール類の1-リナロール、モノテルペン炭化水素類のγ-テルピネン、リモネン、エステル類の酢酸ゲラニル、ケトン類のカンファー
[相性のいい精油] オレンジスイート、クラリセージ、サイプレス、サンダルウッド、ジュニパーベリー

❗ 使用上の注意
過度に使用すると麻痺を起こす可能性があるので、使用量に注意する。

樹木系

集中力アップ

現実にしっかり向き合う強さと勇気を与える精油　　◆初心者向き

サイプレス
Cypress

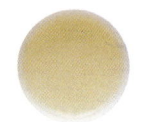

淡黄色

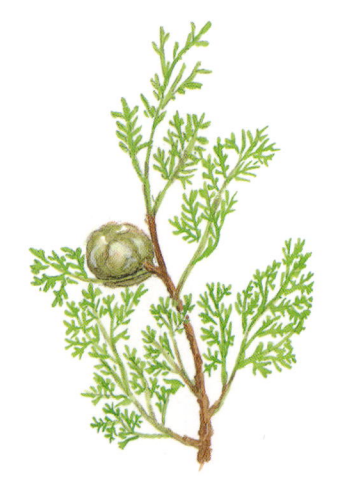

松のようなリフレッシュさせる香りを持つ精油です。
男性用香水の原料としてもよく知られています。
この精油は古代、文化や宗教と密接に関わっていました。
地中海に浮かぶキプロス島は、サイプレスの木の名を取って名づけられた島です。古代エジプト、ギリシャ、ローマでも、神聖な木として崇拝されていました。
ヨーロッパでは、墓地の周りにサイプレスの木を植えて死体の腐敗防止や魔よけにしていたといわれています。
また、虫よけ効果のために、建物の床下にまかれたりもしていました。
建材としても非常に優れており、古代のアレクサンドロス大王は、その艦隊をサイプレスの木材から作っていたといわれます。
さらに、お酒やお菓子の調味料としても使われます。

原料になる植物■サイプレス。常緑の針葉樹。丈が高くまっすぐに伸び25mにも達する。一度伐採すると再生しない。和名は糸杉(いとすぎ)。

学名	Cupressus sempervirens
科名	ヒノキ科
おもな産地	スペイン、フランス、スペイン、ドイツ、イタリア
採油方法	葉と枝の水蒸気蒸留法

香りの特徴
樹木系／陽の当たる森林を歩いているような、新鮮な木の香り。ややスパイシーな刺激が香りを引き締める。

揮発度	▶ミドルノート	香りの強さ	▶中

おもな特徴

♥ **心への働き**
気持ちを引き締め、冷静な判断を促す。

✱ **体への働き**
1 むくみを改善し、体を引き締める。
2 ホルモンバランスを整え、生理不順を改善する。
3 咳や気管支系の不調を改善する。

✦ **肌への働き**
汗を抑え、ニキビ肌や脂性肌を改善する。

使い方■皮脂を抑えるスキンケアに。 芳 バ

[作用] 強壮、利尿、うっ滞除去、抗炎症、抗菌、収れん、鎮咳、通経、消臭、制汗
[おもな成分] モノテルペン炭化水素類のαピネン、δ-3-カレン、リモネン、セスキテルペンアルコール類のセドロール、セスキテルペン炭化水素類のαセドレン
[相性のいい精油] オレンジスイート、クラリセージ、グレープフルーツ、サンダルウッド、ジュニパーベリー、パインニードル、ベルガモット、ベンゾイン、ラベンダー、レモン、ローズマリー

❶ 使用上の注意
精油全般にいえる安全な使い方(P.12)を守る。

サイプレスで作る

脂性向き さっぱりシャンプー

サイプレスはデオドラント効果の高い精油。角質を除去する働きのあるレモンと強い収れん作用を持つローズマリーが過剰な皮脂分泌を改善し、頭皮を清潔に保ちます。汗をかきやすい人におすすめのシャンプーです。

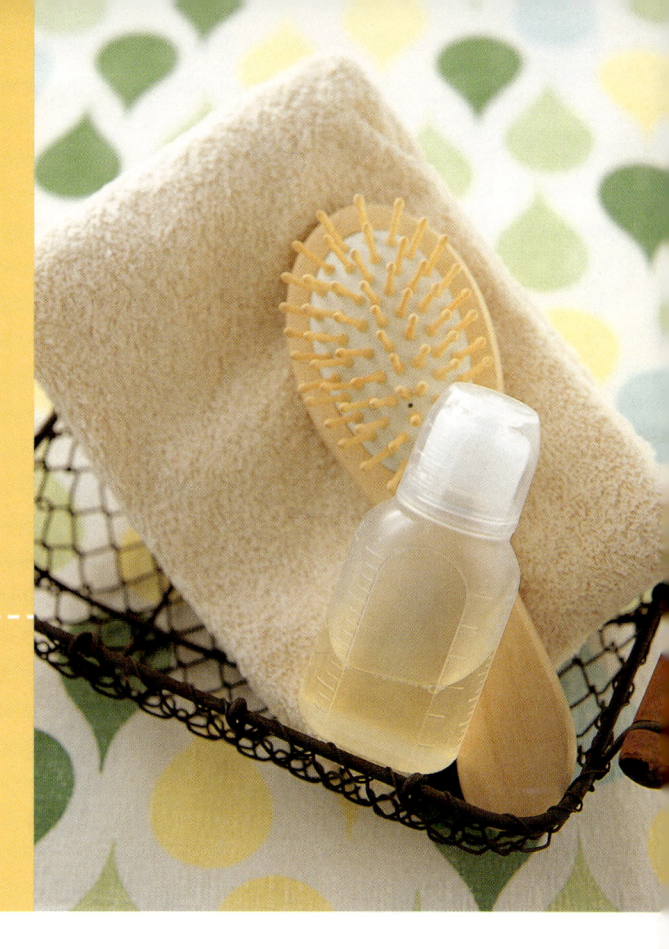

作り方
① ビーカーに無香料シャンプーを1/3量入れ、Aを加えてガラス棒でよくまぜる。
② 残りのシャンプーを加え、ガラス棒を下の方から大きく動かし、全体をまぜ合わせる。容器に移す。

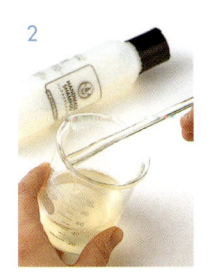

材料（50㎖分）
A ┌ サイプレス精油…4滴
　├ レモン精油…4滴
　└ ローズマリー精油…2滴
無香料シャンプー…50㎖

道具
ビーカー、ガラス棒、保存容器

使い方
手のひらに適量をとり、よく泡立てて頭皮をマッサージするように洗う。

保存■常温で保存。1カ月を目安に使い切る。

オリエンタル系 / リラックス

静かに過ごしたいとき心地よい空間を作ってくれる精油　　◆初心者向き

サンダルウッド
Sandalwood

淡黄色がかった黄色

世界中に愛好者が非常に多い人気のある精油です。
原料となるサンダルウッドの木は、日本では一般に白檀（びゃくだん）と呼ばれます。
虫よけ効果が高く、古くから寺院の建材や家具などに用いられてきました。また、芳香用のお香や仏壇や墓に供える線香にも、白檀（びゃくだん）は活用され、日本人にとってはたいへんなじみの深い香りといえます。
香りには持続性があり、就寝前のアロママッサージに用いると、翌日は1日中体からほのかに立ちのぼる芳香を楽しむことができます。肌をやわらかくするなど美容効果も高く、肌質を選ばずに利用できるのが魅力的です。
原産地のインドでは、アーユルベーダ医学において昔から万能薬として重宝されてきました。中国でも伝統的な漢方薬として利用されてきました。

原料になる植物■サンダルウッド。和名は白檀（びゃくだん）。ほとんど絶滅にひんしていて、現在では精油を蒸留するためだけに使用されている。

学名	Santalum album
科名	ビャクダン科
おもな産地	インド、インドネシア
採油方法	木部の水蒸気蒸留法

香りの特徴
オリエンタル系／寺院にたちこめる白檀（びゃくだん）のお香の香り。パウダリーで甘く、非常に東洋的。

揮発度 ▶ ベースノート　　香りの強さ ▶ 中

おもな特徴

♥ 心への働き
1 強い鎮静効果で心を深くしずめ、穏やかにする。
2 性感を高め、性欲をたかめる。

✵ 体への働き
1 喉の痛みなど気管支系の不調を改善する。
2 心臓を強化し、血行を促進する。

♦ 肌への働き
1 肌をやわらかくし、トラブル肌を改善する。
2 切り傷やひび割れを改善する。

使い方■冷え性を改善するマッサージオイル、ハンドクリームに。 芳 バ

[作用] 鎮静、抗感染、抗炎症、利尿、去痰、強心、うっ血・うっ滞除去、催淫
[おもな成分] セスキテルペンアルコール類のαサンタロール、βサンタロール、セスキテルペン炭化水素類のサンタレン
[相性のいい精油] イランイラン、カーネーション、サイプレス、ジャスミン、ネロリ、パルマローザ、ラベンダー、レモン

❗ 使用上の注意
精油全般にいえる安全な使い方（P.12）を守る。

サンダルウッドで作る

すべすべになる ハンドクリーム

ひび、あかぎれなどの炎症を抑えるサンダルウッド、皮脂バランスを整えるゼラニウムを加えました。皮膚への浸透力があるホホバオイルと皮膚の保護と修復作用のあるカレンデュラオイルで作ります。

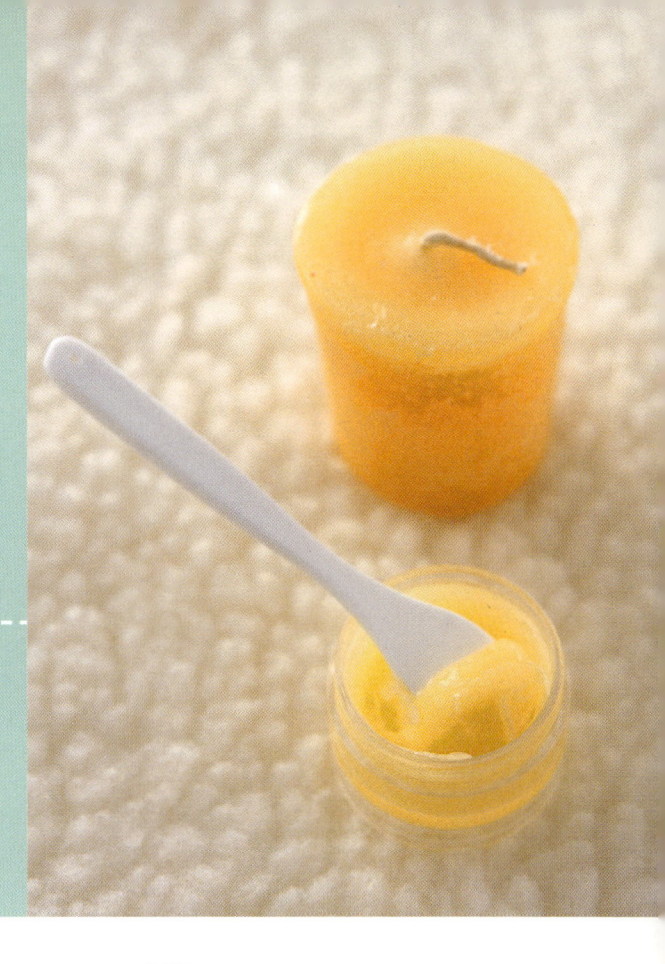

作り方

① Aをエッセンシャルウォーマーにかけ、竹串でまぜながらミツロウを溶かす。
② 1を容器に入れて、まぜながら冷ます。まわりが固まってきたら、サンダルウッド精油、ゼラニウム精油を加えてさらにまぜ、そのままおく。

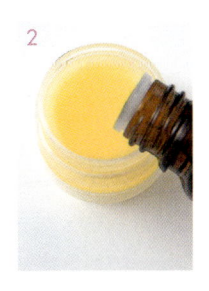

材料（20ｇ分）

サンダルウッド精油…2滴
ゼラニウム精油…1滴
A ┌ ミツロウ…3ｇ
　├ ホホバオイル…12㎖
　└ カレンデュラオイル…4㎖

道具

はかり、エッセンシャルウォーマー、メスシリンダー、竹串、クリーム容器

使い方

少量をとり、マッサージするようにぬる。

保存■常温で保存。3カ月を目安に使い切る。

ハーブ系 / リフレッシュ

天然の防虫剤になるスッキリした香りの実用的な精油　◆◆◆上級者向き

サントリナ
Santolina

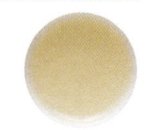

淡黄色

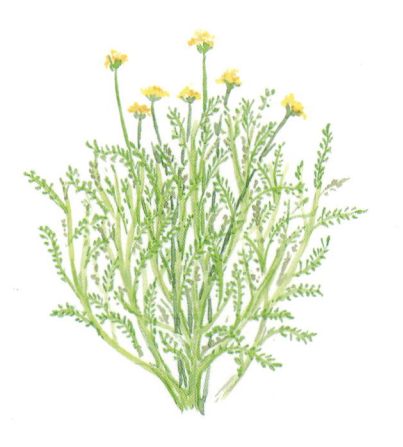

原料となる植物サントリナは「ラベンダーコットン（lavender cotton）」という別名を持っていますが、それは葉や茎の形がラベンダーに似ているため、シソ科のラベンダーとは種類がまったく違うキク科の植物です。

独特の強い香りには優れた防虫効果があり、庭に植えておくと害虫を寄せ付けず周囲の植物を守るそうです。

ヨーロッパでは昔から、乾燥させた葉や茎を布袋につめて衣類や蔵書の防虫剤として使用してきました。

精油には軽い毒性があるため、現在アロマテラピーには積極的に用いられていませんが、部屋の空気を素早く浄化したいときや、気分をリフレッシュしたいときには、効果があるともいわれています。

原料になる植物■サントリナ。和名をワタスギギクといい、小菊に似た丸いボタン形の黄色い花をつける。細かい綿毛におおわれた葉や茎は銀灰色。

学名	Santolina chamaecyparissus
科名	キク科
おもな産地	フランス、イギリス、イタリア
採油方法	花、葉、くきの水蒸気蒸留法

香りの特徴
ハーブ系。リンゴにスパイスを加えてベイクしたような、甘さと刺激香が混じる。ややパウダリー。

揮発度 ▶ ミドルノート　　香りの強さ ▶ 中

おもな特徴

＊ 体への働き
1 咳やぜんそくの症状をやわらげる。
2 虫除けや虫刺されの症状をやわらげる。

［作用］抗感染、抗寄生虫、粘液過多治癒、強壮、健胃、通経
［おもな成分］ケトン類のアルテミシアケトン、ロンギベルベノン
［相性のいい精油］オレンジスイート、カモミール、マンダリン、ラベンダー

❶ 使用上の注意
毒性があるという説もあり、アロマテラピーには安全性について確認の上使用する。

樹脂の甘い香りで心の緊張をほぐす精油

◆◆◆ 上級者向き

シストローズ（別名／ラブダナム）
Ciste

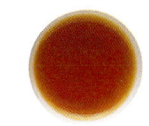

濃オレンジ〜茶色

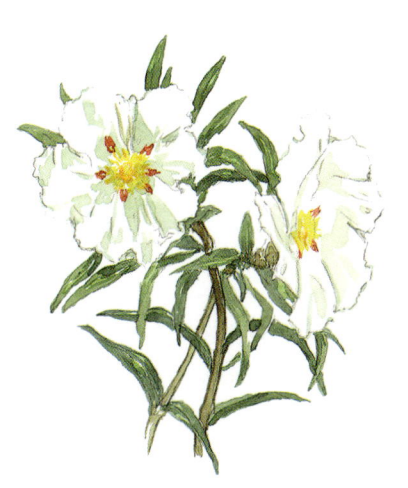

樹脂系

リラックス

原料になる植物■シストローズ。春から夏にかけて葉や若い枝の腺毛から、多量の特異臭を持つ樹脂状の物質を分泌する。

シストローズは、琥珀（こはく）に似た樹脂がとれるため、ロックローズとも呼ばれます。

シストローズの葉から浸出するゴム状の樹脂ラブダナムは、古代から使われていた最も古い芳香樹脂のひとつです。香料として愛用され、ローション、パウダー、石けん、香水のほかにも酒類、ソフトドリンクなどにも幅広く使われています。

シストローズの葉は油分の揮発性が高く、夏になると山火事を起こすほどだそうです。

慢性的にトラブルのある肌の回復を促進する効果が高く、ニキビや脂性のケアに役立ちます。また、風邪や気管支炎の炎症などにも効果があります。その強い香りは、忘れていた記憶を思い出させるともいわれています。

学名	Cistus ladanifer
科名	ハンニチバナ科
おもな産地	地中海地方、スペイン
採油方法	樹脂の水蒸気蒸留法

香りの特徴
樹脂系／かすかに樹脂やじゃこうの香りを漂わせる、甘い香り。

| 揮発度 | ベースノート | 香りの強さ | 強 |

おもな特徴

♥ **心への働き**
1 気持ちを落ち着かせ、緊張をほぐす。
2 自律神経のバランスをとる。

✳ **体への働き**
1 風邪、咳、気管支炎の症状をやわらげる。
2 関節の痛みをやわらげる。

◆ **肌への働き**
1 ニキビの治りを促す。
2 皮膚の老化、シワを改善。妊娠線を予防する。

使い方■スキンケアに。

[作用] 抗微生物、殺菌、鎮咳、収れん、鎮静、通経、去痰、強壮
[おもな成分] モノテルペン炭化水素類のαピネン、カンフェン、エステル類の酢酸ボルニル、ジテルペンアルコール類のビリディフロロール
[相性のいい精油] ラベンダー、パインニードル、クラリセージ

❗ **使用上の注意**
精油全般にいえる安全な使い方（P.12）を守る。

甘さとスパイシーさが交差する神秘的な香り　　　　◆初心者向き

シダーウッド
Cedar wood

樹木系 / リラックス

無色

シダーウッドにはモロッコ産のアトラスシダーウッドと、北アメリカ産のバージニアシダーウッドがあり、どちらからも同じような効能を持つ精油ができます。

古くから寺院の薫香として使用され、古代エジプトでは棺や船のマストなどにこの木材を用いたといわれています。

東洋では淋病治療に、北アメリカでは気管支炎、結核、各種皮膚病などの治療に使われてきた歴史があります。

ストレスや緊張をやわらげる効果があり、今日では香水の保留剤やヘアトニックなどの男性化粧品にも数多く使われています。

クローゼットや靴箱にも置くと防虫・防カビ効果も期待できます。

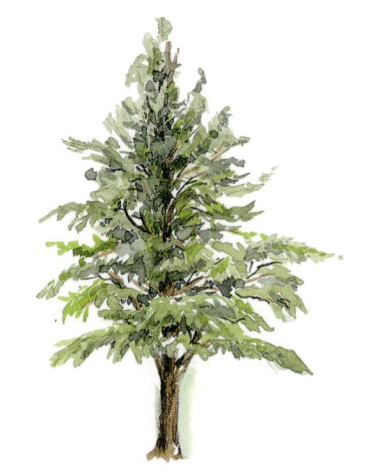

原料になる植物■アトラスシダーウッド（ホワイトシダー）。バージニアシダーウッド（レッドシダー）。

学名	*Juniperus mexicana, Juniperus virginiana*
科名	ヒノキ科
おもな産地	アメリカ(レッドシダー)、モロッコ(ホワイトシダー)
採油方法	木部の水蒸気蒸留法
香りの特徴	樹木系／サンダルウッドよりもドライでスパイシーさが混ざる神秘的な香り。
揮発度	ミドル〜ベースノート
香りの強さ	強

おもな特徴

♥ 心への働き
不安をやわらげ、緊張をほぐす。

✱ 体への働き
1 リンパの流れをよくし、むくみを改善させる。
2 気管支炎や風邪の咳をしずめる。

◆ 肌への働き
1 収れんと消毒作用でニキビの治りを促す。
2 頭皮の脂、ふけ、脱毛症をやわらげる。

使い方■むくみ改善のためのマッサージオイルとして使う。[芳][バ]

[作用] 強壮、去痰、殺菌、収れん、消毒、鎮静、皮膚軟化、利尿
[おもな成分] セスキテルペン炭化水素類のαセドレン、βセドレン、ツヨプセン、セスキテルペンアルコール類のセドロール、ビリディフロロール
[相性のいい精油] サイプレス、シナモンリーフ、ジュニパーベリー、ネロリ、ベルガモット、ラベンダー、レモン、ローズ、ローズマリー

❗ 使用上の注意
妊娠、授乳中は使用しない。

古来から虫よけとして愛用されるレモングラスの近種　◆初心者向き

シトロネラ
Citronella

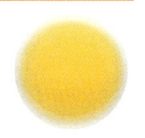

黄色

柑橘系

明るい気分になる

イネに似たハーブからとれるレモンのようなフレッシュで透明感ある香りの精油です。
「コウスイガヤ」とも呼ばれます。
もともとはスリランカが原産でしたが、1980年に品質のより優秀なジャワ産も誕生しました。
古来虫よけとして使用され、精油は蚊取りのためのろうそくに練り込まれたほか、草葉は蚊帳（かや）などにも編み込まれていました。
現在では香水・石けん、スキンローション、洗剤、つや出し剤、デオドラント化粧品などの成分にその名を見ることができ、アウトドア用の防虫キャンドルにもよく使われています。

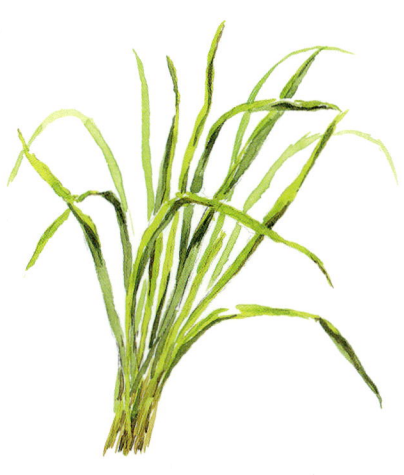

原料になる植物■インド原産のイネ科の多年草で、高温多湿な地域に生育する丈夫な草。細長い葉が特徴。

学名	*Cymbopogon nardus*
科名	イネ科
おもな産地	インドネシア、スリランカ、南米
採油方法	全草の水蒸気蒸留法
香りの特徴	柑橘系／軽い甘さがある、さわやかなレモンのような香り。
揮発度	トップノート　香りの強さ　中から強め

おもな特徴

♥ 心への働き
1 気持ちを前向きにさせ、うつをやわらげる。
2 疲れを取り、リフレッシュさせる。

✳ 体への働き
頭痛、偏頭痛肩こり、腰痛の痛みをやわらげる。

◆ 肌への働き
1 肌に弾力を与え、肌の臭いを消す。
2 体臭を抑える。

使い方■蚊よけのルームフレグランスとして芳香浴やルームスプレーで使う。 芳 バ

[作用] 強壮、抗うつ、殺寄生虫、殺虫、刺激、殺菌、消臭
[おもな成分] モノテルペンアルコール類のゲラニオール、ボルネオール、シトロネロール、アルデヒド類のシトロネラール、シレラールモノテルペン炭化水素類のリモネン、フェノールメチルエーテル類のイソオイゲノールメチルエーテル
[相性のいい精油] イランイラン、サイプレス、ティートリー、ネロリ、ペパーミント、ベルガモット、ユーカリ、ラベンダー

❗ 使用上の注意
皮膚に刺激があるので、使用量に注意する。

お菓子、飲み物などでおなじみのなつかしい香り

◆◆◆ 上級者向き

シナモンリーフ
Cinnamon leaf

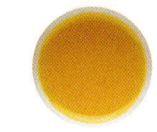

黄色がかった茶色

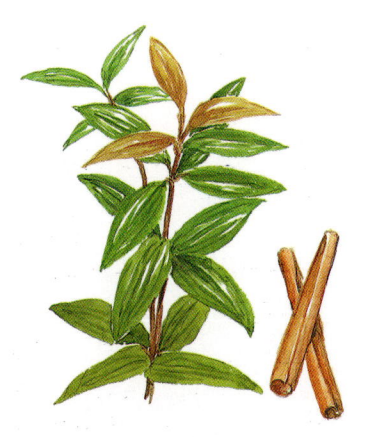

シナモンリーフはニッキの香りの精油です。
樹木は赤サビのような色で、厚い樹皮は内側に巻いた形が特徴です。
また、花は一年中咲いています。
スパイシーで甘い香りで心と体をいやし、食欲をかきたてます。
シナモンはとても古くからあるスパイスで、寺院のお香や薬剤として珍重され、四千年ほど前にはインド、中国、エジプトなどの重要な交易品でした。
エジプト神話では、不死鳥（フェニックス）はミルラとナルデ、そしてシナモンを集めた魔法の炎の中で一度焼死し、ふたたび蘇ったとされています。
旧約聖書の中でシバの女王が、ソロモン王に愛の贈り物としてシナモンを送ったエピソードも有名です。

原料になる植物■シナモン。インドネシア原産。18世紀にオランダ人がスリランカへ持ち込み、栽培を始めた。樹皮、花蕾、葉から精油がとれる。

学名	Cinnamomum zeylanicum
科名	クスノキ科
おもな産地	インドネシア、東インド、マダガスカル
採油方法	葉の水蒸気蒸留法

香りの特徴
スパイス系／鋭さのあるスパイシーさと、じゃこうのような甘さが際立つ香り。

| 揮発度 | ベースノート | 香りの強さ | 強 |

おもな特徴

♥ 心への働き
無気力な心を元気づける。

✳ 体への働き
1 風邪の症状をやわらげる。
2 消化を助ける。
3 生理痛をやわらげる。

◆ 肌への働き
虫刺されの症状を抑える。

使い方■フレグランスにスパイシーな香りをそえる。芳 バ

[作用] 強心、駆虫、駆風、健胃、催淫、殺虫、止血、歯痛緩和、収れん、殺菌、鎮痙、通経、腐敗防止、麻酔
[おもな成分] フェノール類のオイゲノール、セスキテルペン炭化水素類のβカリオフィレン、モノテルペン炭化水素類のαピネン、βピネン、モノテルペンアルコール類のリナロール、芳香族アルデヒドのシナミックアルデヒド
[相性のいい精油] ベンゾイン、オレンジスイート、グレープフルーツ、ジンジャー、フランキセンス、ラベンダー、ローズマリー

🚫 **使用上の注意**
1 刺激が強いので使用には十分注意する。
2 妊婦、授乳中、乳幼児には使用しない。

ほのぼのと心温まるスイートな木の香り　　　　　　　◆◆慣れてきたら

シベリアモミ
Fir

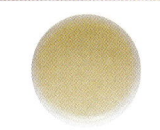

淡黄色

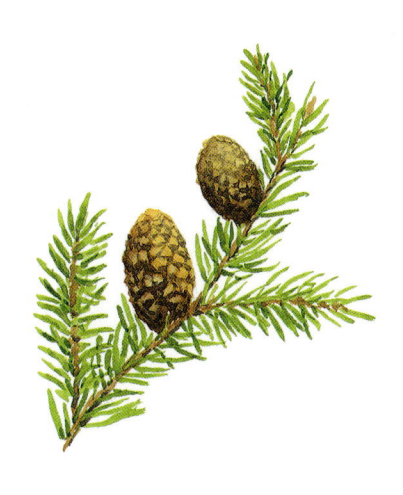

樹木系

リフレッシュ

クリスマスツリーをイメージさせるマイルドでスイートな木の香りの精油です。

「シベリアマツ」とも呼ばれています。病原菌の成長・増殖を抑えて空気感染を防ぐ効果があるため、インフルエンザが流行するシーズンでのアロマテラピーではルームフレグランスに適しています。

ロシア、ヨーロッパでは民間療法に昔から利用され、特にロシアでは毎日フェイスケアに使うと肌がきれいになるといわれてきました。

森林浴をすると感じるすがすがしいリフレッシュした気分にさせる成分、フィトンチッドが豊富で、けんかしたときなどのいら立つ感情を穏やかにしずめます。

呼吸器を殺菌消毒するので風邪やぜんそく、流感、その他感染症の予防にも効果的です。

原料になる植物■シベリアモミ。シルバーファーともいう。100kgの葉から精油は約1kgしかとれない貴重なもの。

学名	Abies sibirica ledeb
科名	マツ科
おもな産地	ロシア、アメリカ、カナダ
採油方法	球果の水蒸気蒸留法
香りの特徴	樹木系／クリアですがすがしい、スイートな香り。
揮発度 ▶ ミドルノート	香りの強さ ▶ 中

おもな特徴

♥ 心への働き
1 気持ちをリフレッシュさせる。
2 精神を安定させる。

✳ 体への働き
呼吸器系や気管支系の痛みや炎症をやわらげる。

✦ 肌への働き
肌を清潔に保つ。

使い方■空気を清浄する芳香浴に。[芳][バ]

[作用] うっ滞・うっ血除去、抗痙攣、防腐、空気清浄、殺菌、肌軟化
[おもな成分] エステル類の酢酸ボルニル、モノテルペン炭化水素類のカンフェン、αピネン、δ-3-カレン、リモネン、βフェランドレン、サンテン、βピネン
[相性のいい精油] カンファー、シダーウッド、バジルスイート、フランキンセンス、ラベンダー、ローズウッド

❗ **使用上の注意**
皮膚に刺激があるので使用量に注意する。

内分泌系や生殖器の悩み解決、気分高揚など、女性の強い味方　◆初級者向き

ジャスミン
Jasmine

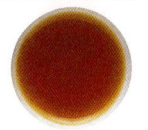

濃オレンジ～茶色

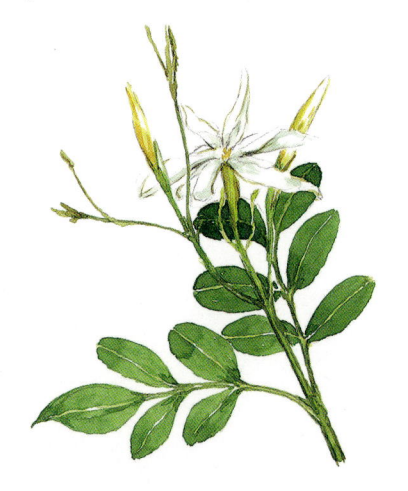

清楚な白い花の姿からは意外なほど、甘い香りを放つジャスミンからとれる、愛と自信を生み出す精油の王様。
個性の強い、甘いフローラルな芳香は誰もが一度はかいだことがあるでしょう。
つぼみは愛の花として結婚式の際、髪に編み込んだり花冠にしたりと欠かせません。
また、キリストが十字架にかけられたとき、周りの植物が次々に枯れてゆく中、ジャスミンだけが咲き続けたという言い伝えもあります。
ちなみに中国茶のジャスミンティーの葉は「茉莉花（まつりか）」という別の種類の植物です。

原料になる植物■ジャスミン。2～6mにも生長する、イランと北インド原産のつる性の低木。夏から秋に開花する花の摘み取りは芳香が最も強くなる夜間におこなわれる。

学名	*Jasminum officinale*
科名	モクセイ科
おもな産地	エジプト、アルジェリア、インド、モロッコ、フランス
採油方法	花の溶剤抽出法（アブソリュート）

香りの特徴
フローラル系／ほんのりと陶酔させるような、甘くエキゾチックな香り。

揮発度	▶ミドルノート	香りの強さ	▶強

おもな特徴

♥ **心への働き**
1 気持ちの高ぶりをしずめる。
2 躁うつをやわらげる。

✱ **体への働き**
月経痛をやわらげたり、母乳の出を促す。

使い方■マンダリン、ラベンダーとブレンドすると、妊娠線を目立たなくするマッサージオイルになる。[芳][バ]

[作用] 抗うつ、催淫、催乳、子宮強壮、殺菌、鎮痙、鎮静、通経、皮膚軟化、分娩促進
[おもな成分] エステル類の安息香酸ベンジル、酢酸ベンジル、ジテルペンアルコール類のフィトール、イソフィトールモノテルペンアルコール類のリナロール、ケトン類／cisジャスモン、窒素含有物質／インドール
[相性のいい精油] オレンジスイート、サンダルウッド、ゼラニウム、ネロリ、ベルガモット、メリッサ、ローズウッド

❗**使用上の注意**
芳香が強いため、使用量に注意する。

ジャスミンで作る

アロマテラピー
香油

甘く濃厚な香りのジャスミンやサンダルウッドに、優雅な香りのローズをブレンドした幸福感を感じさせる香りです。落ち込んだ時や華やいだ気分になりたいときに、手首や耳の後ろに少量つけて楽しみます。

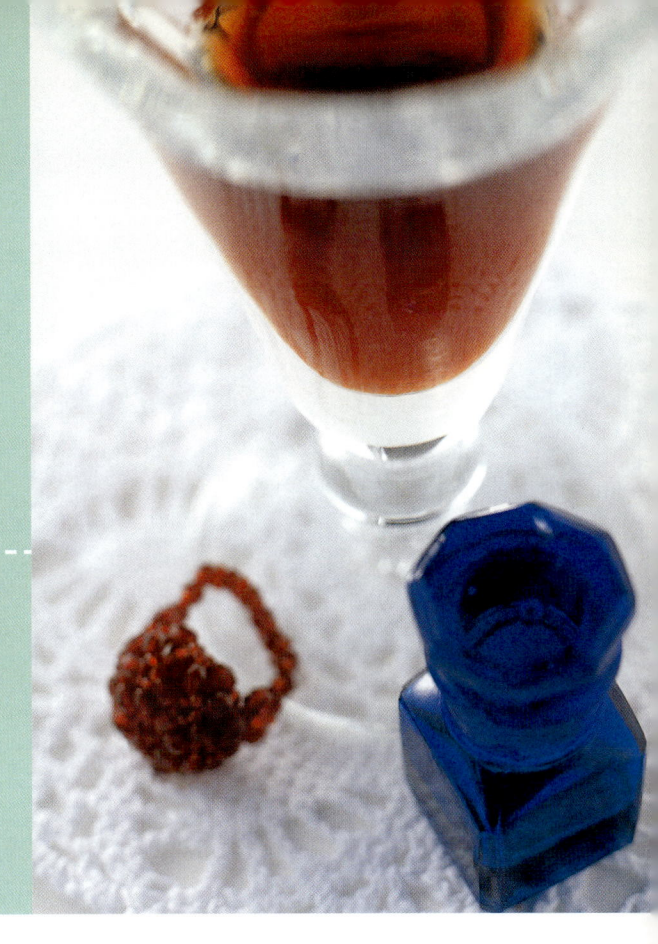

作り方
① ビーカーにホホバオイルを入れ、Aを加える。
② ガラス棒でよくまぜて、遮光びんに移す。

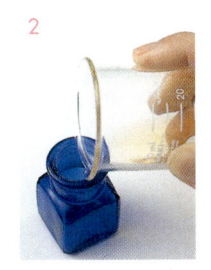

材料（5㎖分）
A ┌ ジャスミン精油…2滴
  │ ローズ精油…1滴
  │ サンダルウッド精油…5滴
  └ ラベンダー精油…3滴
ホホバオイル…5㎖

道具
ビーカー、ガラス棒、遮光びん

使い方
手首や耳の後ろに少量ぬる。

保存■冷暗所で保存。3カ月を目安に使い切る。

樹木系 / リフレッシュ

空間を浄化し、体の老廃物を除去するいやしの精油

◆初心者向き

ジュニパーベリー
Juniper berry

無色

日本では杜松（ねず）の実として呼ばれるジュニパーベリーの実の精油です。この実はライムに似た芳香で、お酒の「ジン」の香りづけとしても有名です。

その高い消毒性から古代より伝染病の予防に大きな役目を果たしてきました。

旧約聖書には、疲れきった預言者エリヤがジュニパーの樹の下で眠ったという一文があり、この時代から疲労回復効果が知られていたとわかります。

さらに15世紀にはかみ傷の治療にも使われました。

空気をきれいにするこの精油の香りをたっぷり吸い込むと、心が落ち着き、ものごとにチャレンジする元気を導き出します。

発汗、利尿作用があるのでむくみやすい方、シェイプアップ中の方のマッサージオイルにおすすめといえます。

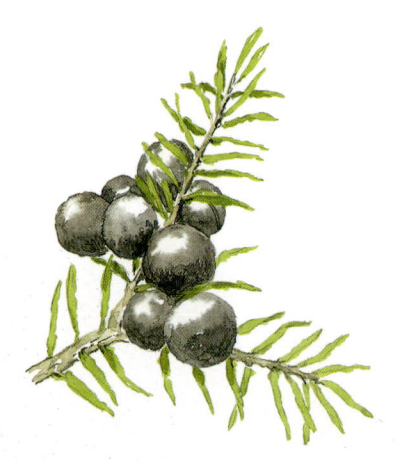

原料になる植物■ジュニパーベリー。常緑低木ジュニパーに成る直径5〜8mm程度の青黒くて小さなやわらかい実を蒸留して精油にする。

学名	Juniperus communis
科名	ヒノキ科
おもな産地	イタリア、ハンガリー、フランス、イタリア、カナダ
採油方法	果実の水蒸気蒸留法
香りの特徴	樹木系／深い森林を思わせる、ライトな香り。同時にかすかな果実香も感じさせる。
揮発度 ▶ ミドルノート	香りの強さ ▶ 中

おもな特徴

♥ 心への働き
1 気持ちをリフレッシュさせる。
2 気持ちを前向きにさせる。

✴ 体への働き
1 体内の老廃物を排出させる。
2 食欲を正常にし、肥満を改善する。

✛ 肌への働き
皮脂のバランスを整え、ニキビの治りを促す。

使い方■むくみ解消のためのマッサージオイルとして使う。[芳][バ]

[作用] 引赤、強壮、駆風、解毒、健胃、抗神経障害、抗リウマチ、催淫、殺菌、殺虫、殺微生物、刺激、収れん、浄血、鎮痙、通経、発汗、瘢痕形成、分娩促進、癒傷、利尿

[おもな成分] モノテルペン炭化水素類のαピネン、サビネン、ミルセン、βピネン、リモネン、セスキテルペン炭化水素類のtrans-カリオフィレン

[相性のいい精油] グレープフルーツ、サイプレス、サンダルウッド、ゼラニウム、ベルガモット、ローズマリー

❗ 使用上の注意
腎臓の弱い人は使用量、使用期間に注意する。

ジュニパーベリーで作る

むくみ解消バスオイル

利尿作用効果抜群のジュニパーベリーとグレープフルーツに加え、血流促進作用のあるローズマリーがうっ血を除去することで、体内にたまった毒素を排出します。二日酔いの症状緩和にも効果的です。

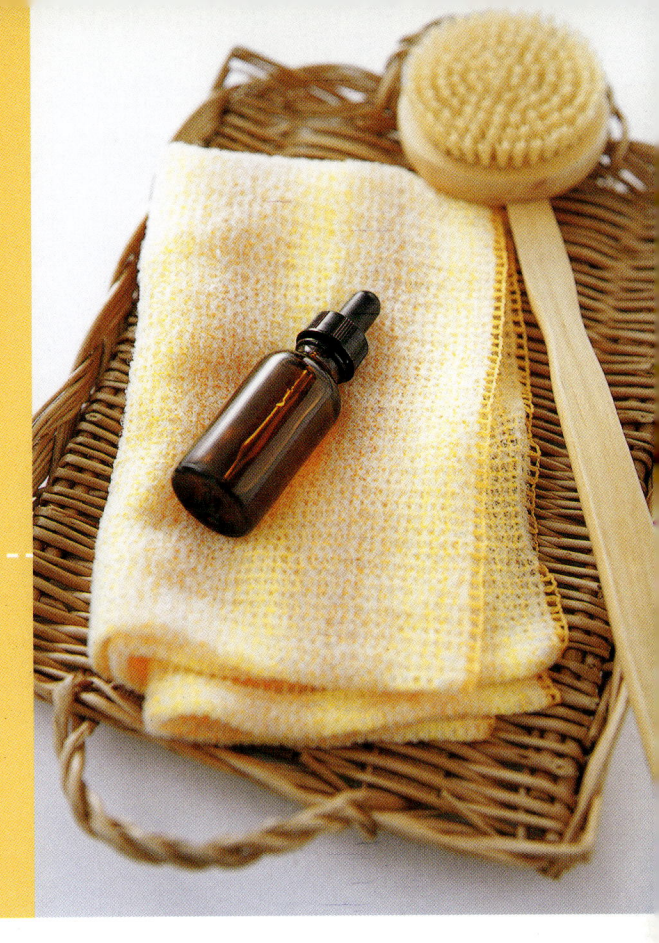

作り方
① ビーカーにホホバオイルを入れ、Aを加える。
② ガラス棒でよくまぜて、遮光びんに移す。

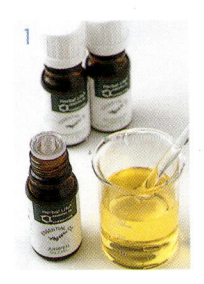

材料（6回分）
A
- ジュニパーベリー精油…4滴
- グレープフルーツ精油…6滴
- ローズマリー精油…4滴

ホホバオイル…30mℓ

道具
ビーカー、ガラス棒、遮光びん

使い方
浴槽に湯を入れて、バスオイル小さじ1を加えてよくまぜ、入浴する。

保存■冷暗所で保存。3カ月を目安に使い切る。

体を暖め発汗を促し、胃の不快症状を改善する　　　　◆◆ 慣れてきたら

ジンジャー
Ginger

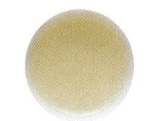

淡黄色

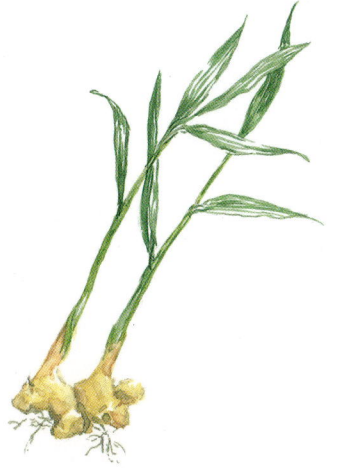

原料になる植物■ジンジャー。多年生のハーブで地中に伸びる根茎から葦のような茎を出す。熱帯諸国の大部分で栽培されているが、最も香りがよいのはジャマイカ産だとされている。

私たちが日頃から口にしている和食、中華料理、しょうが湯やジンジャーエールといった飲み物としてもおなじみのしょうがからとれる精油です。

ピリッとスパイシーな香りが特徴で、食用に加工されたエッセンスはお菓子や飲料の香りづけにも使われます。アロマテラピーでは、心を明るく元気にしたり、消化器系の不調を改善するのに役立てたりします。

英語のGINGERは「元気」という意味もあります。もとはラテン語zingiberからきたもので、このラテン語名はインドの地名ジンギに由来したものだといわれています。

この土地では胃が不調なとき、食べ物の消化を助け、吐き気を抑える働きのあるジンジャーのお茶を飲むそうです。

学名	Zingiber officinale
科名	ショウガ科
おもな産地	中国、アフリカ、西インド諸島、ジャマイカ
採油方法	根の水蒸気蒸留法

香りの特徴
スパイス系／すーっと気分がさわやかになる香り。

| 揮発度 | トップ〜ミドルノート | 香りの強さ | 中 |

おもな特徴

♥ **心への働き**
冷めた心を明るく盛りあげる。

✳ **体への働き**
1 鼻水を抑える。
2 肩こり、腰痛をやわらげる。
3 食欲低下、二日酔い、乗り物酔いをやわらげる。

◆ **肌への働き**
打ち身のあとの治りを促す。

使い方■肩こりをやわらげるマッサージオイルとして使う。 芳 バ

[作用] 引赤、緩下、強壮、去痰、駆風、解毒、健胃、催淫、刺激、殺菌、食用増進、制吐、鎮痙、鎮痛、発汗
[おもな成分] セスキテルペン炭化水素類のジンジベレン、βセスキフェランドレン、γビザボレン、モノテルペン炭化水素類βフェランドレン、カンフェン、αピネン
[相性のいい精油] オレンジスイート、シナモンリーフ、スペアミント、ゼラニウム、ユーカリ、ライム、レモン、ローズマリー

❗ **使用上の注意**
皮膚に刺激があるので、使用量に注意。

しみとおるような鋭い香りの精油

◆◆慣れてきたら

オリエンタル系／元気が出る

スターアニス
Star anise

淡淡黄色

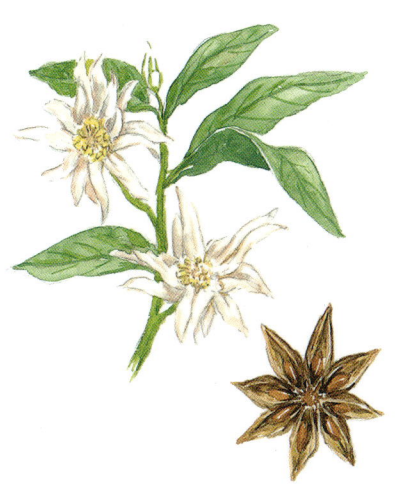

アニスに似た、それよりもさらに強い芳香を放つ精油です。スターアニスはチャイニーズアニス、アニスベール（フランス語で緑のアニスという意味）とも呼ばれます。日本では大茴香（だいういきょう）、中華料理では八角としておなじみです。16世紀、東アジアを旅したイギリスの航海者たちがヨーロッパに広くこの植物を広め、ほどなくイギリス、フランス、ドイツ、イタリアでリキュールの香りづけに使われるようになりました。また、お茶やコーヒーに果実をひいて入れ、息を芳しくするのに使ったり、肉料理をスターアニスで香味づけしたりもしました。
さらに食欲増進剤としても昔からよく使われています。

原料になる植物■スターアニス。東アジア原産の常緑樹で樹木の高さは9m強にもなる。この植物は他の土地ではあまり生育しない。星形の果実が緑色のうちに採取し精油にする。

学名	Illicium verum
科名	モクレン科
おもな産地	イタリア、東アジア
採油方法	果実の水蒸気蒸留法
香りの特徴	オリエンタル系／アニスに似た、鋭くピリッとした香り。

| 揮発度 | トップ〜ミドルノート | 香りの強さ | 強 |

おもな特徴

♥ 心への働き
気持ちを元気づける。

✳ 体への働き
1 吐き気を止め、便秘の症状をやわらげるなど胃腸の調子をよくする。
2 月経前緊張症、月経痛、月経不順、更年期障害をやわらげる。

使い方■フレグランスに。アクセントとなるスパイシー調の香り。方 バ

[作用] 抗痙攣、ホルモン様作用、消化促進、去痰
[おもな成分] フェノールメチルエーテル類のtrans-アネトール、モノテルペン炭化水素類のリモネン
[相性のいい精油] カルダモン、コリアンダー、サイプレス、ジンジャー、ディル、フェンネルスイート、マンダリン

❶ 使用上の注意
1 乳幼児、妊婦、授乳中の人は使用はしない。
2 刺激が強いため、使用量には十分注意する。

温かく包み込むようにしみる甘い香り　　　◆◆◆ 上級者向き

スチラックス（別名／レバント）
Styrax

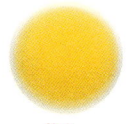

黄色

白く可憐な花を咲かせるスチラックスの樹液からとれる精油です。不安や緊張でがんじがらめになった心を解き放ち、気分を楽にしてくれます。

憂うつな状態が長時間続いて、すっかり沈んでしまった気分をたちどころに立ち直らせます。さらに、穏やかさと落ち着きを取り戻させ、幸福感を与えます。

スチラックスは、古代エジプトでは殺菌のために使われていました。ほかにも化粧品の原料や香料として重宝されていたという記録があります。

さらに悪霊をおいはらう威力があると考えられ、魔除けとしても活用されていました。現在ではフレグランスの成分としてよく用いられています。

精油の原料となる樹脂は、空気に触れると色味がどんどん濃くなる性質があります。そのため、色が薄く透きとおっている精油ほど新鮮で高品質であるといわれます。

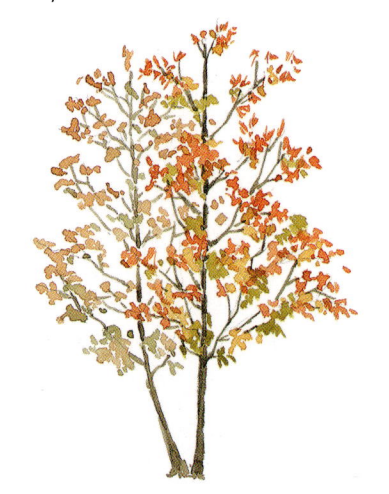

原料になる植物■スチラックス。東南アジアの地域でよく見られる。幹から出た樹液が固形化してできた樹脂が精油の原料。

学名	Liquidamber orientals
科名	マンサク科
おもな産地	タイ、インドネシア、スマトラ
採油方法	樹脂の溶剤抽出法（アブソリュート）、水蒸気蒸留法

香りの特徴
オリエンタル系／バニラに似た甘い香りだが、やや軽めで親しみやすい。パウダリー感もある。

揮発度 ▶ ベースノート　　香りの強さ ▶ 中から強め

おもな特徴

♥ **心への働き**
勇気づけ、気持ちを明るく盛り上げる。

✻ **体への働き**
風邪をしずめ、呼吸器系疾患の痛みや炎症をやわらげる。

◆ **肌への働き**
肌荒れを防ぎ、かゆみを抑える。

使い方■フレグランスに。オリエンタル調の香りに。

[作用] 去痰、鎮静、鎮痛、利尿、殺菌、消臭、強心、癒傷
[おもな成分] アルデヒド類のバニリン、カルボン酸類の安息香酸、ケイ皮酸
[相性のいい精油] オレンジスイート、サイプレス、サンダルウッド、ラベンダー、レモン、ローズ

❶ 使用上の注意
1 眠気を誘う場合があるので、車の運転中は使用しない。
2 皮膚に刺激があるので、使用量に注意する。

樟脳（しょうのう）のような香りでストレスやアレルギーに効く精油　◆◆慣れてきたら

スパイクラベンダー
Spike lavender

無色

フローラル系 / ストレス解消

スパイクラベンダーはラベンダーの中の一品種です。
P124のラベンダー（真正）と比べると、フローラルな香りの中に、ツンとした樟脳（しょうのう）がプラスされたような香りです。
このラベンダーは葉が大きく、花は小振りで、暑さにも比較的強いところからか、「男のラベンダー」という異名がついています。
含まれる芳香成分も若干異なります。真正ラベンダーはリラックス作用に優れていますが、スパイクラベンダーは、リナロール、1.8シネオール、カンファー等が主成分なので、やけどや炎症の治りを促す作用のほうが強くなります。
このさわやかな香りには、風邪などの感染症を防ぐ働きもあるので、室内芳香浴などに向いています。

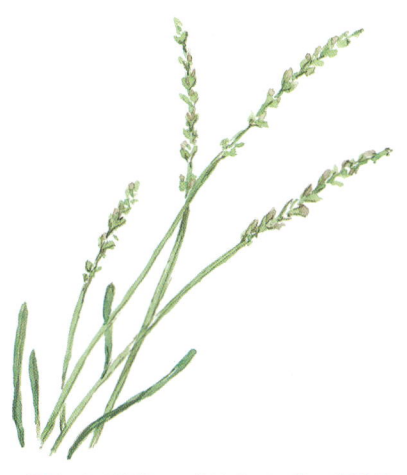

原料になる植物■スパイクラベンダー。精油は花からとれる。暑さに強く、葉は幅広で花色は薄い。

学名	*Lavandula latifolia, Lavandula spica*
科名	シソ科
おもな産地	フランス
採油方法	花と葉の水蒸気蒸留法
香りの特徴	フローラル系／樟脳（しょうのう）のような香り。
揮発度 ▶ ミドル～トップノート	香りの強さ ▶ 中

おもな特徴

♥ 心への働き
緊張をほぐし、不安をやわらげる。

✳ 体への働き
1 打ち身、捻挫、筋違いに効果的。
2 風邪をしずめる。

✦ 肌への働き
ニキビや虫刺されの症状を抑える。

使い方■風邪をひいたときの芳香浴に使う。

[作用] 抗感染、免疫調整、強壮、刺激、鎮静、血圧降下、抗不安症、鎮痙、抗真菌、脂肪・粘液溶解、抗炎症、去痰、鎮咳、うっ滞除去、血液流動化、代謝促進、瘢痕形成、筋肉弛緩、駆虫、殺虫
[おもな成分] モノテルペンアルコール類のリナロール、ボルネオール、酸化物類の1.8シネオール、ケトン類のカンファー、エステル類の酢酸リナリル
[相性のいい精油] カモミール、シトロネラ、ベルガモット、パインニードル、レモン

❗ 使用上の注意
1 乳幼児、妊婦、授乳中は使用しない。

疲れた心と体をさわやかにリフレッシュさせる精油

スペアミント
Spearmint

◆初心者向き

淡淡黄色

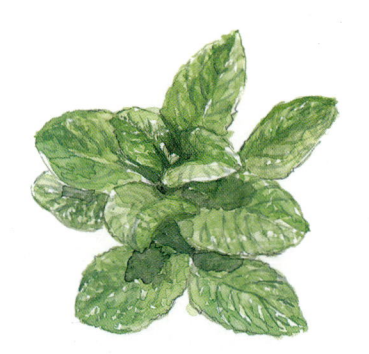

日本ではペパーミントが人気ですが、欧米ではスペアミントのほうが一般的です。
古代ギリシャ人はスペアミントを強壮剤や香料、浴場での感染病予防として使用していました。
また、ローマ人はこのハーブを生活に広く取り入れ、イギリスへも広め、中世には口腔衛生剤として人気となり、歯ぐきのただれや歯の美白にも使われました。
精油としてのスペアミントには口臭予防はもちろん、頭痛解消や消化器系の悩みにすぐれた効能があります。
同じミントの仲間ペパーミントと比べると、スペアミントはペパーミントのようにメントールを主成分としていないので、香りのやわらかさが特徴的です。

原料になる植物■スペアミント。地中海地方と北アフリカ原産。90cm程度の高さに成長する多年草で、先のとがったしわのある葉と紫色の花が特徴。

学名	Mentha spicata
科名	シソ科
おもな産地	インド、アメリカ、アジア、イギリス
採油方法	全草の水蒸気蒸留法

香りの特徴
ハーブ系／チューインガムやキャンディなどで知られる、透明感の中に甘さのある香り。

揮発度	▶トップノート	香りの強さ	▶中

おもな特徴

♥ 心への働き
疲れた心をリフレッシュさせる。

✳ 体への働き
1 吐き気を抑え、便秘の症状をやわらげる。
2 頭痛をやわらげる。
3 口臭を抑える。

◆ 肌への働き
かゆみを抑える。

使い方■消化を促す芳香浴に。 芳 バ

[作用]駆風、健康回復、殺虫、刺激、止痒、鎮痙、通経、分娩促進
[おもな成分]ケトン類のカルボン、モノテルペン炭化水素類のリモネン
[相性のいい精油]グレープフルーツ、バジルスイート、リンデン、ローズマリー

❗ 使用上の注意
1 皮膚に刺激があるので、使用量に注意する。
2 乳幼児、妊婦、授乳中は使用量に注意。

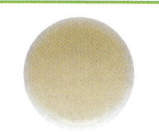

多くの内科的不快症状や皮膚の悩みをいやす万能薬　　◆◆◆上級者向き

セージ
Sage

淡黄色

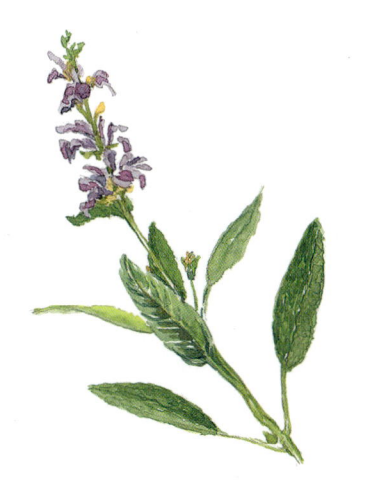

ハーブ系

明るい気分になる

薬用サルビアとも呼ばれるハーブからとれる精油です。シソ科の中ではかなり強力な効果効能を持つ精油で、何世紀にもわたって多くの人々に親しまれてきました。

ローマ人や中国人は、昔からこのハーブがさまざまな薬の役目を果たすことを知っていたようで、不妊治療や強壮剤、歯や歯ぐきの浄化、消化促進、止血などに活用していたようです。「セージ」という英名がラテン語のsalvare（救う・いやす）からきた言葉であることからも彼らがこのハーブを奇跡の万能薬だと考えていたとわかります。

「セージのある家には病人がいない」「長生きしたければ5月にセージを食べよ」ということわざがあります。おなじみソーセージの名前もここからきています。

原料になる植物■セージ。高さ60cmほどに成長する。地中海地方が原産とされ、ユーゴスラビアとクロアチアのダルマティア地方では野生している。葉と花から精油がとれる。

学名	Salvia officinalis
科名	シソ科
おもな産地	ユーゴスラビア、地中海地方
採油方法	全草の水蒸気蒸留法
香りの特徴	ハーブ系／鋭く、くっきりとした香りが特徴的な香り。

揮発度 ▶ トップノート　　香りの強さ ▶ 強

おもな特徴

♥ 心への働き
憂うつな気分をやわらげる。

✱ 体への働き
1 消化を助け、便秘の病状をやわらげる。
2 月経痛、更年期障害をやわらげる。

◆ 肌への働き
1 切り傷の治りを促す。
2 髪の毛のつやを出す。

使い方■他の精油とブレンドし、ごく低濃度に。芳 バ

[作用]強肝、強壮、血圧上昇、収れん、浄血、殺菌、食欲増進、制汗、鎮痙、通経、瘢痕形成、利尿
[おもな成分]ケトン類のαツヨン／βツヨン、カンファー、酸化物類の1.8シネオール、モノテルペン炭化水素類のカンフェン、αピネン、βピネン
[相性のいい精油]ゼラニウム、ニアウリ、ベルガモット、ラベンダー、ローズマリー、ローレル

❗ **使用上の注意**
1 刺激が強いので、使用には十分注意する。
2 高血圧の人、乳幼児、妊婦と授乳中は使用しない。

フローラル系 / 元気が出る

ストレスやむくみを減少させる、どっしりと甘い香り

◆初心者向き

ゼラニウム
Geranium

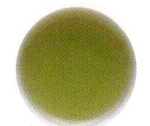

明るい緑色

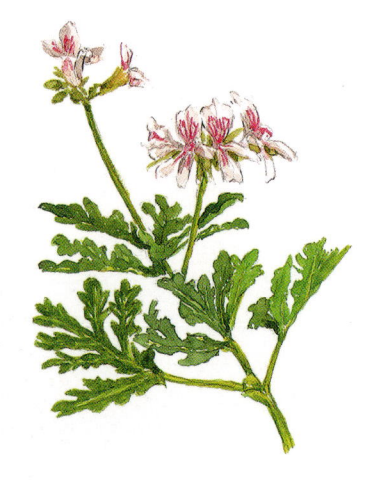

原料になる植物■ゼラニウム（ニオイテンジクアオイ）。小さなピンク色の花と、へりのギザギザしたとがった葉の多年草。かすかなリンゴ様の香りがする種とバラの芳香を放つ種とがある。

愛らしいゼラニウムの草からとれる、疲れてくたくた、というときに最適ないやしの精油です。

ストレスのたまった心にリラックス効果と元気を与え、疲労した身体のホルモンバランスを整えてくれます。

また、足のむくみが気になる場合、リンパの流れに沿ってこの精油でマッサージし、足浴すると翌朝にはすっきりするでしょう。

このどっしりとした甘い香りは香水と石けんによく使われ、さらに多くの芳香のベースオイルにもなっています。

欧米では昔から魔よけとして建物の窓際や生け垣に赤いゼラニウムを飾っていますが、精油にするのはこれとは違う種類のニオイテンジクアオイと呼ばれるものです。

ゲラニオール、シトロネロール、リナロール等、ローズとの共有の主成分を持ち、ローズの香料に使われます。

学名	Pelargonium graveolens
科名	フウロソウ科
おもな産地	中国、フランス、エジプト、イタリア、スペイン
採油方法	全草の水蒸気蒸留法

香りの特徴

フローラル系／重厚感のある甘い香り。

揮発度　ミドルノート　　香りの強さ　強

おもな特徴

♥ **心への働き**
うつをやわらげ、明るく盛り上げる。

✱ **体への働き**
ホルモンバランスを整え、月経前緊張症、更年期障害の症状をやわらげる。

◆ **肌への働き**
1 皮脂のバランスを整える。
2 しっしん、やけどの痛みや炎症をやわらげる。

使い方■肌へのさまざまな効果をいかしてスキンケアに使う。 芳 バ

[作用] 強壮、血管収縮、血糖値低下、抗うつ、抗凝血、細胞成長促進、収れん、殺菌、鎮痛、消臭、癒傷
[おもな成分] モノテルペンアルコール類のシトロネロール、ゲラニオール、リナロール、エステル類の蟻酸シトロネリル、蟻酸ゲラニル、ケトン類のイソメントン
[相性のいい精油] クラリセージ、グレープフルーツ、サイプレス、サンダルウッド、シダーウッド、ジュニパーベリー、シトロネラ、ジャスミン、ネロリ、ベルガモット、ラベンダー

❶ 使用上の注意
精油全般にいえる安全な使い方（P.12）を守る。

ゼラニウムで作る

皮脂バランス整える
フェイスパック

皮脂バランスを整えるゼラニウムに、敏感肌や乾燥肌でも使えるパック用粘土と、疲労した肌をふっくらやわらかく回復させるスイートアーモンドオイルを加えたクレイパックです。疲れた肌をいたわる週末のケアに。

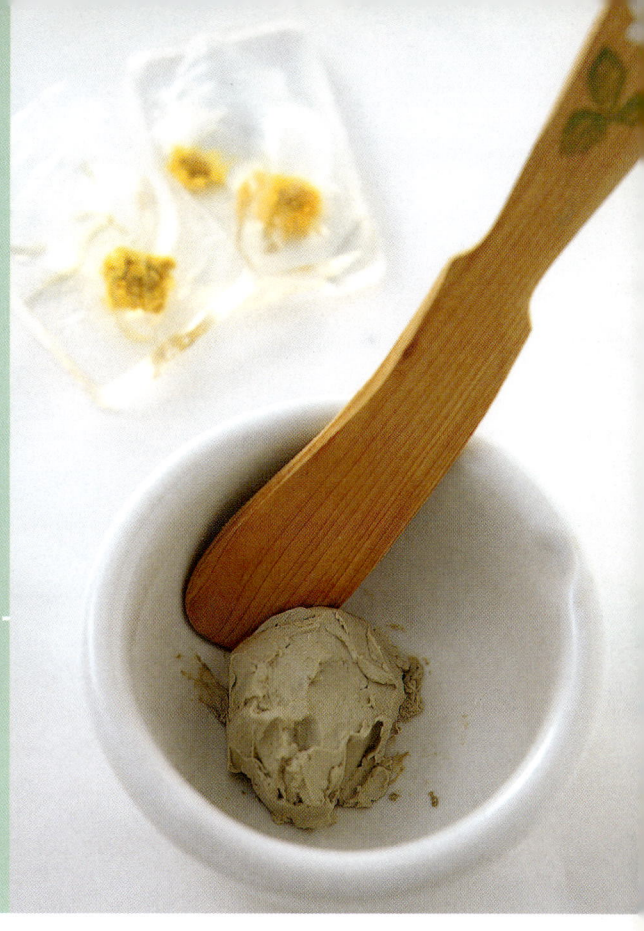

作り方
① 乳鉢にクレイを入れ、精製水を加えてしばらくおく。水分が浸透したら、ペースト状になるまでよくねりまぜる。
② スイートアーモンドオイルを、ゆっくり加えてねり合わせる。
③ ゼラニウム精油を加えてさらにまぜる。

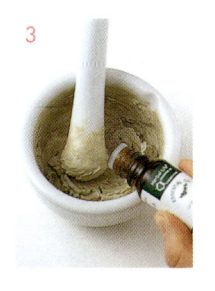

材料（1回分）
ゼラニウム精油…1滴
スイートアーモンドオイル…小さじ1
クレイ（モンモリオナイト）…大さじ1
精製水…大さじ1

道具
計量スプーン、乳鉢

使い方
1 洗顔後、水気をふきとってから目と口のまわりを避けてパックをぬる。
2 3〜5分そのままおいて、ぬるま湯で洗い流す。
3 水気をふきとり、ローションで肌を整える。

ハーブ系／安眠に役立つ

どの精油とブレンドしても不思議となじむ芳香を持つ

◆◆◆ 上級者向き

セロリシード
Celery seed

淡淡黄色

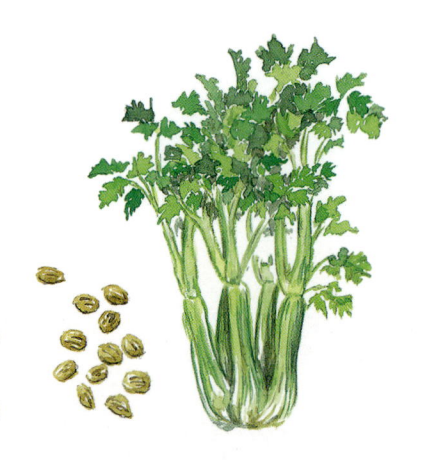

原料になる植物■セロリ。野生種はヨーロッパ、中近東などの湿地に自生する。食用の野菜は改良種。精油の原料は種子（celery seed）。

野生種のセロリの精油です。植物の学名「Apium graveolens」には、「水のあるところの、強い匂いを放つもの」という意味があります。これは、野生種のセロリが湿地帯に自生することからつけられた名前です。

古代ギリシャ・ローマ時代には、整腸や強精に役立つ薬として用いたり、葬式のときにセロリの強い芳香で遺体の悪臭を消したり、あるいは魔よけとして部屋に飾ったりして、セロリの持つ有効作用をフルに活用していました。

日本にもたらされたのは、16世紀末の朝鮮出兵の際に加藤清正が持ち帰ったという俗説があります。江戸時代の「本朝図鑑」には、「清正人参（キヨマサニンジン）」の名前で記録が残されています。ともに香りが強い野菜であることから、当時はニンジンと呼んだようです。

学名	Apium graveolens
科名	セリ科
おもな産地	インド、フランス、ハンガリー
採油方法	種子の水蒸気蒸留法
香りの特徴	ハーブ系／野菜のセロリの葉の独特でスパイシーな香りをさらに強力にしたような香り。
揮発度	▶ミドルノート　香りの強さ　中

おもな特徴

♥ **心への働き**
不眠を改善させる。

✲ **体への働き**
1 関節の痛みをやわらげる。
2 月経を正常化させる。

◆ **肌への働き**
むくみを取り、肌に明るさを取り戻す。

使い方■シミを目立たなくするためのクリームとして使う。

[作用] 鎮静、消化促進、整腸、抗炎症、抗感染、抗アレルギー、うっ滞除去、強精、強壮、疲労回復
[おもな成分] モノテルペン炭化水素類のリモネン、セスキテルペン炭化水素類のβセリネン、芳香族ラクトン類のフタライド類
[相性のいい精油] オレンジスイート、カモミール、グレープフルーツ、パルマローザ、レモン、ローズマリー

❗ 使用上の注意
皮膚への刺激が強いので、使用量に注意する。

万能薬として近年ますます注目されているハーブ

◆◆◆ 上級者向き

セントジョーンズワート
St. Jhon's wort

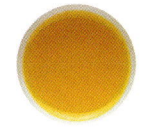

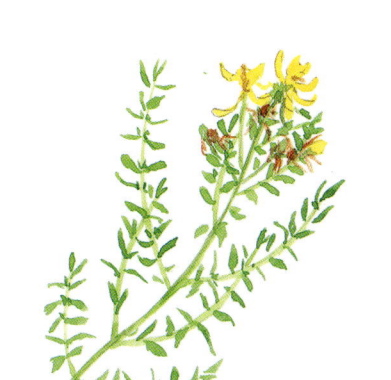

明るいオレンジ

ハーブ系／明るい気分になる

和名をセイヨウオトギリソウといい、ハイペリカムオイル、オトギリソウオイルとも呼ばれます。

ハイペリシンという非常に高い治療効果のある物質が含まれていることから、昔からさまざまな部位の痛みどめや、やけどや深い切り傷の治療にも用いられていた万能薬で、最近では免疫系の治療薬としての研究も進められている注目のハーブです。

また、不眠の改善にも効果が高いとされ、サプリメントなどにもこの植物の名前を見ることができます。

中世ヨーロッパでは、セントジョーンズワートは魔術や邪気、悪魔から身を守るパワーを持つ植物だと信じられていました。精油はこの花と葉から水蒸気蒸留法で作られる貴重で高価なものです。

原料になる植物■セントジョーンズワート。高さ1mほどの多年草。夏から秋にかけて5枚の花びらと多数のオシベを持つ黄色い小さな花が咲く。精油はこの花と葉からとれる。

学名	Hypericum perforatum
科名	オトギリソウ科
おもな産地	フランス、イギリス、中央アジア
採油方法	花と葉の水蒸気蒸留法

香りの特徴
ハーブ系／深く落ち着いた香り。

揮発度 ▶ ミドルノート　香りの強さ ▶ 中〜強め

おもな特徴

♥ **心への働き**
憂うつな気分をやわらげる。

✱ **体への働き**
関節の痛みや月経痛をやわらげる。

✦ **肌への働き**
切り傷ややけどの治りを促す。

使い方■痛みを改善するボディオイルとして。 芳 バ

[作用] 鎮痛、鎮静、去痰、老廃物除去、利尿、紫外線防御
[おもな成分] ハイペリシン
[相性のいい精油] イランイラン、ベチバー、ゼラニウム、ローズ、レモン、オレンジスイート

❗ **使用上の注意**
特定の医薬品と併用した場合に副作用が報告されている。ハーブティーやサプリメントなどの通常の摂取量では特に問題はないが、念のため以下の医薬品との併用は控える。《エイズ治療薬、ぜんそく治療薬、血液凝固阻止薬、免疫抑制薬、心臓病治療薬、ピル》

パワフルな消毒作用を持つ香り高い精油

◆◆慣れてきたら

タイム・リナロール
Thyme・linalol

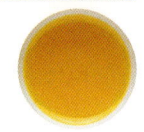

明るいオレンジ色

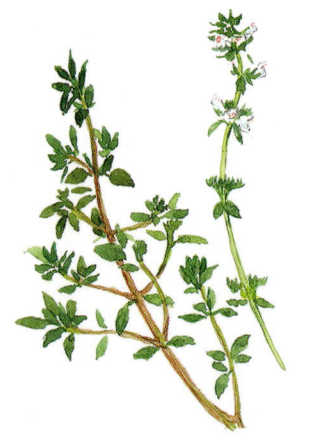

原料になる植物■タイム。南欧原産のワイルドタイムから分かれ、多くの種類が生まれた。楕円形の葉をつけ、白、紫、ピンクなどの花が咲く。

トロイアのヘレネーが流した涙から生まれたという神話を持つハーブの精油です。

タイムという言葉はギリシャ語で「香らせる」という意味の「チュモス」からきています。その名のとおり、古くからお香や香水のもととして使われてきました。

また、古代エジプト人はこの植物の強力な腐敗防止効果に着目し、ミイラの防腐保存に用いています。

殺菌作用も強く、中世のヨーロッパにおいてすでに感染症予防に使われていたという記録があります。

タイムには同じ学名でも生育状態によってさまざまな種類（P.8ケモタイプ）があり、その中のリナロール種は比較的はたらきが穏やかだといわれています。

学名	*Thymus vulgaris*
科名	シソ科
おもな産地	フランス、イギリス、アメリカ
採油方法	全草の水蒸気蒸留法

香りの特徴
ハーブ系／甘さが際立つ、強い香り。

揮発度 ▶ トップ～ミドルノート　　香りの強さ ▶ 強

おもな特徴

● **心への働き**
元気づけ、不安をやわらげる。

✳ **体への働き**
1 気管支系の痛みや炎症をやわらげる。
2 免疫力を高め、感染症を予防する。

◆ **肌への働き**
頭皮に毛髪を整える。

使い方■匂いの気になるゴミ箱などの抗菌スプレーに。 芳 バ

[作用]強壮、去痰、駆虫、駆風、血圧上昇、抗毒、殺菌、殺虫、食欲増進、鎮咳、鎮痙、通経、瘢痕形成、腐敗防止
[おもな成分]モノテルペンアルコール類のリナロール、モノテルペン炭化水素類のパラシメン、αピネン、セスキテルペン炭化水素類のβカリオフィレン、フェノール類のカルバクロール、フェノール類のチモール、テルピノレン
[相性のいい精油]カモミール、ティートリー、ニアウリ、ベルガモット、マンダリン、レモン、ローズマリー

❗ 使用上の注意
刺激が強いので、使用量に注意する。

柑橘類を思わせる、スイートでフルーティな香りの精油

◆◆◆ 上級者向き

タジェット
Taget

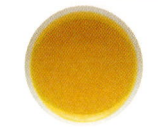

明るいオレンジ色

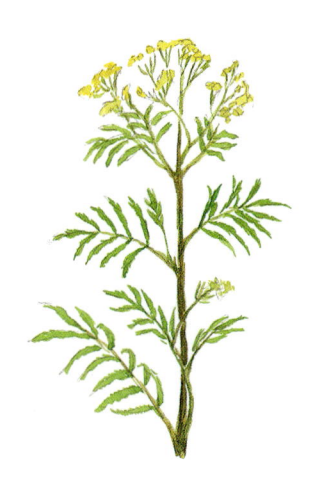

柑橘系 / リラックス

フランスでは「フレンチマリーゴールド」と呼ばれ、香水の原料として使われているタジェットの花の精油です。
また、かつてのアフリカでは「カキブシュ」という名で知られていました。
タジェットには非常に効果的な殺虫作用があるとされ、アフリカではハエの群れを寄せ付けないために、小屋に吊り下げたり、作物を害虫から守るためにトマト、ジャガイモ、バラなどのそばに一緒に植えたりしていました。
さらに傷口にたかるうじを殺す軟膏にしたり、根と種子は体内の毒素を出す下剤として使ったりしたこともあったとされています。
これらの殺菌力、抗微生物作用は現在でもこの精油の大きな特徴です。

原料になる植物■原種は北アフリカ、中央アメリカで栽培されていたマンジュギクとされる。鮮やかなオレンジ色の花が満開になったところを摘み取り、精油にする。

学名	Tagetes minuta
科名	キク科
おもな産地	フランス、オーストラリア
採油方法	花の水蒸気蒸留法
香りの特徴	柑橘系／甘くフルーティな香り。
揮発度 ▶ ミドル～ベースノート	香りの強さ ▶ 強

おもな特徴

♥ **心への働き**
意識をクリアにし、緊張をほぐす。

✱ **体への働き**
1 カやハエなどの虫から皮膚を守る。
2 感染症を予防する。

✤ **肌への働き**
切り傷の治りを促す。

使い方■専門家の処方のみにて使用。
芳 バ

[作用] 血圧降下、抗微生物、細胞成長促進、殺真菌、殺虫、抗炎症、殺菌、鎮痙、鎮静、皮膚軟化
[おもな成分] モノテルペン炭化水素類のオシメン、ケトン類のタジェトン
[相性のいい精油] イランイラン、オレンジスイート、カモミール、コリアンダー、サンダルウッド、ゼラニウム、タンジェリン、ティートリー、フランキンセンス、リンデン、ラベンダー、レモン

❶ **使用上の注意**
1 非常に強力な精油なので、使用には十分注意する。
2 光毒性があるので、使用後は直射日光を避ける。

料理にも使われるハーブから採れるスパイシーな精油

◆◆◆ 上級者向き

タラゴン
Tarragon

無色

神話ではギリシャの狩りと出産の女神・アルテミスにちなんでアルテミシアと名づけられたとされている植物です。

タラゴンはスペインを征服したムーア人によってこの地に持ち込まれ、16世紀にはイギリスでも広く知られるようになったという説もあります。日本名はカワラヨモギです。

ビタミンAとCが豊富に含まれていることから、昔は壊血病の薬として用いられ、さらには歯痛緩和やヘビ・狂犬のかみ傷をいやすのにも用いられていたようです。

現在ではフランス料理によく使われるハーブのひとつとして有名で、タラゴンビネガーもポピュラーですし、タルタルソースにも入っています。

また、フランスではエストラゴンとも呼ばれ、香水の成分としてもその名を見ることができます。

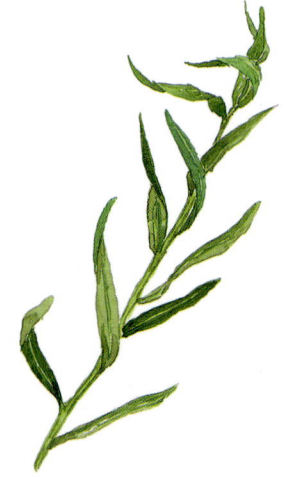

原料になる植物■タラゴン。小川などの岸辺によく生育する植物で、その茎は木のように硬く、高さ90cmほどにまで成長する。葉は幅の狭いオリーブグリーン色、花は白または灰色。

学名	Artemisia dracunculus
科名	キク科
おもな産地	イタリア、フランス、スペイン
採油方法	全草の水蒸気蒸留法

香りの特徴
ハーブ系／アニスのような、スパイシーな個性的な香り。

| 揮発度 | ベースノート | 香りの強さ | 中から強め |

おもな特徴

♥ **心への働き**
元気に活発にさせる。

✱ **体への働き**
1 利尿作用を促す。
2 筋肉の痛み、月経痛をやわらげる。

使い方■痛みをしずめるボディオイルとして使う。 芳 バ

[作用] 緩下、駆虫、駆風、健胃、抗リウマチ、刺激、消化促進、殺菌、食欲増進、鎮痙、通経、利尿
[おもな成分] フェノールメチルエーテル類のチャビコールメチル、エーテルモノテルペン炭化水素類のtrans-オシメン、酸化物類の1.8シネオール
[相性のいい精油] アンジェリカルート、カモミール、クラリセージ、ジュニパー、パインニードル、バーベナ、マンダリン、ライム、ラベンダー、ローズウッド

⚠ **使用上の注意**
刺激が強いので、使用量に十分注意する。

軽さのある甘い香りが心地よい、マンダリンの仲間　　　　◆◆慣れてきたら

タンジェリン
Tangerine

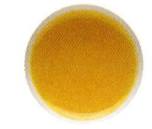

明るいオレンジ色

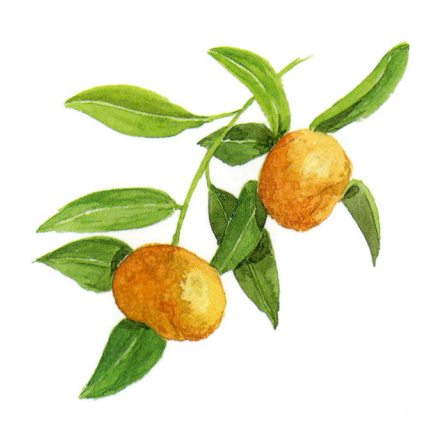

柑橘系／安眠に役立つ

タンジェリンの皮の精油です。

中国からヨーロッパを経て、アメリカへ導入されたタンジェリンは、植物学的にはマンダリンと同じ種類に属しています。しかし果実の収穫時期はマンダリンよりタンジェリンがおよそ3カ月ほど早く、果皮の色味もマンダリンが黄色、タンジェリンが濃いオレンジ色といくつもの違いがあります。

芳香も非常によく似ていますが、タンジェリンの方がマンダリンより若干弱めで微妙なニュアンスを持つ香りです。ビタミンCの含有量が非常に多く、効能はスイートオレンジ精油ともよく似ています。

妊娠線（急激に体重が増えたり、妊娠すると皮膚に出てくる伸展線）や脂肪の解消に効果があることから、妊婦にも人気の精油です。

原料になる植物■タンジェリン。原産地は中国の果実。精油は果皮から採取する。

学名	Citrus reticulata Blanco var.tangerine
科名	ミカン科
おもな産地	アメリカ、シチリア島（イタリア）
採油方法	果皮の圧搾法
香りの特徴	柑橘系／ミカンのような甘くすがすがしい香り。
揮発度	トップノート　　香りの強さ ▶ 中

おもな特徴

心への働き
1 安らかな眠りを促す。
2 ストレスをやわらげ、緊張をほぐす。

体への働き
便秘や下痢の症状をやわらげる。

肌への働き
1 皮下脂肪をもやし、痩身に役立つ。
2 妊娠線を目立たなくさせる。

使い方■スキンケアのためのマッサージに。
芳／バ

[作用] 強壮、健胃、細胞成長促進、殺菌、鎮痙、鎮静、皮膚軟化
[おもな成分] モノテルペンアルコール類のシトロネロール、リナロール、アルデヒド類のシトラール、セスキテルペン炭化水素類のカジネン、モノテルペン炭化水素類のリモネン
[相性のいい精油] カモミール、クラリセージ、ゼラニウム、ローズ、ベルガモット、ラベンダー、レモン

❗ 使用上の注意
光毒性があるため、使用後は直射日光を避ける。

暖かな甘みのあるエキゾチックな香り

◆◆◆ 上級者向き

フローラル系 / リラックス

チャンパカ
Champaca

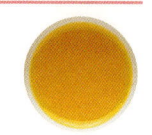

オレンジ色

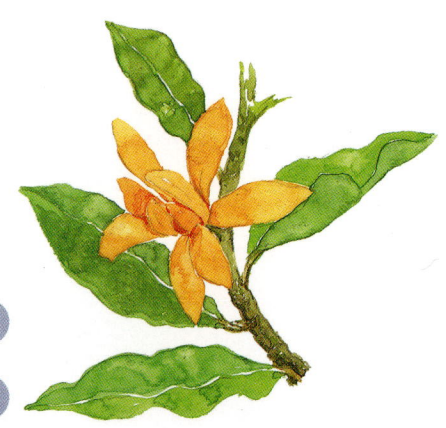

チャンパカの花は、インドでは神と富の象徴といわれ、バリ島では神々に捧げる神聖なものとされています。

インドネシアのバリ島では昔から娘を持つ両親の願いをあらわして「色は華やかでも香りのしないハイビスカスよりは、目立たなくてもうっとりとするような芳香（心）を持つチャンパカの花のように育って欲しい」といわれるそうです。

和名は金香木（きんこうぼく）。媚薬のような深い甘さを感じる、暖かなエキゾチックフローラル調の香りが特徴の精油は恐怖心を取り除き、リラックスさせる効果があるのでマッサージに最適です。

インドや中国では樹皮を解熱剤として、根をおできの治療に、花を腎臓病や目の炎症治療などに使っています。

原料になる植物■チャンパカ。インド・マレーシア原産の常緑高木。精油は白や薄黄色の芳香のある花からとれる。

学名	Michelia champaca
科名	モクレン科
おもな産地	インド、インドネシア、フィリピン
採油方法	花の溶剤抽出法（アブソリュート）

香りの特徴
フローラル系／豊かな甘さを漂わせるエキゾチックな香り。

揮発度　トップ〜ミドルノート　　香りの強さ　強

おもな特徴

♥ 心への働き
気持ちを落ち着け、リラックスさせる。

✶ 体への働き
頭痛をやわらげる

◆ 肌への働き
肌荒れを防ぐ。

使い方■フレグランスに。 芳

[作用] 刺激、強壮、去痰、収れん、解熱
[おもな成分] 酸化物質類のシス・リナロールオキサイド、フェノール類のオイゲノール、モノテルペンアルコール類のリナロール、エステル類の酢酸ベンジル、セスキテルペンアルコール類のネロリドール
[相性のいい精油] ネロリ、ジャスミン、イランイラン、ローズ

❗ **使用上の注意**
香りが強いので使用量に注意。

花の精油の中で1、2を争う優雅で魅力的な香り　　　　　◆◆◆ 上級者向き

チュベローズ
Tuberose

濃オレンジ～茶色

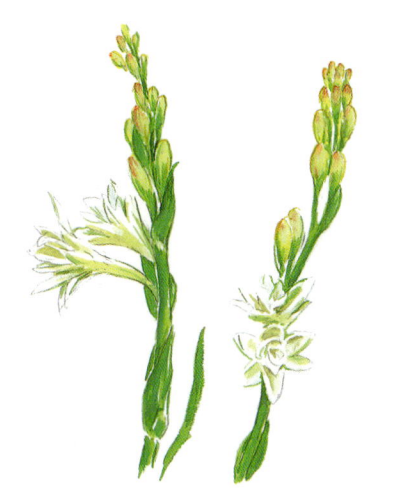

フローラル系

明るい気分になる

「チュベローズ」と言う名前の植物ですが、ローズ（バラ）とはまったく関係がないリュウゼツラン科です。和名は月下香（げっかこう）といいます。

この名の通り、月夜の晩に咲いた花の香りが最も素晴らしいとされており、摘んだあともしばらくは芳醇な香りを残すため、切り花やレイによく使われます。また、精油はフローラル系の中で、1、2を争う優雅で魅力的な香りを放つといわれています。

1920年頃には、フランスの香水の産地として有名なグラースで250万本も栽培され、75トンもの花が収穫されていました。チュベローズは採油が非常に難しく、花1tから1kgほどと採油量も少ないことから、天然精油はとても貴重なものとされています。

原料になる植物■チュベローズ。7～9月に咲くアマリリスに似た花から採油する。観賞用の八重咲きと香料用の一重咲きがある。

学名	*Polianthes tuberosa*
科名	リュウゼツラン科
おもな産地	中央アメリカ、モロッコ、エジプト、インド、台湾
採油方法	花の溶剤抽出法（アブソリュート）、水蒸気蒸留法

香りの特徴
フローラル系／重厚感のある甘いフローラルな香り。白い花を思わせる香りと表現されることも。

揮発度	トップノート	香りの強さ	中から強め

おもな特徴

♥ **心への働き**
1 気持ちを前向きにし、明るい気分にさせる。
2 頭脳を明晰にさせる。

◆ **肌への働き**
1 老化した肌を活性化させる。
2 肌荒れを防ぐ。

使い方■フレグランスに。 芳

[作用] 皮膚軟化、麻酔
[おもな成分] モノテルペンアルコール類のゲラニオール、ネロール、ラクトン類
[相性のいい精油] ローズ、ジャスミン、カーネーション、ネロリ、イランイラン

❗ **使用上の注意**
わずかに毒性があるため、長期間の使用や大量の使用は避ける。

樹木系 / リフレッシュ

リフレッシュ効果の高い、ツーンと染み入るような香り

◆ 初級者向き

ティートリー
Tea tree (Ti-tree)

無色

「ティー」という名前ではありますが実際は「お茶の木」ではありません。離れたところからでもわかるほど、強く香りを放つ植物です。

世界の多くの地域の人々がティートリーをただの樹木だと思っていたとき、すでにオーストラリアの先住民族たちはこの植物の効能を知っていました。彼らはこの木の葉を利用して感染症の傷を治していたのです。

1927年頃にはヨーロッパにも持ち込まれ、この精油に殺菌や消毒する効果と免疫を高める効果があることから医療品が手に入らない場合に使われていました。

第二次世界大戦中には熱帯地方の軍隊や軍需工場で傷を手当するために救急用品に加えられていました。

アロマテラピーに用いられるようになったのは近年だとされています。

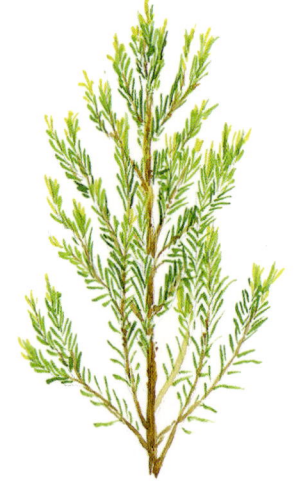

原料となる植物■オーストラリア原産のサイプレスに似た常緑低木。幹を切り倒しても生長し続け、2年後にはまた伐採できるまでになるほどの非常に強い生命力を持つ。

学名	Melaleuca alternifolia
科名	フトモモ科
おもな産地	オーストラリア、ジンバブエ
採油方法	葉の水蒸気蒸留法

香りの特徴
樹木系／すっきりとしたクールな香り。

| 揮発度 | ▶ トップノート | 香りの強さ | ▶ 強 |

おもな特徴

♥ 心への働き
傷ついた心をいやし、リフレッシュさせる。

✳ 体への働き
1 気管支系の痛みや炎症をやわらげる。
2 感染症を防ぐ。

◆ 肌への働き
1 やけど、日焼けによる炎症をしずめる。
2 ニキビ、虫さされ、切り傷の治りを促す。

使い方■すり傷、切り傷用のクリームに使う。 芳 バ

[作用] 強心、去痰、抗ウイルス、抗感染、殺菌、殺真菌、殺虫、刺激、粘液過多治癒、発汗、瘢痕形成
[おもな成分] モノテルペン炭化水素類のγテルピネン、αピネン、ミルセン、パラシメン、モノテルペンアルコール類のテルピネン-4-オール酸化物類の1,8シネオール
[相性のいい精油] オレンジスイート、サイプレス、マンダリン、ユーカリ、ラベンダー、レモン、ローズマリー

⚠ 使用上の注意
精油全般にいえる安全な使い方(P.12)を守る。

ティートリーで作る

抗菌&消臭 ハンドソープ

強い殺菌力を持つティートリーと、浄化作用のあるペパーミントで作る、清涼感のあるソープです。ニキビのできやすい脂性肌に適しています。殺菌のほかに消臭効果もあるので、フットソープとして使っても。

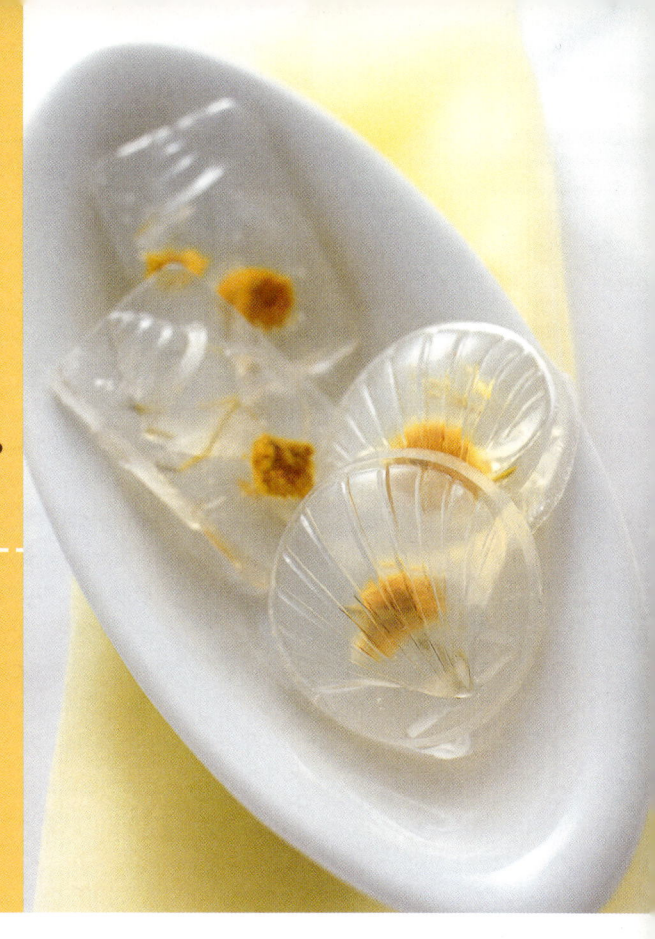

作り方

1. ビーカーに石けん素地を入れ、電子レンジ(500w)で1分加熱する。
2. 溶けたら取り出し、ティートリー精油、ペパーミント精油を加えて、竹串でよくまぜる。
3. 2を型に流す。好みのハーブを加えて竹串でまぜ、1時間おいて、固まったら型から取り出す。風通しのよいところで3〜4日乾燥させる。

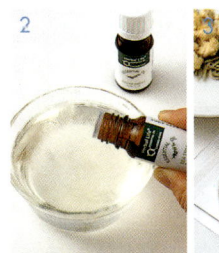

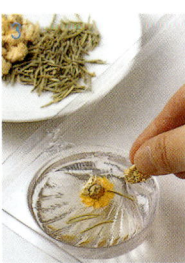

材料（100g分）

ティートリー精油…15滴
ペパーミント精油…5滴
好みのハーブ…適宜
石けん素地…100g

道具

ビーカー、はかり、竹串、石けんの型

使い方

よく泡立ててから使う。

保存■常温または冷蔵庫で保存。ラップで包んでおくと、香りが長持ちする。

ハーブ系 / 明るい気分になる

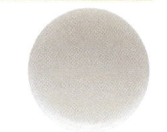

草原にいるようなハーブ調の香り

◆◆◆ 上級者向き

ディル
Dill

無色

パラソルのような小花が可愛いデイルの種子からとれる精油です。

およそ5000年前のエジプトではディルとコリアンダー、ブリオニアと混ぜて頭痛をやわらげるのに使用しました。

812年、西ローマ帝国の皇帝シャルルマーニュはディルを積極的に栽培するよう領地に命令を出したとされます。

この植物はギリシャ人とローマ人に広く使われ、ローマ人は「アネトン」と呼んでいました。このことから今の学術名がつけられています。

ディルという名前は古いアングロサクソン語の「ディレ」「ディラ」からきた言葉で、これが中世になって「ディル」（鎮める、やわらげるの意味）に変化しました。

現在では魚料理、パン、スープ、ソース、キュウリのピクルスなどによく使われています。

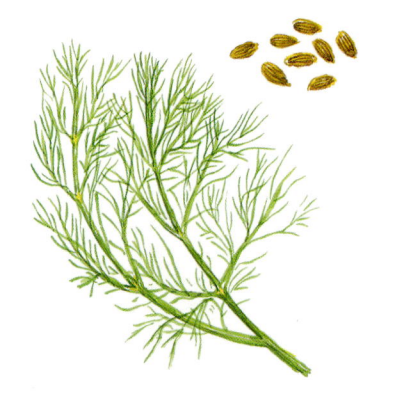

原料になる植物■ディル。インド原産の1年草で、小さい黄色の花が咲き、濃い緑色をした羽根のような形の葉をしている。小型の偏平な果実からとれる種子が精油の原料。

学名	Anethum graveolens
科名	セリ科
おもな産地	地中海地方、ヨーロッパ、黒海地方
採油方法	種子の水蒸気蒸留法

香りの特徴
ハーブ系／草のような香り。

| 揮発度 | ▶ トップノート | 香りの強さ | ▶ 弱 |

おもな特徴

♥ 心への働き
意識をクリアにし、頭脳を明晰にさせる。

✲ 体への働き
1 便秘の症状をやわらげる。
2 口臭を消す。

使い方■フレグランスに。 芳 バ

[作用] 駆風、健胃、催淫、催乳、殺菌、殺微生物、消化促進、鎮痙、鎮静、発汗、分娩促進
[おもな成分] モノテルペン炭化水素類のαフェランドレン、リモネン、ケトン類のdカルボン
[相性のいい精油] オレンジスイート、コリアンダー、サイプレス、ゼラニウム、プチグレン、ベルガモット、マートル、マンダリン、ローズマリー

❗ 使用上の注意
子ども、妊婦、授乳中の人は使用しない。

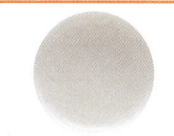

ホットでパワフル、シャープでスパイシーな香り　◆◆◆ 上級者向き

ナツメグ
Nutmeg

無色

スパイス系

元気が出る

スパイスとしておなじみのナツメグは、雄株1本で雌株20本に受粉させることができるという、生命力豊かな樹木です。
ナツメグは、古くから世界のさまざまな文明社会でとても尊重されていました。中世には痔疾の治療薬や健胃剤として、インドでは腸の不調を治すのに使われ、エジプト人はミイラの防腐保存に用いました。
また、イタリアではローレル、クローブ、ジュニパー、ミルラ（没薬）、マートル、バラと合わせて薫香にし、悪疫から人々を守る目的で使われていました。
ポルトガルがナツメグの貿易を1605年まで独占していたことからもこのスパイスの重要性がわかります。
今では肉料理の香味づけ、リキュール、歯科用治療剤、食品の香料、ヘアローションの成分などに日常的に使われています。
日本ではニクズクと呼ばれています。

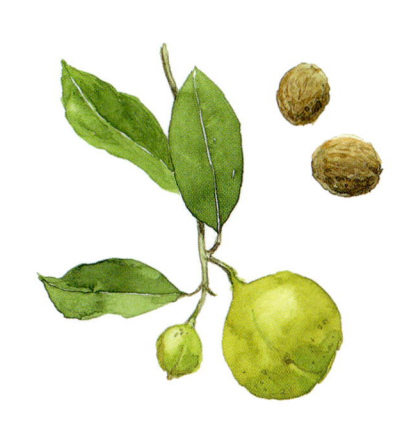

原料になる植物■ナツメグ。樹木の高さはおよそ14mにまで成育する。精油は種子の仁から採るが、仮種皮からはメースと呼ばれる別のオイルができる。

学名	*Myristica fragrans*
科名	ニクズク科
おもな産地	ペナン、ジャワ、西インド諸島、スリランカ
採油方法	種子の水蒸気蒸留法

香りの特徴
スパイス系／加温性のある、鋭くスパイシーな香り。じゃこうのような香りも感じさせる。

揮発度 ▶ トップノート　　香りの強さ ▶ 強

おもな特徴

♥ **心への働き**
1 元気に活発にさせる。
2 意識をクリアにさせる。

✱ **体への働き**
1 消化を助け、食欲を増進させる。
2 腸内ガスを排出させ、便秘の症状をやわらげる。

✦ **肌への働き**
頭皮、毛髪を整える。

使い方■フレグランスに。

[作用] 緩下、強心、強壮、駆風、健胃、催淫、刺激、歯痛緩和、殺菌、制吐、鎮痙、鎮痛、通経、分娩促進
[おもな成分] モノテルペン炭化水素類のαピネン、サビネン、βピネン、リモネン、フェノールメチルエーテル類のミリスチシン、モノテルペンアルコール類のテルピネン4-オール
[相性のいい精油] オレンジスイート、ガルバナム、クローブ、サイプレス、シナモンリーフ、ティートリー、レモン

❗ **使用上の注意**
1 刺激が強いので、使用には十分注意する。
2 妊婦は使用しない。

オリエンタル系 / ストレス解消

聖書の有名な一説にも登場する高貴な香り

◆◆◆ 上級者向き

ナルデ（別名／スパイクナード）
Spikenard

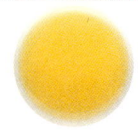

黄色

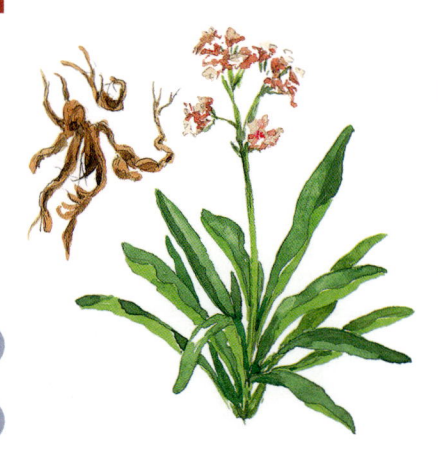

原料になる植物■ナルデ。別名スパイクナード。精油は根の部分からとれる。

ヒマラヤ産のハーブの根からとれる精油です。

「マリアは非常に高価な、純粋なナルドの香油300ｇを取ってイエスの足に塗り、彼女の髪の毛でイエスの足をぬぐった。家は香油の香りでいっぱいになった」（ヨハネの福音書12章3節）。

このように聖書にも登場するナルデは、古くから多くの人々に親しまれてきた香りです。

別名、甘松香（かんしょうこう）とも呼ばれます。

セイヨウカノコソウと近い種類で、じゃこうに苦みを足したような、独特の芳香です。ヒマラヤの限られた地域だけに自生していたことから非常に珍重され、特に古代ローマの女性たちには好まれていたようです。

ナルデはベースノートの中でも、一番効果が出やすいといわれる精油です。

学名	Nardostachys jatamansi
科名	オミナエシ科
おもな産地	インド、ネパール
採油方法	根の水蒸気蒸留法

香りの特徴
オリエンタル系／白檀（びゃくだん）をもっと甘くしたような香り。

揮発度	ベースノート	香りの強さ	強

おもな特徴

♥ 心への働き
1 緊張をほぐし、ストレスを解消する。
2 イライラをしずめ、不眠症を改善する。

✳ 体への働き
1 咳、声がれなどの呼吸器系の症状をやわらげる。
2 食欲を増進させる。

✦ 肌への働き
肌の炎症をしずめる。

使い方■フレグランスに。

[作用] うっ滞除去、抗炎症、抗ウイルス、抗菌、駆虫、精神安定、神経鎮静
[おもな成分] モノテルペン炭化水素類のカラレン、アリストレン、セスキテルペン炭化水素類のアローアロマデンドレン、セスキテルペンアルコール類のバレリアノール、スパスレノール
[相性のいい精油] ベンゾイン、フランキンセンス、イランイラン、バレリアン、ミルラ

❗ 使用上の注意
精油全般にいえる安全な使い方（P.12）を守る。

クリアなすがすがしい香りで頭をスッキリさせる精油　　◆◆慣れてきたら

ニアウリ
Niaouli

無色

樹木系

集中力アップ

カユプテと同じ仲間で、ティートリーと見た目が似た植物です。効果効能もティートリーとよく似ています。

繁殖方法がユニークで、種子は山火事などの火力によってさやをはじき飛ばし、種子を放出します。

この精油を「ゴメノール」と呼ぶフランスでは、パワフルな殺菌消毒剤として価値があると考えられ、以前は病院で使用していました。

中東地方では飲料として用いられていたこともあります。ニアウリ油が蒸留されているニューカレドニアでは、空気が清浄でマラリアが発生しないのはこの樹木が生育しているからといわれています。

また、最近では免疫力を助ける作用が高く評価され、さまざまな研究がなされている精油として注目されています。

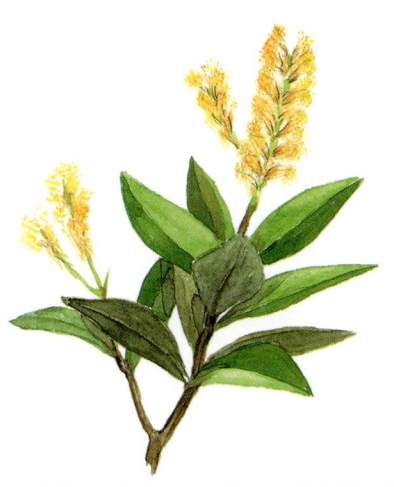

原料になる植物■ニアウリ。オーストラリアに豊富に生育している大きな樹木。葉と若枝から採油する。

学名	*Melaleuca viridiflora*
科名	フトモモ科
おもな産地	マダガスカル、オーストラリア、ニューカレドニア
採油方法	葉の水蒸気蒸留法
香りの特徴	樹木系／クリアですがすがしく、少し刺激のあるグリーンの香り。
揮発度 ▶ ミドル〜トップノート	香りの強さ ▶ 強

おもな特徴

♥ **心への働き**
1 頭脳を明晰にさせ、集中力を高める。
2 憂うつな気分をやわらげる。

✳ **体への働き**
1 呼吸器系の痛みや炎症をやわらげる。
2 関節の痛みをやわらげる。

◆ **肌への働き**
ニキビや吹き出物、水虫治りを促す。

使い方■風邪のときの芳香浴に使う。[芳]

[作用] 駆虫、解熱、抗リウマチ、殺菌、殺虫、刺激、鎮痛、粘液過多治癒、瘢痕形成、鼻粘液排出、癒傷
[おもな成分] 酸化物類の1.8シネオール、モノテルペン炭化水素類のαピネン、リモネン、αテルピネン、セスキテルペンアルコール類のネロリドール、ビリディフロール、モノテルペンアルコール類のαテルピネオール、セスキテルペン炭化水素類のβカリオフィレン
[相性のいい精油] オレンジスイート、ペパーミント、ライム、ラベンダー、レモン、ローズマリー

❶ 使用上の注意
妊婦は使用量に注意する。

不安や緊張をしずめる効果大で不眠症にも効果的

◆初心者向き

ネロリ
Neroli

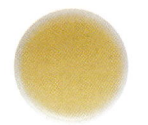

淡黄色

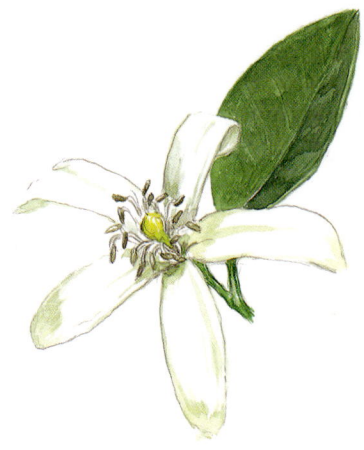

甘いビターオレンジの香りが女性の心をとらえる精油です。ネロリの名は、イタリアのネロラ公国伯爵夫人、アンネ・マリー・ネロリが愛用したことに由来しています。

ビターオレンジの花は長い間、純潔を象徴するとともに、永遠の誓いの印と考えられ、花嫁のブーケに使われてきました。この精油はほんの少量抽出するのに大量の花が必要になるため、大変高価です。採油するときに同時にできるオレンジフラワーウォーターは、スキンケア用化粧品やオーデコロンの成分としてよく使われるほか、東欧の多くの料理の材料として人気があります。また、古来より、人々を幸福に導く香りとして知られています。

催淫効果も有名で、セクシーな気分にさせるといわれます。

原料になる植物■ビターオレンジ。和名ダイダイ。開花したばかりの花から抽出される。特にネロリ・ビガラード油と呼ばれるものは最高級といわれている。

学名	Citrus aurantium
科名	ミカン科
おもな産地	エジプト、フランス、モロッコ、イタリア
採油方法	花の水蒸気蒸留法

香りの特徴
フローラル系／フレッシュですがすがしい優雅な香り。

揮発度 ▶ ミドルノート　　香りの強さ ▶ 強

おもな特徴

♥ **心への働き**
1 不安、緊張をほぐし、気持ちを落ち着ける。
2 交感神経をしずめ、不眠症を改善する。

✱ **体への働き**
1 下痢を止める。
2 血行をよくし、催淫効果がある。

◆ **肌への働き**
1 肌に弾力を与える。
2 しわやたるみを防ぐ。

[作用] 強心、強壮、抗うつ、催淫、沈痙、鎮静、細胞促進、消臭、皮膚軟化、殺菌

[おもな成分] モノテルペンアルコール類のリナロール、ゲラニオール、エステル類の酢酸リナリル、モノテルペン炭化水素類のリモネン、αテルピネン、セスキテルペンアルコール類のネロリドール

[相性のいい精油] イランイラン、オレンジスイート、コリアンダー、サンダルウッド、ジャスミン、ゼラニウム、ローズ、パルマローザ、プチグレイン、ベルガモット、ライム、ラベンダー、ローズマリー

❶ **使用上の注意**
精油全般にいえる安全な使い方(P.12)を守る。

ネロリで作る

アンチエイジング
クリーム

肌に弾力を取り戻すネロリと、皮膚細胞の成長を促すフランキンセンスが、衰え始めた肌に効果的。しわ、たるみ、妊娠線を予防します。保湿成分のあるローズウォーターと、浸透力を高めるホホバオイルも加えます。

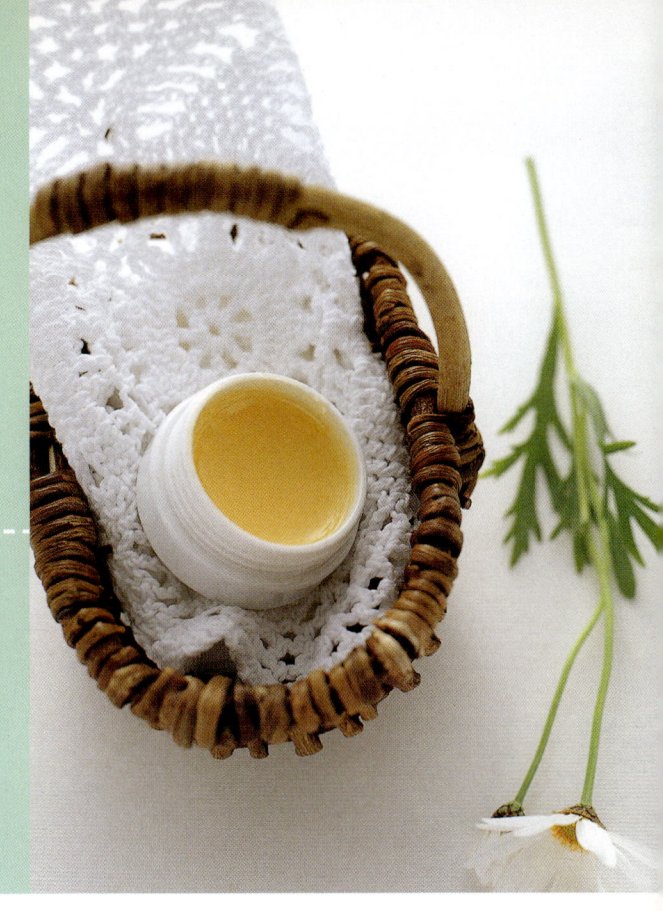

作り方

① Aをエッセンシャルウォーマーにかけ、竹串でまぜながら、ミツロウを溶かす。
② ローズウォーターを湯煎にかけて、1と同じ温度にあたため、1に少しずつ加え、小さめの泡立て器でよくまぜ合わせる。
③ 容器に入れ竹串でまぜる。まわりが固まってきたら、ネロリ精油、フランキンセンス精油を加えてさらにまぜ、そのままおく。

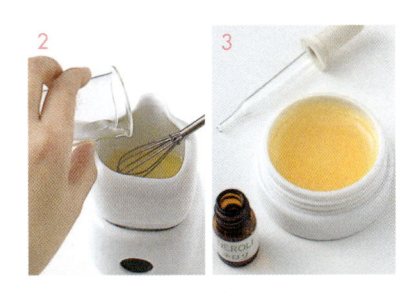

材料（20g分）

ネロリ精油…2滴
フランキンセンス精油…2滴
A ┌ ミツロウ…2g
　└ ホホバオイル…10㎖
ローズウォーター…1㎖

道具

はかり、ビーカー、メスシリンダー、エッセンシャルウォーマー、竹串、小さめの泡立て器、クリーム容器

使い方

少量とって気になるところにぬる。

保存■常温で保存。1カ月を目安に使い切る。

樹木系 / 元気が出る

殺菌・消毒作用にすぐれた浄化的精油

◆◆◆ 上級者向き

バーチ（別名／カバノキ）
Birch

淡淡黄色

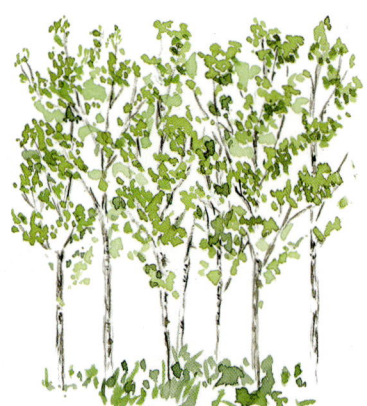

カバノキの樹皮から採取される精油です。
この木は何世紀もの間、樹液から薬用ワインが作られたり、口の中にできた炎症の治療によく効くうがい剤に利用されたりしていることからも、殺菌作用が期待できる精油です。
また、葉も利尿作用のあるお茶として利用され、その収れん作用から、スキンローションや塗布剤の成分としても使われています。
以前、ロシアで製造されていたバーチタール油は、皮革や石けんの製造に用いられ、関節の痛み、痛風や各種皮膚感染症にも役立てられていました。
また、ドイツではヘアトニックの成分のひとつとして使用されていたようです。
バーチの主要成分、サリチル酸メチルは、鎮痛剤アスピリンの原料になります。

原料になる植物■カバノキ。非常に広い高木林地に生育する木で、花穂が特徴的。約100種類あるこの木の一部のものは樹高24m強にまで成長する。

学名	Betula alleghaniensis、B.pendula
科名	カバノキ科
おもな産地	アメリカ、ロシア、オランダ、ドイツ
採油方法	樹皮と小枝の水蒸気蒸留法

香りの特徴
樹木系／多少、殺菌消毒剤を思わせる香り。

揮発度 ▶ ミドルノート　　香りの強さ ▶ 中

おもな特徴

♥ 心への働き
元気づけ、気持ちを明るく盛りあげる。

✹ 体への働き
1 利尿作用を促し老廃物を除去し、膀胱炎の痛みをやわらげる。
2 関節や筋肉の痛みをやわらげる。

✦ 肌への働き
しっしんや皮膚のはれの治りを促す。

使い方■マッサージオイルに。筋肉痛などの痛みを軽くする。

[作用] 強壮、殺菌、殺虫、殺微生物、収れん、浄血、鎮痛、利尿
[おもな成分] エステル類のサリチル酸メチル、セスキテルペン類のベツレン、ベツレノール
[相性のいい精油] オレンジスイート、カモミール、カユプテ、ジンジャー、フランキンセンス、ラベンダー、レモン

❗ 使用上の注意
1 刺激が強いので、使用量に注意する。
2 スイートバーチ（B.lente）はアロマテラピーには使用しないこと。

マリー・アントワネットがこよなく愛した希少な精油

バイオレットリーフ
Violet leaf

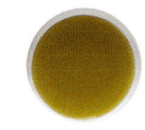

◆◆◆ 上級者向き

オリーブ色

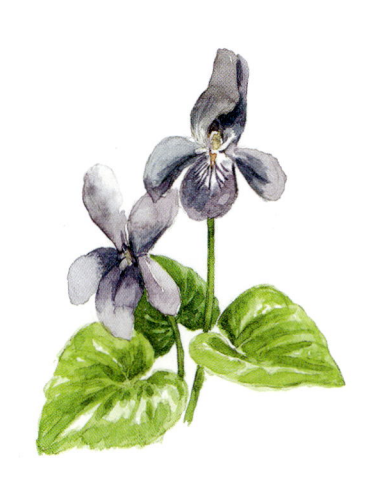

フローラル系／安眠に役立つ

スミレの葉から採取される精油です。
緑葉から生まれたオゾンたっぷりの香りは、不眠を克服し、怒りと不安の感情をしずめる力を持っています。
また、催淫効果もあり性的障害に役立ち、性衝動を回復させると古くから言い伝えられてきました。
二日酔いにも有効とされています。
スミレの花は日本にも多種生息していますが、精油に使われるのはフランスやエジプトなどの国のものが多くなっています。
スミレは16世紀にイタリア人によってフランスにもたらされました。当時は、呼吸器疾患を治療するための塗り薬に混ぜて使用されていました。
また、花びらを砂糖のシロップやハチミツにつけて食べると体によいと信じられていました。

原料になる植物■スミレ（ニオイスミレ）。濃緑色の葉はハート型で、青や紫の花をつける。葉と花は薬用に、また花は食用にも用いられる。

学名	Viola odorata
科名	スミレ科
おもな産地	エジプト、フランス、イタリア、北アメリカ、中国
採油方法	葉の溶剤抽出法（アブソリュート）

香りの特徴
フローラル系／湿度の高い森林の中にいるような、強烈だがさわやかな印象の、木々の緑を思わせる香り。

揮発度	ミドルノート	香りの強さ	中から強め

おもな特徴

♥ **心への働き**
1 不眠症を改善する。
2 不安や怒りといったマイナスの感情をしずめる。

✳ **体への働き**
1 頭痛や二日酔いの症状をやわらげる。
2 性的障害を克服する催淫作用を促す。

◆ **肌への働き**
1 炎症によるかゆみや赤みを抑える。
2 アトピーなどのアレルギー症状をやわらげる。

使い方■フレグランスに最適。[芳]

[作用] 抗炎症、利尿、鎮静、殺菌
[おもな成分] フェノール類のオイゲノール、ケトン類のパルモン、アルコール類のベンジルアルコール、スミレ葉アルコール、アルデヒド類のスミレ葉アルデヒド
[相性のいい精油] イランイラン、オレンジスイート、グレープフルーツ、サンダルウッド、シトロネラ、ジャスミン、スペアミント、ネロリ、フランキンセンス、ペパーミント、ベンゾイン、ミモザ、ラベンダー、レモン

❗ **使用上の注意**
香りが強いので、ごく低濃度で用いる。

樹木系 / 元気が出る

殺菌効果が高く、気分の落ち込みにも効果的

◆◆慣れてきたら

パインニードル
Pine needle

淡淡黄色

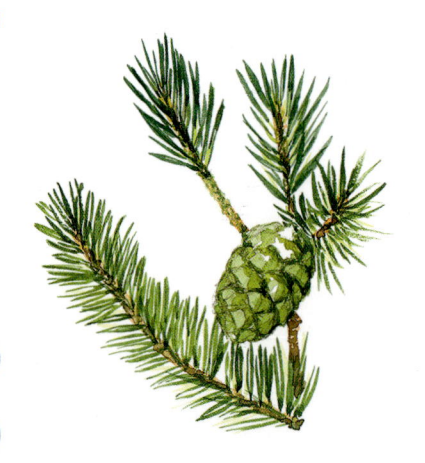

松の木の球果からとれる精油です。
パインはエジプト、ギリシャ、アラブの各古代文明にとっても無縁ではありません。
宗教的な儀式と一定の結びつきがあり、これらの社会ではそのパワフルな働きが認められていました。
最初の使用方法は吸入で、気管支炎、結核、肺炎のような肺の感染症に役立ち、パインの木がたくさん生育している地域に人々が群がったといわれています。
北米では石けんやバスソルトに広く使われていて、消臭や殺菌、消毒に効果を発揮しています。
スキンケアに使う場合は、ごく控えめな量にし、必ずベースオイルで薄めて使用しましょう。

原料になる植物■パイン。北欧、北東ロシア、スカンジナビアで見られる大きな針葉樹。大半はスコットランドパインとノルウェーパインから抽出。

学名	Pinus sylbestris
科名	マツ科
おもな産地	オーストリア
採油方法	針葉と球果の水蒸気蒸留法
香りの特徴	樹木系／フレッシュな森林の香り。
揮発度	ミドルノート
香りの強さ	中から強め

おもな特徴

♥ **心への働き**
疲れた心をやわらげ、元気にさせる。

✱ **体への働き**
1 呼吸器系の痛みをやわらげ、鼻づまりを改善する。
2 血液循環を刺激し、関節の痛みをやわらげる。

◆ **肌への働き**
しっしんや切り傷、皮膚の炎症をしずめる。

使い方■緊張を緩めたいとき、ハンカチに1滴落とし吸入する。[芳][バ]

[作用] 引赤、強壮、去痰、健康回復、抗菌、殺菌、刺激、消臭、粘液過多治癒、発汗、鼻粘液排出、利尿
[おもな成分] モノテルペン炭化水素類のαピネン、リモネン、カンフェン、エステル類の酢酸ボルニル
[相性のいい精油] クローブ、サイプレス、シダーウッド、シナモンリーフ、タイム、ティートリー、ニアウリ、マートル、ユーカリ、ラベンダー、ローズマリー

❗ **使用上の注意**
皮膚への刺激が強いので、使用量に注意する。

気持ちを集中したいときに最適な精油

バジルスイート
Basil sweet

◆◆慣れてきたら

無色

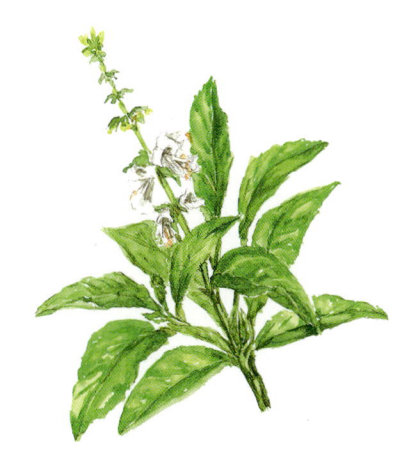

ハーブ系

集中力アップ

原料になる植物■バジル。アジアと太平洋諸島原産のハーブ。料理に使われるのがポピュラーだが、昔から薬草としても使用されている。

昔から薬草として使用されてきたバジルは、日本でもポピュラーなハーブ。

インドの民話では、バジルはクリシュナ神とビシュヌー神に捧げられたものとされ、人間を保護する性質があると考えられていました。

また、アーユルヴェーダ医学でも広く使用されています。

虫に刺されたとき、葉を軽くもんで刺されたところに当てると、かゆみを抑えるといわれています。

多くの用途に使われる精油ですが、香水にも使われます。その歴史も古く、古代ギリシャでは王宮の香りとして「バジリコン王の草」と呼び、香水に使っていたそうです。

バジルの精油は特に集中力をアップしたいときにおすすめです。痛みをやわらげる効果も期待できます。

学名	*Ocimum basilicum*
科名	シソ科
おもな産地	エジプト、北アフリカ、フランス、キプロス島
採油方法	全草の水蒸気蒸留法
香りの特徴	ハーブ系／クローブに似た甘さを含んだスパイシーな香り。
揮発度 ▶ トップノート	香りの強さ ▶ 中

おもな特徴

♥ 心への働き
1 意識をクリアにし、集中力を高める。
2 自律神経のバランスをとる。

✴ 体への働き
1 呼吸器系の痛みをやわらげる。
2 筋肉や関節の痛みをやわらげる。

◆ 肌への働き
虫刺されのかゆみや、虫除けに効果がある。

使い方■他の精油とブレンドしマッサージオイルに。ストレスをやわらげる。 芳 バ

[作用]強壮、去痰、駆虫、駆風、解熱、健胃、健康回復、抗うつ、抗神経障害、抗毒、催淫、催乳、殺菌、殺虫、刺激、消化促進、頭脳明晰化、鎮痙、鎮痛、痛経、発汗
[おもな成分]モノテルペンアルコール類のリナロール、フェノール類のオイゲノール、酸化物のシネオール、αテルピネン
[相性のいい精油]クラリセージ、サンダルウッド、ゼラニウム、ベルガモット、メリッサ、ラベンダー

❗ 使用上の注意
1 妊婦は使用を控える。
2 皮膚への刺激が強いので、使用量に注意する。

心身ともに浄化作用の高いポピュラーなハーブからとる精油　◆◆◆上級者向き

パセリシード
Parsley seed

黄～琥珀色

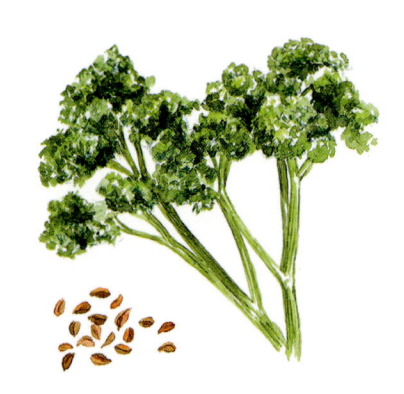

料理の名脇役、パセリの種子の精油です。
古代のエジプト人はパセリを泌尿器系の障害を治す薬剤と見ていましたが、ギリシャ人は名誉と喜びを象徴するものと考えていました。
一方ローマ人は不妊の原因になると固く信じていたので、妊婦に敬遠するようにいましめていました。
パセリを食すと生まれてくる子どもが病弱になるとさえいわれていたほどです。
ヨーロッパの伝説では、パセリが魔法と結びつき、移植すれば不幸が訪れるといわれていましたが、16世紀ごろになると迷信が薄れ、非常にポピュラーな存在になりました。
パセリにビタミン類が豊富に含有されていることはいまでは広く知られています。

原料になる植物■パセリ。地中海地方の原産の2年草だが、いまではほとんどの大陸で豊富に生育。フランスで大量生産されている。

学名	Petroselinum sativum
科名	セリ科
おもな産地	ハンガリー
採油方法	種子の水蒸気蒸留法
香りの特徴	ハーブ系／森の香りを漂わせた草の温かさを感じさせる香り。
揮発度	ミドルノート
香りの強さ	中から強め

おもな特徴

♥ **心への働き**
イライラした気分をしずめる。

✹ **体への働き**
1 月経不順を正常化させる。
2 関節や筋肉の痛みをやわらげる。

◆ **肌への働き**
1 外傷と打ち身の治りを促す。
2 頭皮と毛髪の生長を促す。

[作用] 緩下、強壮、去痰、駆風、解熱、催淫、消化促進、浄血、殺菌、鎮痙、鎮静、通経、分娩促進、利尿
[おもな成分] フェノール類のアピオール、ミリスチシン、モノテルペン炭化水素類のピネン
[相性のいい精油] オレンジスイート、マジョラムスイート、マンダリン、ライム、ラベンダー、ローズマリー

⚠ 使用上の注意
1 刺激が強いので、使用には十分注意する。
2 妊婦は使用しない。

リフレッシュ効果大のオリエンタルな香りが特徴　　　◆初心者向き

パチュリー
Patchouli

濃い琥珀色

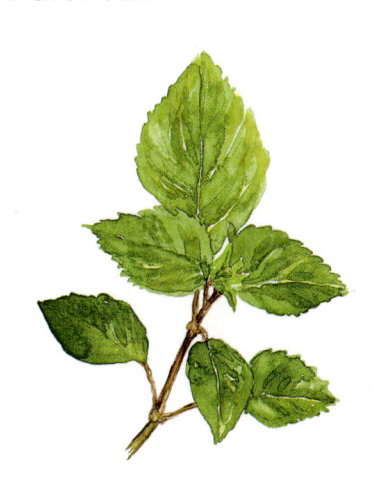

オリエンタル系／情緒を安定させる

東南アジア原産のシソ科の常緑多年草の精油です。
大地を思わせるエキゾチックで深く落ち着いた香りは、気持ちを穏やかにし、ストレスによる過剰な食欲を抑制する働きがあります。
パチュリーという言葉はインド北部の言語からきたもので、マレーシア、中国、インド、日本などでは、虫刺されやヘビにかまれた傷に対する解毒剤として医療に使用されてきた長い歴史があります。
ビクトリア朝時代には、カシミヤショールなどを虫食いから守るために、乾かしたパチュリーの葉を使いました。
インドでは、肌着を香らせ、害虫を近づけないために広く使用されています。
ほかの精油に加えることにより、香りを長持ちさせることができます。

原料になる植物■パチュリー。東南アジアが原産地の常緑多年草。日当たりがよい肥沃な土地を好み、花はあまり咲かない。化粧品などの香りに使われる。

学名	*Pogostemon cablin*
科名	シソ科
おもな産地	インドネシア、インド、マレーシア、フィリピン
採油方法	全草の水蒸気蒸留法

香りの特徴
オリエンタル系／スモーキーでエキゾチックな香り。

揮発度 ▶ ベースノート　　香りの強さ ▶ 中

おもな特徴

♥ **心への働き**
1 気持ちをおだやかにし情緒を安定させる。
2 意識をクリアにし、判断力を高める。

✱ **体への働き**
1 筋肉痛、腰痛を改善する。
2 利尿作用を促す。

✦ **肌への働き**
あか切れ、しっしんの治りを促す。

使い方■肌荒れ、切り傷をいたわるハンドクリームに。 芳 バ

[作用] 抗炎症、静脈強化、殺菌、瘢痕形成、防虫
[おもな成分] セスキテルペンアルコール類のパチュロール、セスキテルペン炭化水素類のαガイエン、αブルネッセン、αパチュレン
[相性のいい精油] ブラックペッパー、クラリセージ、フランキンセンス、ゼラニウム、ラベンダー、ミルラ

❶ 使用上の注意
精油全般にいえる安全な使い方(P.12)を守る。

ハーブ系 / ストレス解消

爽快な香気と清涼感で幅広く使用される精油

◆初心者向き

ハッカ
Japanese mint

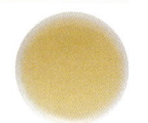

淡黄色

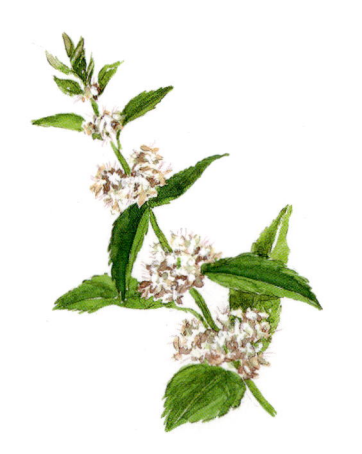

原料になる植物■ハッカ。北海道が主産地。ハッカ油はメントールの少ないセイヨウハッカからのものが勝っている。

ハッカと呼ばれるものには大きくわけて3種類あります。和種ハッカ＝ジャパニーズミント、洋種ハッカ＝ペパーミント、緑ハッカ＝スペアミントです。

日本で自生している和種のハッカ、ジャパニーズミントの精油は、清涼感がここちよい、広がりが感じられる香りが特徴的です。

メントールを主成分とし、香料や医薬用に用いられます。

和種ハッカは万葉の頃からすでに疲れ目をやわらげる薬草として使われていたようです。

和種ハッカの主産地は、戦前までは日本で、1939年（昭和14）には世界の生産量の80％を占めていました。その後、主産地はブラジルに移り、最近は中国で栽培が盛んになっています。

学名	Mentha arvensis L.M.piperita L.
科名	シソ科
おもな産地	日本、インド、中国
採油方法	全草の水蒸気蒸留法

香りの特徴
ハーブ系／清涼感のある、すがすがしくさわやかな香り。

| 揮発度 | トップノート | 香りの強さ | 強 |

おもな特徴

♥ **心への働き**
ストレスをやわらげる。

✹ **体への働き**
1 筋肉の痛みをやわらげる。
2 消化を助ける。

◆ **肌への働き**
肌を清潔に保つ。

使い方■空気清浄のための芳香浴に。 芳 バ

[作用] 鎮痙、運動抑制、末梢血管拡張、利胆、抗アレルギー、鎮痛、殺菌
[おもな成分] モノテルペンアルコール類のメントール、ケトン類のメントン、モノテルペン炭化水素類のリモネン
[相性のいい精油] クラリセージ、ペパーミント、サイプレス、ユーカリ、ベルガモット、グレープフルーツ

⚠ **使用上の注意**
1 皮膚への刺激があるので、使用量に注意する。
2 乳幼児、妊婦、授乳中は使用を控える。

おなじみ食用バニラエッセンスのもととなる精油

◆◆慣れてきたら

バニラ
Vanilla

濃い琥珀色

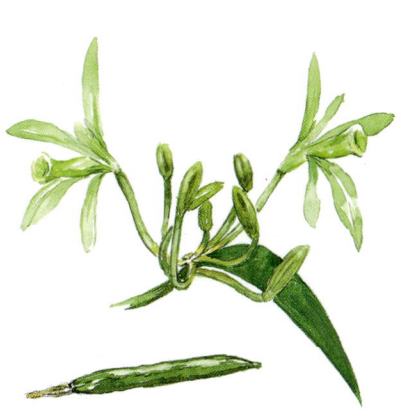

スパイス系

明るい気分になる

バニラは世界最大のナチュラルフレーバーのひとつで、果実は長さ15〜30cm、豆のさやのような形からバニラ豆と呼ばれています。香りを出すために青豆を熱処理した後、発酵させ、何日かかけて乾燥させるとチョコレート色に変わり、特有の甘い香りが出てきます。
バニラビーンズとは、この植物のさやを発酵させた甘い香りが特徴のスパイスです。
マダガスカル産のものはブルボン・バニラと呼ばれ、最高級品とされています。
バニラ精油は、基本的に香水やコロン作りの1素材としてブレンドするものです。全体の香りをまとめる役割をします。
また、食用バニラエッセンスはバニラ精油をアルコールで希釈し加工したもので、アイスクリームやチョコレートなどに用いられています。

原料になる植物■バニラ。常緑つる性の植物で、メキシコからブラジルの熱帯林に野生。花は早朝に咲き、夜しぼむ。

学名	Vanilla planifolia
科名	ラン科
おもな産地	マダガスカル、インドネシア、メキシコ
採油方法	さやの溶剤抽出法（アブソリュート）

香りの特徴
スパイス系／甘く穏やかな香り。バニラエッセンスよりも、スパイシーさが加わる。

揮発度 ▶ ミドル〜ベースノート　香りの強さ ▶ 強

おもな特徴

♥ **心への働き**
甘い香りが気持ちを明るく、盛りあげる。

使い方■フレグランスのベースノートとして、少量ブレンドする。方

[作用]鎮静、抗うつ
[おもな成分]芳香族アルデヒド類のバニリン、P-ヒドロキシベンズアルデヒド
[相性のいい精油]シナモンリーフ、オレンジスイート、マンダリン、フランキンセンス、ティートリー、ベンゾイン

❶ 使用上の注意
1 香りが強いので、使用量に注意する。
2 皮膚への刺激があるので、芳香のみに用いる。

緊張をやわらげる甘い香りの精油

◆◆◆ 上級者向き

樹脂系
ストレス解消

バルサム
Balsam

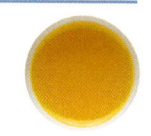

明るいオレンジ

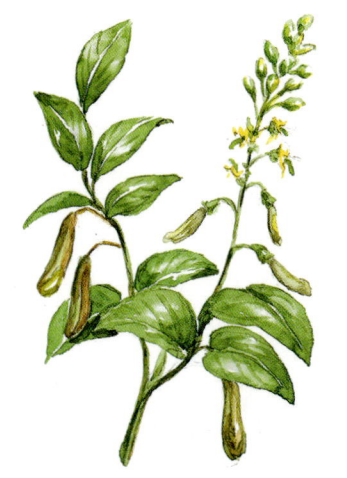

アロマテラピーでいうバルサムには、学名M.balsamumからとれる樹脂を水蒸蒸留したバルサムトルーとマメ科の学名M.Pereiraeの樹皮からとれるバルサムペルーの二種類があります。どちらも呼吸器の粘膜に働きかけ、ぜんそく、気管支炎などに効果があり、製薬として咳止めシロップの材料にもなっています。

また、しっしん、じんましん、すり傷などの皮膚疾患にも昔から使われていました。豊醇で甘い香りは、緊張をやわらげリラックスさせる働きがあります。

食品香料として、チューインガムやアイスクリームにも使用されています。

一般に売られているオイルは、通常ベンジルアルコールなどで希釈したものです。

原料になる植物■バルサム。湿地でも乾いた土地でもアルカリ土壌でも生育する。

学名	*Myroxylon balsamum*
科名	マメ科
おもな産地	ブラジル、コロンビア、ペルー
採油方法	樹脂の水蒸気蒸留法
香りの特徴	樹脂系／非常に甘い香り。
揮発度	ベースノート
香りの強さ	強

おもな特徴

(♥) 心への働き
緊張をほぐし、ストレスを解消させる。

(✱) 体への働き
1 咳、風邪、気管支炎をしずめる。
2 利尿作用があるため、むくみを抑える。

(◆) 肌への働き
ニキビや吹き出物の治りを促す。

使い方■他の精油とブレンドして、痛みを伴う炎症改善のクリームに。

[作用] 鎮咳、殺菌、鎮静、去痰
[おもな成分] エステル類の安息香酸ベンジル、安息香酸メチル、セスキテルペンアルコール類のネロリドール、芳香族アルデヒド類のバニリン
[相性のいい精油] イランイラン、バニラ、シダーウッド、シナモンリーフ、ジャスミン、ラベンダー

❗ 使用上の注意
1 皮膚への刺激が強いので、使用量に注意する。
2 妊婦への使用は注意。

リラックス効果大の女性らしい香りが人気の精油

パルマローザ
Palmarosa

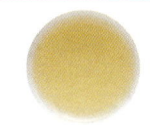

◆初心者向き

淡黄色

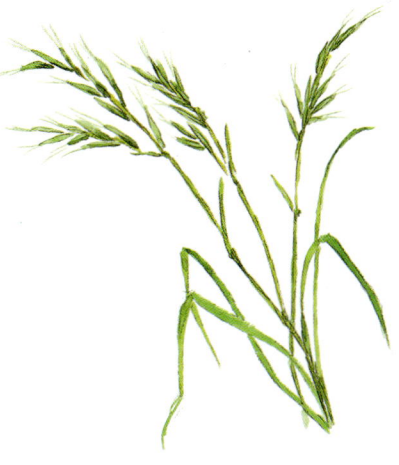

フローラル系

明るい気分になる

パルマローザというハーブの精油です。
ローズやゼラニウムに似た甘い香りで、気分が高ぶったときに落ち着きを取り戻してくれます。
パルマローザ油はインディアンゼラニウム油、あるいはロシャという名前でも知られていて、ローズの精油のかわりに使用されることがあります。
セーシェル諸島で収穫されているパルマローザは、ソフトな香りが格別ですし、ジャワ産のものは特にフルーティーなノートを持っています。
ヨーロッパ、アメリカ合衆国、日本に輸出されていて、石けん、化粧品、香水などの成分に加えられています。
スキンケアの材料としても人気が高く、また、そのエキゾチックでスパイシーな香りから、オリエンタル調の香水の素材としても使用されます。

原料になる植物■パルマローザ。インド原産。花が咲く前に収穫した、生長した野生のものを蒸留し、これがすっかり乾いたときに収油量が最大になる。

学名	Cymbopogon martinii
科名	イネ科
おもな産地	インド、コモロ諸島、マダガスカル、セーシェル諸島
採油方法	葉の水蒸気蒸留法

香りの特徴
フローラル系／かすかにバラを思わせる軽くドライな香り。

| 揮発度 | トップノート | 香りの強さ | 強 |

おもな特徴

♥ **心への働き**
不安定な情緒をしずめ、気持ちを明るくさせる。

✱ **体への働き**
1 感染症の予防、熱を下げるのを助ける。
2 食欲を増進させる。

◆ **肌への働き**
1 しわ予防、皮膚の老化防止に効果がある。
2 肌の水分バランスと皮脂の分泌を正常にする。

使い方■フケを抑えるヘアマッサージオイルに。 芳 バ

[作用] 殺菌、抗ウイルス、細胞成長促進、収れん、抗菌
[おもな成分] モノテルペンアルコール類のゲラニオール、リナロール、エステル類の酢酸ゲラニル、セスキテルペン炭化水素類のβカリオフィレン
[相性のいい精油] ベルガモット、カモミール、シトロネラ、ジャスミン、ラベンダー、レモン、ライム、ローズ

❗ **使用上の注意**
妊婦は使用しない。

安眠剤として使われる個性的な香り　　　　　　　　　◆◆◆ 上級者向き

バレリアン
Valerian

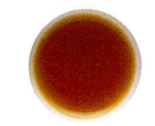

濃オレンジ〜茶色

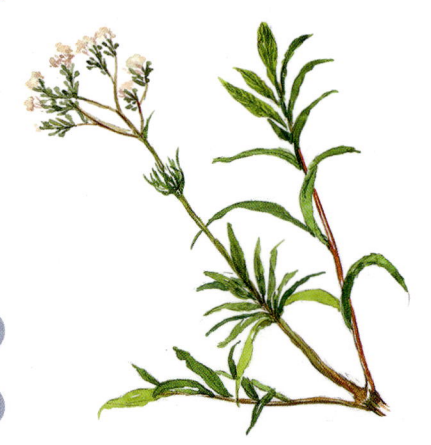

バレリアンの語源は、ラテン語のValere（幸福）に由来し、ギリシャ時代から薬用として利用されています。
神様の睡眠薬として名高く、中世のヨーロッパでは「オールヒール（すべてが治る）」といわれていました。
不眠症やメンタル面での不調にバレリアンが積極的に用いられるようになったのは16世紀になってからです。
18世紀になるころには消化器系の不調に関連した神経性の不調に対する治療や鎮静剤としての利用法がヨーロッパにおいて確立されるようになりました。
今日、バレリアンはドイツ、ベルギー、フランスの薬局において医療用ハーブとして公に認められています。漢方では根を吉草根（きっそうこん）と呼び利用しており、現代のハーブ医療でも、バレリアンの根から抽出したエッセンスがよく用いられます。

原料になる植物■バレリアン。ヨーロッパからアジアを原産とする多年草。冷涼で湿度の高い肥沃な土地を好むが、丈夫なので半日陰でもよく育つ。和名は西洋カノコソウ。

学名	Valeriana officinalis
科名	オミナエシ科
おもな産地	クロアチア
採油方法	根の水蒸気蒸留法

香りの特徴
ハーブ系／温かな樹の香り。

| 揮発度 | ミドル〜ベースノート | 香りの強さ | 強 |

おもな特徴

♥ 心への働き
1 心の動揺、ヒステリーをしずめる。
2 不眠症を改善する。

✳ 体への働き
1 頭痛をしずめる。
2 急な下痢症を改善させる。
3 感染症の予防に役立つ。

使い方■フレグランスにごく少量加える。心を穏やかにするのに役立つ。　芳 バ

[作用] 鎮静、鎮痙、精神バランス安定、抗炎症、解熱、抗ウイルス、不整脈調整
[おもな成分] エステル類の酢酸ボルニル、酢酸ミルテル、モノテルペン炭化水素類のカンフェン、ピネン
[相性のいい精油] シダーウッド、サイプレス、シベリアモミ

⚠ 使用上の注意
多量・長期の適用は、頭痛、筋肉の痙攣、動悸などの症状が現れることがあるので避ける。

スイートな香りでストレスから解放する効果が　　◆◆◆ 上級者向き

ヒソップ
Hyssop

無色

ハーブ系

ストレス解消

ヨーロッパではよく知られたハーブ、ヒソップから採取される精油です。ヒソップにはデオドラントに効果があるところから、神聖な寺院を清浄し、リフレッシュさせるために使用され、長い間聖なる植物とされてきました。

ヒソップを10世紀ごろヨーロッパに導入したのは、おそらくベネディクト会の修道士たちで、リキュールの成分のひとつとして酒造に使われました。

また、はれやおできの治療にも使われていたようです。

ヒソップの香りは、特にメンタル面に働きかけ、哀しみや傷ついた心をいやすといわれています。

同じヒソップでもホフク性のものからとる精油は、成分構成が異なり、刺激の強いケトン類が含まれません。

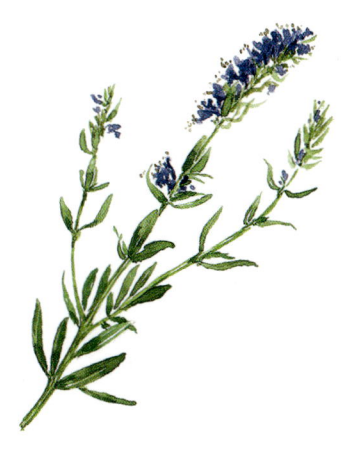

原料になる植物■ヒソップ。ハンガリー原産の高さ50cmほどの草本。葉からはハーブティーも作られ、呼吸器官系の病状をやわらげるといわれている。

学名	Hyssopus officinalis
科名	シソ科
おもな産地	フランス、ドイツ、イタリア
採油方法	全草の水蒸気蒸留法

香りの特徴
ハーブ系／フレッシュで甘さのあるさわやかな香り。

揮発度 ▶ ミドルノート　　香りの強さ ▶ 中

おもな特徴

♥ **心への働き**
1 不安や心配、神経の緊張、ストレスなどをやわらげる。

✳ **体への働き**
1 血行をよくする。
2 脂肪を分解する。
3 生理中のむくみを抑える。
4 風邪、咳をしずめる。

◆ **肌への働き**
すり傷や切り傷などの炎症を抑える。

[作用]強心、強壮、去痰、駆虫、駆風、血圧上昇、解熱、収れん、消化促進、消散、殺菌、頭脳明晰化、鎮咳、鎮痙、鎮静、通経、発汗、瘢痕形成、皮膚軟化、癒傷、利尿

[おもな成分]ケトン類のイソピノカンフォン、ピノカンフォンカンファー、モノテルペン炭化水素類のαピネン、βピネン、酸化物類の1.8シネオール

[相性のいい精油]アンジェリカルート、オレンジスイート、タンジェリン、メリッサ、ラベンダー、ローズマリー

❗ **使用上の注意**
1 刺激が強いので、使用には十分注意し、長期間の使用は避ける。
2 幼児や妊婦、授乳時の人は使用しない。

樹木系 / リラックス

リラックスできる森林浴効果で人気が高い精油　　◆◆慣れてきたら

ヒノキ
Hinoki

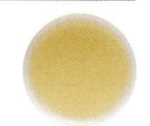

淡黄色

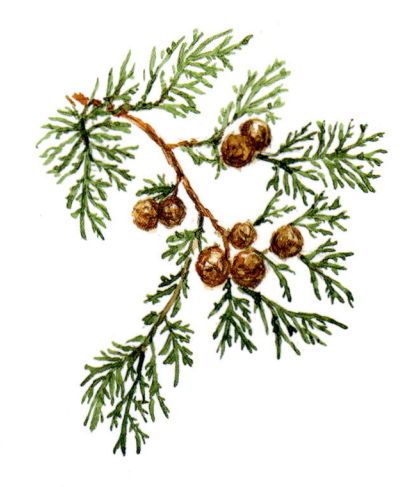

日本では古くから神社仏閣の建築材料として、最も多く使われてきたヒノキの精油です。

虫害に強く、雨水や湿気にも強く、建築材料としては最高の利点を持っています。

また、ヒノキの葉の成分には、食品の鮮度の保存や殺菌作用があるため、寿司屋さんのカウンターや、弁当の下にヒノキを敷くなどの使い方もされています。

葉が作り出す成分ボルネオールには、精神を落ち着かせる鎮静作用、炎症をしずめる消炎作用があり、αピネンは疲労回復に効果があるといわれます。

ちなみに葉の精油から作られた洗剤は、食器に光沢性を持たせるそうです。

原料になる植物■ヒノキ。福島県および新潟県の山岳地帯から屋久島までの暖帯と温帯に分布する常緑針葉高木。

学名	Chamaecyparis obtuse
科名	ヒノキ科
おもな産地	日本、台湾
採油方法	心材の水蒸気蒸留法

香りの特徴
樹木系／さわやかな森林の香り。樟脳(しょうのう)のようなスパイシーさがある。

揮発度 ▶ ベースノート　　香りの強さ ▶ 中

おもな特徴

♥ 心への働き
情緒を安定させリラックスさせる。

✳ 体への働き
殺菌性が高く、虫よけにも効果がある。

🌿 肌への働き
老化した肌を活性化させる。

使い方■空気を清浄するエアフレッシュナーに。 芳 バ

[作用]鎮静、抗菌、消臭、防虫
[おもな成分]モノテルペン炭化水素類のαピネン、モノテルペンアルコール類のボルネオール、エステル類の酢酸ボルニル、フェノール類のヒノキオール
[相性のいい精油]シダーウッド、ラベンダー、オレンジスイート、サンダルウッド

❗ 使用上の注意
1 皮膚への刺激が強いので、使用量に注意する。
2 妊婦は使用を控える。

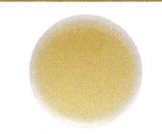

いろいろな使用方法が可能なさわやかな香り　◆◆◆ 上級者向き

ヒバ
Hiba

淡黄色

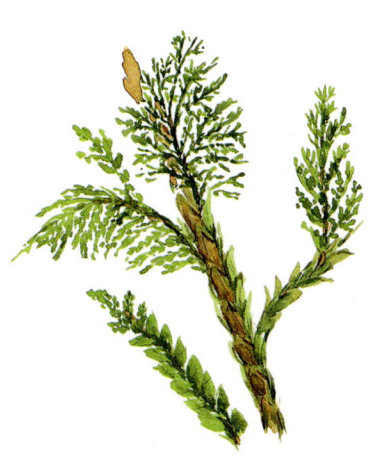

樹木系／ストレス解消

ヒバは腐食とシロアリに強く、建築材としての知名度はヒノキほどではありませんが、耐久性に優れ建築の土台材として最高のものだといわれてきました。

ヒバ油の成分、ヒノキチオールは抗菌性薬剤として歯みがき粉、化粧品などに応用されています。

最近は食品添加物としても認知され、様々な加工食品に利用され、青果物の鮮度保持にも活用されています。

そのほかにも、石けんやシャンプーの香料、トイレタリー用香料として使われています。

また、ヒバの香りの成分が脳の判断力を増加させるという効果にも注目されています。

原料になる植物■ヒバ。ヒノキ科アスナロ属。青森県、北海道に産する常緑高木だが、特に青森県の樹林は日本三大美林のひとつ。株、根および木粉からヒバ油が、枝葉からヒバ葉油が得られる。

学名	*Taujopsis dolabrate*
科名	ヒノキ科
おもな産地	日本
採油方法	枝葉の水蒸気蒸留法
香りの特徴	樹木系／フレッシュで、パインニードルの香りに近い強い樟脳（しょうのう）のような香り。
揮発度▶ベースノート　香りの強さ▶中	

おもな特徴

♥ 心への働き
1 ストレスをやわらげる。
2 不眠症を改善させる。

✲ 体への働き
冷え性を改善させる。

◆ 肌への働き
1 抗菌力で肌を清潔に保つ。
2 保湿・保温作用で肌をしっとりさせる。

使い方■低濃度で入浴剤に。 芳 バ

[作用] 抗菌、防カビ、防虫、消臭
[おもな成分] フェノール類のヒノキチオール、ツヨプセン、ビシフェリン酸
[相性のいい精油] サイプレス、ローズウッド、クローブ、ローレル、セージ、バジルスイート

❗ **使用上の注意**
1 皮膚への刺激が強いので、使用量に注意する。
2 妊婦は使用を控える。

甘くてスパイシーな香りが印象的な万能精油

◆◆慣れてきたら

フェンネルスイート（別名／ウイキョウ）
Fennel sweet

淡黄色

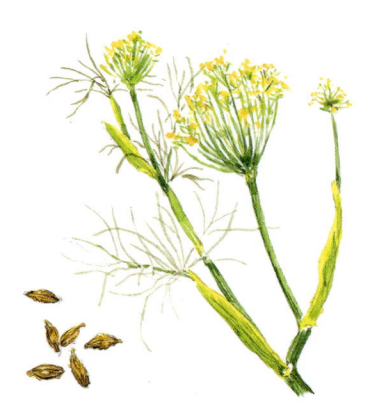

日本では茴香（ういきょう）と呼ばれるハーブから採取する精油。カレーなどスパイシーな料理を食べたあとに、種子を1粒かむと口の中がすっきりします。
フェンネルは古代の中国人にとって非常にポピュラーな植物で、ヘビにかまれた傷に対して使用していました。
古代エジプト人は、フェンネルを摘まないのは愚かなことと考えていたくらい重宝がり、また、古代ローマの女性たちの間では、フェンネルは満腹感をおぼえさせることから、ダイエット効果もあるとして人気が高かったようです。
フェンネルの用途は幅広く、呼吸器系疾患や消化促進などによいとされています。
緊張やストレスからくる吐き気や便秘にも効果があります。

原料になる植物■フェンネルスイート。スペイン原産。黄色い花々を咲かせ、葉は緑色で、ふさふさとして羽毛のよう。

学名	Foeniculum vulgare
科名	セリ科
おもな産地	イタリア、地中海地方
採油方法	種子の水蒸気蒸留法

香りの特徴
ハーブ系／草木のような深くて甘いスパイシーな香り。

揮発度　トップ〜ミドルノート　　香りの強さ　中から強め

おもな特徴

♥ **心への働き**
月経前のイライラした気分をしずめる。

✱ **体への働き**
1 むくみや皮下脂肪による肥満を改善させる。
2 二日酔いや飲みすぎの不快感をやわらげる。
3 月経不順を正常化させる。

◆ **肌への働き**
肌を清潔に保ち、じょうぶにする。

使い方■マッサージオイルに。月経の不快症状をやわらげる。 芳 バ

[作用]抗炎症、抗感染、うっ滞除去、強壮、利尿、通経、健胃、解毒、去痰、鎮痛、鎮静、体内浄化、女性ホルモン様
[おもな成分]フェノールメチルエーテル類のトランスアネトール、モノテルペン炭化水素類のリモネン、ケトン類のフェンコン
[相性のいい精油]ラベンダー、レモン、ローズ、サンダルウッド

❗ 使用上の注意
1 乳幼児、妊婦、授乳中は使用しない。
2 長期間の使用は避ける。

フェンネルで作る

セルライト解消マッサージオイル

フェンネルは消化器系を刺激し、食べ過ぎによる毒素を除去します。体液の排出効果もあり、むくみやセルライト対策に役立ちます。肌を若返らせるラベンダーと血行を促すサンダルウッドを加えるとより効果的。

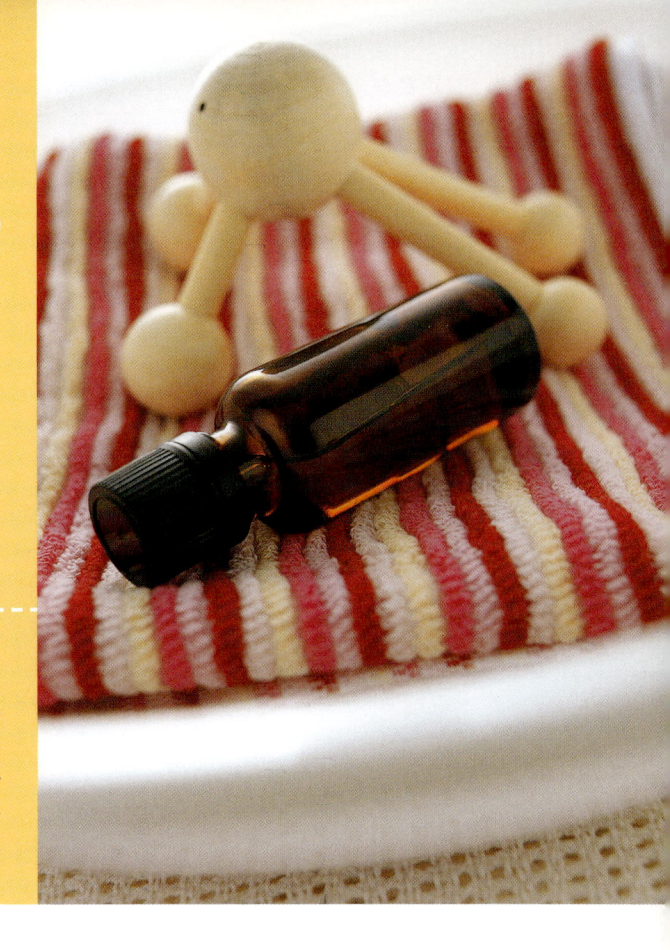

作り方

① ビーカーにホホバオイルを入れて、Aを加える。
② ガラス棒でよくまぜて、遮光びんに移す。

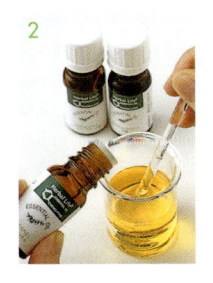

材料（30㎖分）

A ┌ フェンネル精油…2滴
　├ ラベンダー精油…2滴
　└ サンダルウッド精油…2滴
ホホバオイル…30㎖

道具

ビーカー、ガラス棒、遮光びん

使い方

手のひらに少量とって両手になじませ、気になるところをマッサージする。

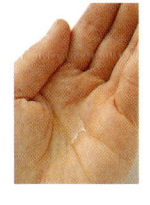

保存■常温で保存。3カ月を目安に使い切る。

柑橘系 / リフレッシュ

デオドラント効果が高くリラクセーションに最適な精油

プチグレイン
Petitgrain

◆ 初心者向き

淡黄色

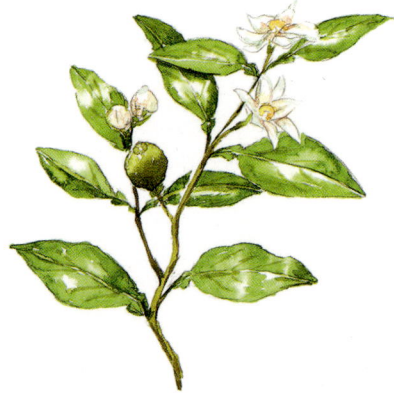

オレンジの葉と枝から採取される精油です。
プチグレインとは「小さな粒」という意味です。
これは、かつてこの精油がオレンジの葉からというよりも未熟な粒のような果実から抽出されたことに由来するという説もあります。
プチグレインの抽出は17世紀頃から行われるようになり、スイートオレンジではなく、ネロリを抽出するビターオレンジ系からで、ネロリよりも安価で作用が穏やかです。
プチグレインは製薬業界や香水業界などで、広く使われています。
デオドラント効果があるといわれ、気持ちをリフレッシュさせ、神経系の鎮静剤としても知られ、心身のリラクセーションが期待できます。
不眠症や時差ぼけにも効果があるといわれます。
また、病気に対する体全体の抵抗力を強める働きを促します。

原料になる植物■オレンジの木からとれる3種類の精油のひとつ。パラグアイ原産。レモンやマンダリンなどの葉や枝からも抽出されることがある。

学名	Citrus aurantium
科名	ミカン科
おもな産地	パラグアイ、イタリア、スペイン
採油方法	葉と枝の水蒸気蒸留法
香りの特徴	柑橘系／ハーブの香りを漂わせたフレッシュな柑橘系の香り。
揮発度	トップノート
香りの強さ	中

おもな特徴

♥ **心への働き**
1 怒りやパニックをしずめ気持ちをやわらげる。
2 ストレスを解消し、リフレッシュさせる。

✳ **体への働き**
1 筋肉のけいれんをやわらげる。
2 消化を助ける。

◆ **肌への働き**
1 脂性肌向き。ニキビや吹き出物の治りを促す。
2 肌の臭いを抑える。

使い方■安眠を誘うバスオイルに。 芳 バ

[作用] 鎮静、鎮痙、消化促進、健胃、消臭、抗炎症、血圧降下
[おもな成分] エステル類の酢酸リナリル、酢酸ゲラニル、モノテルペンアルコール類のリナロール、ゲラニオール、モノテルペン炭化水素類のリモネン、オシメン
[相性のいい精油] ベルガモット、カモミール、サイプレス、ラベンダー、ローズ、ローズウッド、サンダルウッド

❗ **使用上の注意**
光毒性があるため、使用後は直射日光を避ける。

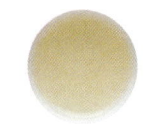

長い歴史を持つ非常にポピュラーな万能スパイス

ブラックペッパー
Black pepper

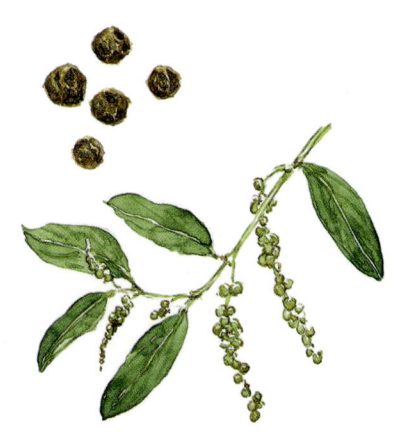

◆初心者向き

淡淡黄色

スパイス系 / リフレッシュ

おなじみのスパイスの王様、黒こしょうから採取される精油です。

ペッパーはサンスクリット語のpippaliに由来し、これがラテン語のpiperに変化したものです。

古代ローマ時代にはすでにヨーロッパ全般で知られていたという万能スパイスで、銀と同じ貨幣価値を持ち、中世ではアラビアの貿易商人が独占的に扱いました。

ギリシャ人は熱病を治すために多量に用い、トルコ人は自国を通過してこしょうを運んでいく隊商に高額の税金をかけたそうです。

また、こしょう貿易はインドとヨーロッパの間で極めて重要なものとなり、それをめぐってポルトガル人、フランス人、オランダ人の間で海戦が勃発したこともしばしばあったとか。

こうした波乱に富んだ歴史を通じて、ブラックペッパーは薬効があると信じられ、使用され続けてきたのです。

原料になる植物■ペッパー。インドの南西海岸地帯が原産で、10mに達するつる性の常緑低木。実をそのまま自然乾燥させたものがブラックペッパー。

学名	*Piper nigrum*
科名	コショウ科
おもな産地	インド、マダガスカル、スリランカ、シンガポール
採油方法	果実の水蒸気蒸留法

香りの特徴
スパイス系／スパイシーで非常に鋭い香り。

| 揮発度 | ▶ ミドルノート | 香りの強さ | ▶ 中 |

おもな特徴

♥ 心への働き
1 気持ちをリフレッシュさせる。
2 冷淡になった心を温め、情熱を取り戻す。

✹ 体への働き
1 身体を温めて血行をよくし、代謝を促す。
2 便秘を解消し消化を助ける。
3 呼吸器系を強化させる。

◆ 肌への働き
打ち身の治りを促す。

使い方■マッサージオイルに。便秘を改善。 芳 バ

[作用]抗炎症、抗ウイルス、強壮、消化促進、抗菌、鎮痙、鎮痛、引赤
[おもな成分]セスキテルペン炭化水素類のβカリオフィレン、モノテルペン炭化水素類のリモネン、ミルセン、βピネン、サビネン、モノテルペンアルコール類のテルピネン4-オール
[相性のいい精油]バジルスイート、ベルガモット、サイプレス、グレープフルーツ、レモン、サンダルウッド

❗ 使用上の注意
精油全般にいえる安全な使い方（P.12）を守る。

樹脂系

情緒を安定させる

古代から珍重されてきた神秘的な香りの精油

◆初心者向き

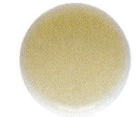

フランキンセンス（別名／乳香）
Frankincense

淡淡黄色

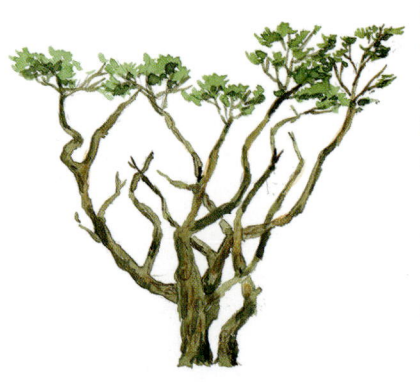

和名は乳香（にゅうこう）として有名な精油です。
紀元前の時代から宗教用の薫香として祭壇などに使用され、いまでも広く使われています。
その香りと薬効から、非常に貴重な存在で、イエス・キリスト誕生を祝う品としてミルラ（没薬）とともに捧げられたことで有名です。
また、王族や貴族の間では香りでいやす香薬として、ステータスの証として体に塗られていました。
フランキンセンスをめぐっては、その貴重さゆえに古来から利害と権力の争いが繰り返されたようです。
その神秘的な香りは、過ぎ去ったことへの不安や強迫観念をしずめたいときに効果大。
その他、呼吸器への作用やしわやたるみを改善するなど肌への効果が知られています。

原料になる植物■フランキンセンス。ソマリア原産で、乾燥地に生育する常緑高木。樹高は10mほどになり、横に枝を広げる。

学名	*Boswellia carterii*
科名	カンラン科
おもな産地	エチオピア、イラン、レバノン、アラブ地域
採油方法	樹脂の水蒸気蒸留法

香りの特徴
樹脂系／日本のお香のようなスモーキーな香り。

| 揮発度 | ▶ ベースノート | 香りの強さ | ▶ 中 |

おもな特徴

♥ **心への働き**
哀しい心をなぐさめ、不安をやわらげる。

✳ **体への働き**
1 咳や気管支炎をしずめる。
2 身体を温め、冷え症を改善する。

◆ **肌への働き**
1 老化した肌を活性化させる。
2 しわやたるみを改善させる。

使い方■しわ、たるみ改善のクリームに。
風邪の初期症状の吸入も効果的。 芳 バ

［作用］鎮静、強壮、抗うつ、組織細胞再生・活性、抗菌、収れん、抗カタル、去痰、鎮痛、免疫強壮
［おもな成分］モノテルペン炭化水素類のαピネン、βピネン、リモネン、シメン、セスキテルペン炭化水素類のαグルジュネン、αガイエン
［相性のいい精油］バジルスイート、ゼラニウム、ラベンダー、オレンジスイート、ネロリ、パチュリ、サンダルウッド

❗ **使用上の注意**
精油全般にいえる安全な使い方（P.12）を守る。

生花のまま使われることが多いため、精油は貴重な存在

◆◆◆ 上級者向き

フランジュパニ(別名／プルメリア)
Frangipani

緑黄～茶色

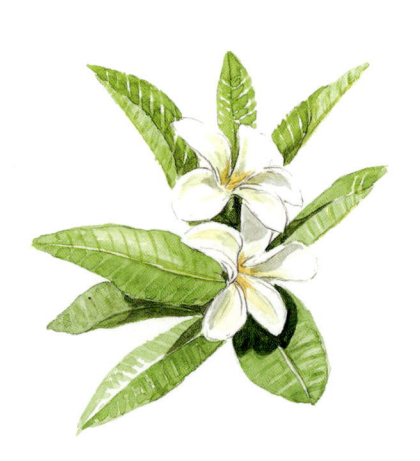

フローラル系｜元気が出る

精油の原料となるプルメリアの花は、ハワイではレイの材料になり、インドネシアやインドでも宗教儀式やもてなしに生花がふんだんに使われますが、精油の生産量は多くありません。フランジュパニの香料は、16世紀イタリアのフランギパニ公爵が最初に生み出したものといわれます。花の香りを混合して作り出した甘い香りは多くの人々に受け入れられ、今日まで愛されてきました。プルメリアの花がフランジュパニと呼ばれるのは、花の香りがその香料の香りによく似ていたためと伝えられています。

最近は、生産量の少ない純粋なフランジュパニに代えて、天然の精油をブレンドして「フランジュパニ」と名づけたものもあります。精油を求める場合は、学名表示に注目しましょう。

原料になる植物■プルメリア。和名インドソケイ。ハワイで歓迎のレイに使われる花。花色は白、赤、黄色、ピンクなどがある。

学名	Plumeria acutifolia
科名	キョウチクトウ科
おもな産地	コモロ諸島、インド、インドネシア
採油方法	花の溶剤抽出法（アブソリュート）

香りの特徴
フローラル系／華やかな甘さがあり、南の島を思わせるエキゾチックな香り。

揮発度 ▶ ミドル～ベースノート　　香りの強さ ▶ 中から強

おもな特徴

♥ **心への働き**
1 気持ちをほぐし、元気づける。
2 気持ちを高揚させ、官能的な気分にする。

✴ **体への働き**
1 身体を温め、血行を促進する。
2 五感を解放させ、集中力を高める。

✤ **肌への働き**
肌の乾燥を防ぎ、健やかに保つ。

使い方■フレグランスに。

[作用] 血行促進、抗うつ、鎮静、鎮痛
[おもな成分] モノテルペンアルコール類のリナロール、エステル類の酢酸ベンジル
[相性のいい精油] ジャスミン、ラベンダー、ローズオットー

❗ 使用上の注意
ポプリオイル用などの合成品は使用不可なので注意する。

オーストラリアンオイルの王様といわれる青い精油　◆◆◆ 上級者向き

ブルーサイプレス
Blue cypress

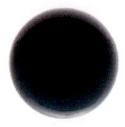

樹木系／情緒を安定させる

青色

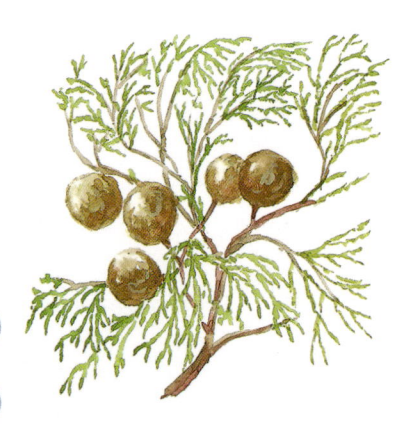

伝統的にオーストラリアの先住民族に何千年もの間使用されている透き通った美しい濃青色の精油です。オーストラリアのオイルの王様と呼ばれています。
ブルーサイプレスには、カモミールジャーマンの特徴成分でもあるカマズレンに似たガイアズレンという成分が含まれていて、これが青色を作りあげています。
青い精油は一般的にのどの痛みをしずめる働きがあるといわれますが、ブルーサイプレスもたいへん優れた抗炎症作用や抗アレルギー作用があります。
また、青い色は天然の着色料として、化粧品や香水の色づけにも利用されます。
2000年に開催されたシドニーオリンピックでは、「シドニー2000の香り」として話題になりました。

原料になる植物■オーストラリア北部の乾燥地帯で育つブルーサイプレスの木。

学名	*Callitris intratropica*
科名	ヒノキ科
おもな産地	オーストラリア
採油方法	樹皮と葉の水蒸気蒸留法
香りの特徴	樹木系／サイプレスの香りに、かすかにハチミツのような甘みが加わった香り。サンダルウッドに似ている。
揮発度 ▶ ベースノート	香りの強さ ▶ 中

おもな特徴

♥ **心への働き**
心を落ち着かせ、安心感を与える。

✳ **体への働き**
1 咳やのどの痛みや炎症をやわらげる。
2 関節、お腹の痛みをやわらげる。

◆ **肌への働き**
1 肌のむくみを取り、引き締める。
2 切り傷ややけどの治りを促す。

使い方■かゆみを抑えるボディオイルに。 芳 バ

[作用] 抗炎症、鎮痛、うっ滞除去、抗ウイルス、抗アレルギー
[おもな成分] セスキテルペン炭化水素類のガイアズレン、αガイエン、αセリネン、アルコール類のガイオール、ブルネソール
[相性のいい精油] オレンジスイート、クラリセージ、グレープフルーツ、サンダルウッド、ジュニパーベリー、パインニードル、ベルガモット、ベンゾイン、ラベンダー、レモン、ローズマリー

❗ 使用上の注意
精油全般にいえる安全な使い方(P.12)を守る。

神経を目覚めさせ、気付薬のように働く甘い香り　　◆◆◆上級者向き

ブルームスパニッシュ
Spanish broom

濃い琥珀色

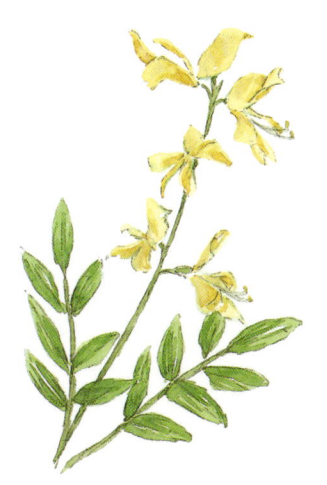

フローラル系／元気が出る

原料になる植物■レダマ。地中海地方に多く分布する落葉低木。別名をニオイエニシダという。5月ごろに独特の香りの黄色い花をつける。

ブルームという名のつく植物は、日本では一般的にエニシダと呼ばれますが、精油の原料となるスパニッシュ・ブルーム（和名レダマ）は、日本のエニシダとは別属に分類されます。ヨーロッパでは、ブルームはおもに「スパニッシュ・ブルーム」「フレンチ・ブルーム」「スコッチ・ブルーム」に分類されますが、その精油をアロマテラピーに利用できるのはスパニッシュ・ブルームだけです。

ほかは人体に有害であるとされ、とくにフランスでジュネと呼ばれるスコッチ・ブルーム（学名：Cytisus scoparius、和名：エニシダ、科名：マメ科エニシダ属）は薬用植物であり、毒性が強いため使用は厳禁です。

米国食品医薬品局では、これを危険な薬草として使用を全面禁止しています。購入する際は、学名をよく確認することが必要です。

学名	Spartium junceum
科名	マメ科
おもな産地	フランス、スペイン、イタリア
採油方法	花の溶剤抽出法（アブソリュート）

香りの特徴
フローラル系／甘さが非常に強く、花と草が混じり合ったような香り。

揮発度　ミドルノート　　香りの強さ　中から強め

おもな特徴

♥ 心への働き
気分を高揚させ、元気にする。

✳ 体への働き
血行をよくし身体を温める。

使い方■フレグランスに。 芳

[作用]リフレッシュ、強壮、鎮静
[おもな成分]モノテルペンアルコール類のリナロール、ゲラニオール、エステル類の酢酸リナリル、芳香族アルコール類のフェニルエチルアルコール
[相性のいい精油]ゼラニウム、ラベンダー

❶ 使用上の注意
1 皮膚への刺激が強いので、フレグランスとして楽しむ。
2 ポプリオイル用などの合成品は使用不可なので注意する。

フローラルとグリーン系がまざったさわやかな香り　　◆◆◆上級者向き

フレンチラベンダー
French lavender

淡淡黄色

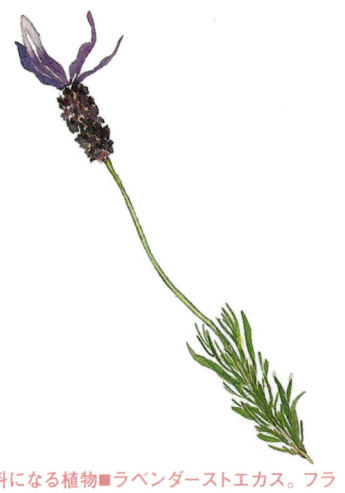

ラベンダーにはたくさんの種類があり、作用も異なります。フレンチラベンダーの精油はストエカスという種から採取します。p124のラベンダー（真正）と違う点は、毒性のあるケトン類を多く含んでいること。フレンチラベンダーの使用は十分注意が必要です。

皮下脂肪を取り除く作用があるため、痩身マッサージに役立ちます。

名前に国名がついているので、フランス産ラベンダーと勘違いしそうですが、これは栽培種の発祥地を示しているだけで、現在の種の分布とはほぼ無関係です。ちなみにフレンチラベンダーは別名、スパニッシュラベンダーとも呼ばれ、ラベンダーの原種といわれます。

原料になる植物■ラベンダーストエカス。フランス原産。細くて針のような葉と長さ3cmくらいの暗紫色の花が咲く。耐寒性がなく、暑さや湿気に強いのが特徴。

学名	Lavandula stoechas
科名	シソ科
おもな産地	フランス
採油方法	花と葉の水蒸気蒸留法

香りの特徴
フローラル系ノリッディが基調のくっきりした香り。

| 揮発度 | トップノート | 香りの強さ | 中 |

おもな特徴

♥ **心への働き**
1 落ち込んだ心を回復させる。
2 気持ちを元気づけ、明るく盛りあげる。

✴ **体への働き**
1 皮下脂肪を取り除き、痩身に役立つ。
2 気管支の痛み、鼻づまりなどをやわらげる。

◆ **肌への働き**
しっしん、傷の治りを促す。

使い方■専門家の処方のみにて使用。

[作用] 皮下脂肪溶解、粘液溶解、抗カタル、瘢痕形成、抗感染、抗炎症、強壮
[おもな成分] ケトン類のフェンコン、カンファー、モノテルペン炭化水素類のカンフェン、リモネン
[相性のいい精油] レモン、ベルガモット、コリアンダー、ゼラニウム、ローズマリー、ローズ、パルマローザ、ローズウッド

⚠ 使用上の注意
高血圧の人、乳幼児、妊婦、授乳中の人は使わない。

化粧品として長い歴史を持つリラックス効果大の精油

◆初心者向き

ベチバー
Vetiver

濃い琥珀色

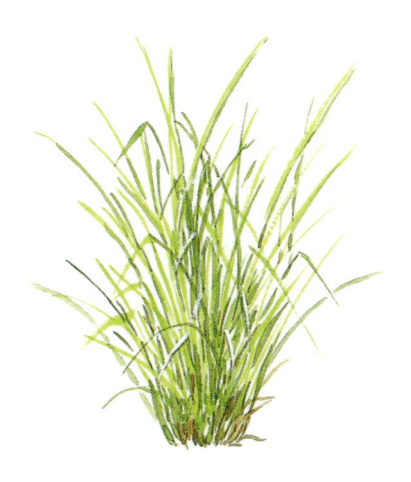

オリエンタル系

リラックス

東南アジア原産のベチバーの根から採取される精油です。「ベチベルソウ」や「クスクス」の別名を持ちます。

虫よけの効果が高いことから、東南アジアの国々ではブラインドや天幕、帽子、マットなどの日用品として用いられていました。

この精油は香水の香りを持続するベースノートとしてよく用いられ、「ムスリーヌ・デ・ザンド」というヨーロッパの有名な香水は、サンダルウッド、安息香、タイム、バラとともにベチバーを使っていました。

ベチバーはその鎮静作用から「静寂の精油」としても知られ、ストレスと緊張に対する万能薬だという評判があります。

スリランカの女性たちは、ベチバーをココナツオイルに浸け込んで、ヘアオイルとして使ったそうです。

原料になる植物■ベチバー。インドやジャワなど熱帯地方が原産地。日当たりがよく、風通しのいい肥沃な土地を好む。

学名	Vetiveria zizanioides
科名	イネ科
おもな産地	インドネシア、インド、タヒチ
採油方法	根の水蒸気蒸留法
香りの特徴	オリエンタル系／土の香りを漂わせた深みのある香り。
揮発度	ベースノート　香りの強さ　強

おもな特徴

♥ **心への働き**
1 緊張をほぐし、リラックスさせる。
2 プレッシャーで決断力を失ったとき、冷静さを取り戻させる。

✳ **体への働き**
筋肉の痛みをやわらげ、疲労を回復させる。

◆ **肌への働き**
虫刺されの症状を抑える。

使い方■リラクセーションのためのマッサージに。[芳][バ]

[作用] 強壮、抗炎症、神経バランス調整、催淫、抗菌、鎮静、消化促進
[おもな成分] セスキテルペンアルコール類のベチベロール、セスキテルペン炭化水素類のベチベン、ケトン類のベチベロン
[相性のいい精油] カモミール、フランキンセンス、ゼラニウム、ラベンダー、ローズ、サンダルウッド、イランイラン

❗ 使用上の注意
乳幼児、妊婦は、使用に注意する。

ハーブ系 / リフレッシュ

清涼感たっぷりのミントの香りで人気の高い精油

ペパーミント
Peppermint

◆初心者向き

淡淡黄色

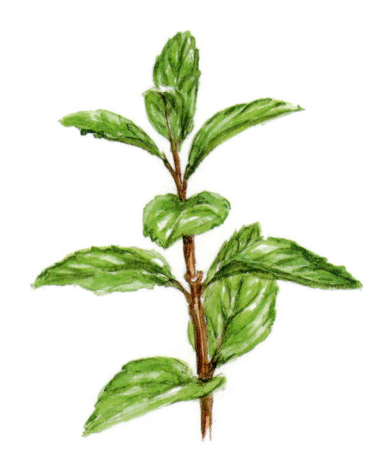

原料になる植物■ペパーミント。ヨーロッパ原産の多年草で、同じミントの仲間であるウォーターミントとスペアミントの交雑種。湿り気のある気候条件を好む。

変わらぬ人気のペパーミントの精油です。

ミントの仲間はすっきりとした香りで古くから親しまれ、古代エジプト人やギリシャ人、ローマ人に使用されていました。

特にペパーミントはヘブライ人たちが香料の成分として使っていたもので、特に催淫の効果があったためといわれています。

現在でもチューインガムから歯みがき粉まで、口のなかをさわやかにするハーブの代表になっていますが、クレオパトラの時代からその薬効はよく知られていました。

ペパーミント精油には刺激を与える効果があることから、手足のしびれやめまい、貧血症、しっしんに効果があり、心臓と心を強壮にします。また、冷却作用と痛みをやわらげる作用があるので、頭痛や歯痛、筋肉痛をしずめます。

ペパーミントはイギリス産が最上のものともいわれています。

学名	Mentha piperita
科名	シソ科
おもな産地	インド、イギリス、フランス、アメリカ
採油方法	全草の水蒸気蒸留法
香りの特徴	ハーブ系／スーッとしたメントールの香り。
揮発度	トップノート　香りの強さ　強

おもな特徴

♥ **心への働き**
1 怒りによる興奮や疲労した心をしずめる。
2 脳を刺激して意識をクリアにさせる。

✱ **体への働き**
1 下痢や便秘、吐き気、乗り物酔いをやわらげる。
2 呼吸器系の痛み、頭痛、歯痛、筋肉痛をやわらげる。

◆ **肌への働き**
1 ニキビや日焼けの炎症をしずめる。
2 かゆみを抑える。

使い方■鎮痛のボディオイルに。 芳 バ

[作用] 強心、去痰、血管収縮、冷却、解熱、健胃、抗炎症、頭脳明晰化、鎮痙、鎮痛、通経、発汗、収れん、殺菌
[おもな成分] モノテルペンアルコール類のメントール、ケトン類のメントン、酸化物類の1.8シネオール、モノテルペン炭化水素類のリモネン、βピネン
[相性のいい精油] サイプレス、シダーウッド、ニアウリ、パインニードル、マンダリン、ラベンダー、ローズマリー

❗ 使用上の注意
1 心身と肌への刺激が強いので使用量に注意する。
2 妊婦と授乳中は使用を控える。

ペパーミントで作る

足お疲れさま フットスプレー

ペパーミントの冷却作用が、筋肉の痛みをやわらげるとともに、発汗も抑えるのでデオドラント剤としても効果抜群です。血行を促すレモンとローズマリーが、水分の滞留やむくみを改善します。

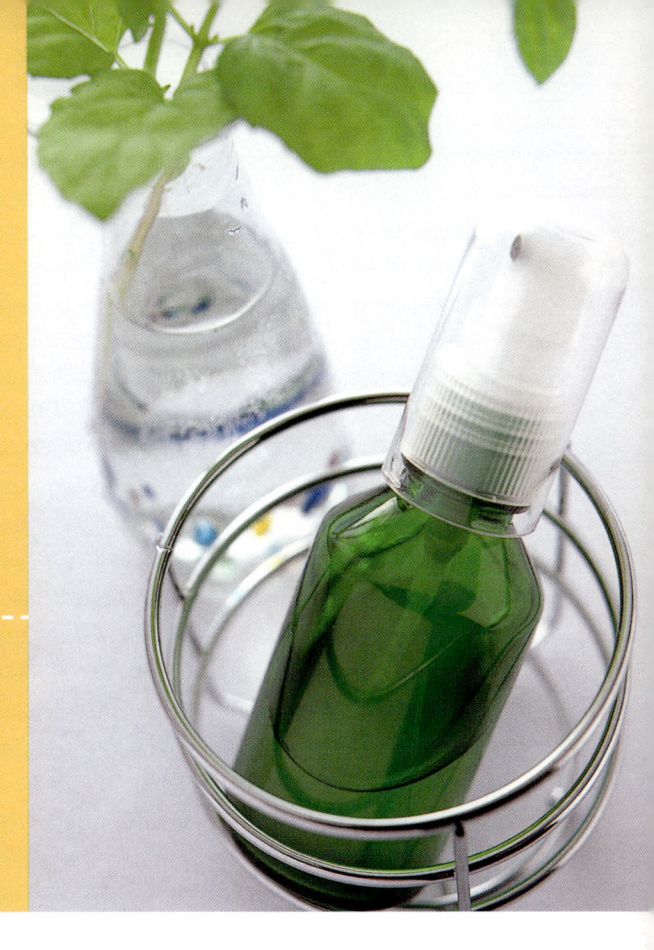

作り方
1. ビーカーに無水エタノールを入れて、Aを加え、ガラス棒でよくまぜる。
2. 精製水を加えてさらにまぜ、遮光性のガラスのスプレー容器に移す。

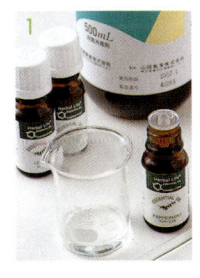

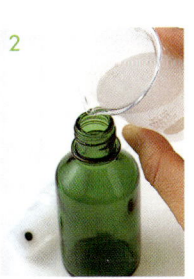

材料（30㎖分）
A ┌ ペパーミント精油…2滴
  │ レモン精油…2滴
  └ ローズマリー精油…2滴
無水エタノール…5㎖
精製水…25㎖

道具
ビーカー、ガラス棒、
遮光性のガラスのスプレー容器

使い方
使う前によく振り、足のむくみでいるところにスプレーする。

保存■冷暗所で保存。1カ月を目安に使い切る。

柑橘系 / リラックス

リラックス効果が高いフルーティーな香りの精油

ベルガモット
Belgamot

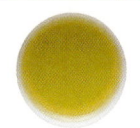

◆初心者向き

淡緑がかった黄色

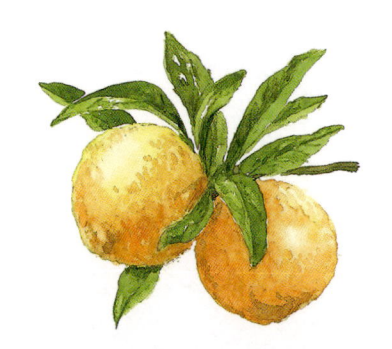

精油名は、この木が最初に栽培されたイタリアの小都市、ベルガモの名に由来しています。
言い伝えによると、コロンブスがこの木をカナリア諸島で発見してスペイン本国とイタリアに導入したとのこと。
1725年にフィレンツェで使用されてから、イタリアの民間療法で広く使われるようになったようです。
同じ柑橘系のオレンジスイートはお菓子のような甘い香りですが、ベルガモットはもっとさっぱりしており、アールグレイティーの風味づけとしても有名です。
ベルガモットの香りには、ストレスや苛立ちで神経が高ぶっているときに気分を落ち着かせ、しかも明るく穏やかな気持ちにさせる効果があります。
脂性肌のスキンケアにも力を発揮します。

原料になる植物■ベルガモット。シシリア原産の常緑低木。長い緑の葉をつけ、白い花を咲かせる。果実は小さなオレンジのよう。

学名	*Citrus bergamia*
科名	ミカン科
おもな産地	イタリア、モロッコ、チュニジア、ギニア
採油方法	果皮の圧搾法
香りの特徴	柑橘系／ややフローラルなトーンのある甘くフルーティーな香り。ほぼすべての精油と相性がよい。
揮発度	トップノート　香りの強さ　弱

おもな特徴

心への働き
1 うつや不安、緊張をやわらげる。
2 怒りをしずめ、安眠を促す。

体への働き
1 消化を助け食欲を増進させる。
2 気管支系の痛みをしずめる。

肌への働き
脂性肌に向き、しっしん、ニキビの炎症をしずめる。

使い方■多くの精油と相性がよく、幅広い用途に。 芳 バ

[作用] 駆風、解熱、健胃、抗ウイルス、抗うつ、消化促進、鎮痙、鎮静、消臭、瘢痕形成、抗菌、殺虫

[おもな成分] モノテルペン炭化水素類のリモネン、βピネン、γテルピネン、エステル類の酢酸リナリル、モノテルペンアルコール類のリナロール

[相性のいい精油] イランイラン、カモミール、サイプレス、ジャスミン、ジュニパーベリー、ゼラニウム、ネロリ、パチュリー、パルマローザ、マジョラムスイート、ユーカリ、ラベンダー、レモン

❗ 使用上の注意
1 光毒性があるため、使用後は直射日光を避ける。
2 敏感肌を刺激することがあるので使用量に注意する。

ベルガモットで作る

リラックスできる ボディソープ

ベルガモットは落ち込んだ気分をほぐし、明るくしてくれます。抗うつ作用のあるグレープフルーツと、リラックス効果の高い甘くさわやかな香りのオレンジスイートを組み合わせてリフレッシュしましょう。

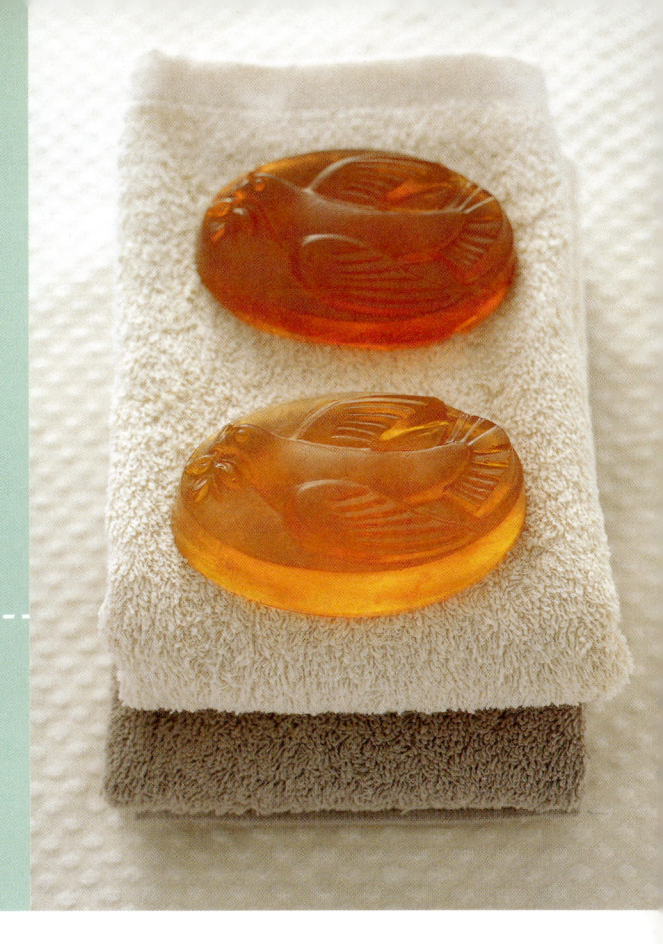

作り方
① ビーカーに石けん素地を入れ、電子レンジ（500W）で1分加熱する。
② 溶けたら取り出して、ハチミツを加えて、竹串でよくまぜる。
③ 2にAを加えてさらにまぜ、型に流して約1時間おき、固まったら型から取り出す。風通しのよいところで3〜4日乾燥させる。

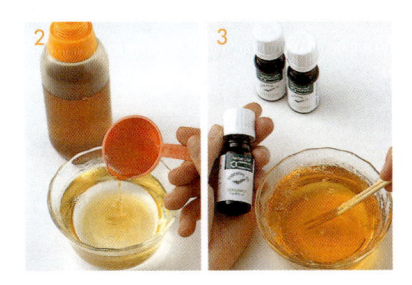

材料（100g分）
A ┌ ベルガモット精油…10滴
　├ グレープフルーツ精油…5滴
　└ オレンジスイート精油…5滴
ハチミツ…大さじ1
石けん素地…100g

道具
計量スプーン、はかり、ビーカー、竹串、石けんの型

使い方
よく泡立ててから使う。

保存■常温または冷蔵庫で保存。ラップで包んでおくと、香りが長持ちする。

樹脂系 / 明るい気分になる

甘い香りのベンゾインはスキンケアにも効果発揮

◆初心者向き

ベンゾイン（別名／安息香）
Benzoin

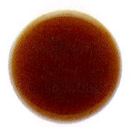

明るい茶色

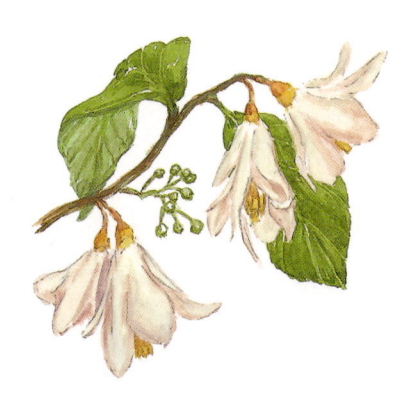

ベンゾインの木の樹脂からできる精油です。
バニラのような香りで、古くから薫香として用いられてきました。なかでもタイ産のベンゾインは生産量も少なく貴重です。
別名は安息香（あんそくこう）で、その由来は、緊張などで浅くなった息づかいを安らかにする作用があるということからきています。
血行などの体内循環をよくし、呼吸器官の調子を取り戻すことでもよく働くといわれます。
また、硬くなった肌を柔軟にするので、かかとやひざ、ひじなどの部分的なスキンケアや、ニキビの治療に用いられることもあります。
眠気を誘うこともあるので、集中したいときの使用は避けます。

原料になる植物■ベンゾイン。ジャワ、タイが原産。白い花がうつむくように咲き、ナツメグのような堅い殻の実をつける。

学名	*Styrax benzoe*
科名	エゴノキ科
おもな産地	スマトラ、タイ、ジャワ島、インド、マレーシア
採油方法	樹脂の溶剤抽出法（アブソリュート）

香りの特徴
樹脂系／バニラを思わせる甘い香り。

揮発度　▶ベースノート　　香りの強さ　▶弱

おもな特徴

♥ 心への働き
1 孤独感や喪失感をやわらげる。
2 気持ちを明るく盛りあげる。

✳ 体への働き
1 関節や気管支の痛みや炎症をやわらげる。
2 気管支系の痛みをやわらげる。

✤ 肌への働き
あか切れや乾燥肌にうるおいを与える。

使い方■肌の炎症をやわらげるクリームに。[芳]

[作用] 鎮静、組織細胞再生、抗炎症、鎮痛、鎮痙、神経バランス調整、去痰、収れん
[おもな成分] エステル類の安息香酸コンフィニル、有機酸類の安息香酸、エルテル類の安息香酸シンナミル、芳香族アルデヒド類のバニリン
[相性のいい精油] ベルガモット、ブラックペッパー、オレンジスイート、サンダルウッド、イランイラン

❗ 使用上の注意
精油全般にいえる安全な使い方（P.12）を守る。

ベンゾインで作る

ぬるタイプの香水
練香

ベンゾインのバニラのような甘い香りには、深い鎮静作用があります。ほかにも呼吸器系に働きかけ、咳や風邪の症状を改善します。また皮膚の蘇生力を強めるので、ひびやあかぎれにも効果的です。

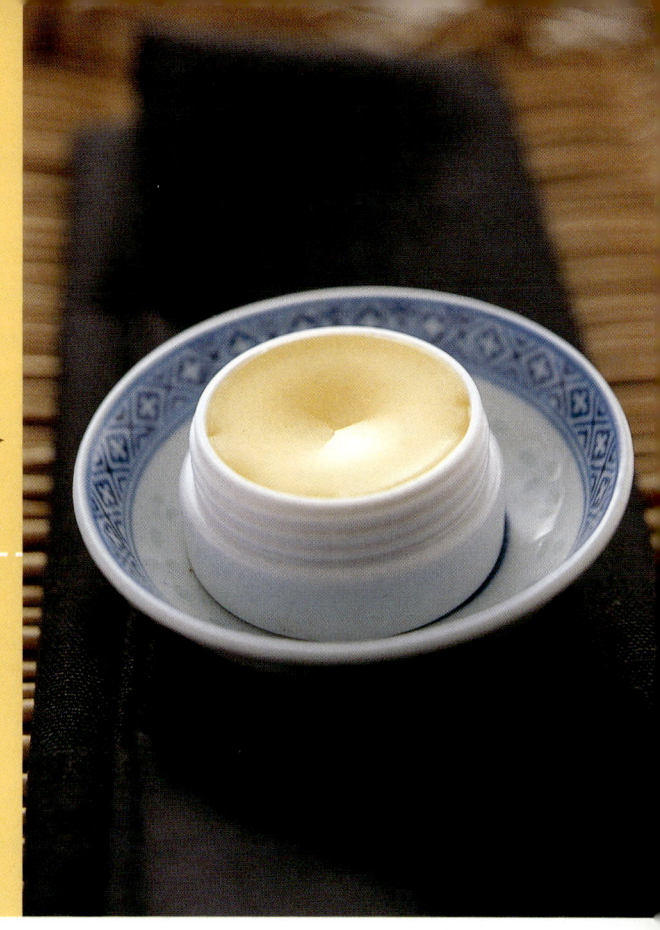

作り方

① Bをエッセンシャルウォーマーにかけ、竹串でまぜながら、ミツロウを溶かす。
② 1を容器に入れて、まぜながら冷ます。まわりが固まってきたらAを加えてさらにまぜ、そのままおく。

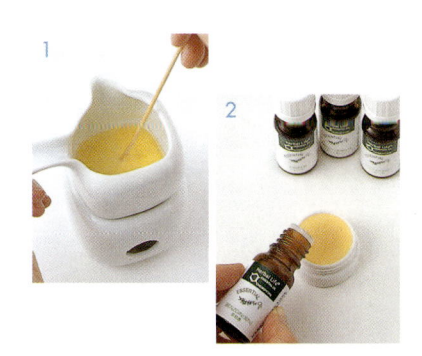

材料（20g分）

A
- ベンゾイン精油…3滴
- ジュニパーベリー精油…2滴
- オレンジスイート精油…4滴
- ローズウッド精油…2滴

B
- ミツロウ…2g
- ホホバオイル…10ml

道具
はかり、ビーカー、エッセンシャルウォーマー、竹串、クリーム容器

使い方
少量とって胸元にぬり、立ちのぼる香りを嗅ぐ。広範囲にぬらないこと。

保存■常温で保存。3カ月を目安に使い切る。

樹木系 / 安眠に役立つ

怒りの感情を鎮静させ、安らかな眠りを促す　　◆◆慣れてきたら

マートル（別名／ギンバイカ）
Myrtle

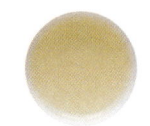

淡黄色

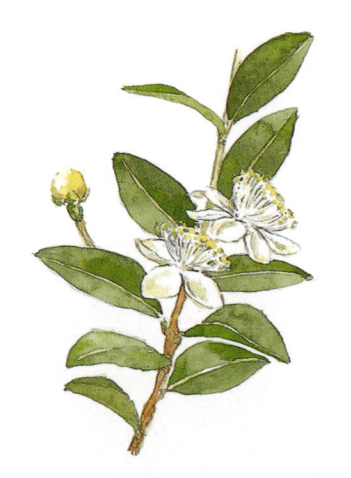

旧約聖書でも平和との関連でとりあげられている、古くから用いられてきた植物、マートルの葉の精油です。ギンバイカは和名で、花が白いウメの花に似ていることに由来します。マートルはかつてイギリスでは、結婚式の花束や頭飾りに加えられたり、乾燥させて赤ん坊のためのパウダーとしても使われました。

また、ローマ人は呼吸器系、泌尿器系の各症状に対する万能薬として用いていました。

しかし、この木を愛と喜び、繁栄を象徴するものと考えていた古代エジプト人にとっては長らく催淫剤としての名声が高く、よく使用されていたようです。

原料になる植物■マートル。北アフリカ、イラン原産の常緑低木。温暖な地域では、生垣などによく使われる。直径3cmほどの香りのよい花をつける。

学名	Myrtus communis
科名	フトモモ科
おもな産地	モロッコ、オーストリア、チュニジア
採油方法	葉の水蒸気蒸留法
香りの特徴	樹木系／フレッシュで軽い甘さがあり、しみとおるような香り。
揮発度	▶ ミドルノート
香りの強さ	▶ 中

おもな特徴

♥ **心への働き**
1 心を落ち着かせ、安らかな眠りを促す。
2 怒りの感情をしずめる。

✱ **体への働き**
気管支の痛みや鼻づまりをやわらげる。

◆ **肌への働き**
消毒・収れん作用がニキビや吹き出物の治りを促す。

使い方■感染症予防のためのボディオイルとして。芳 バ

[作用]去痰、駆風、殺寄生虫、殺菌、収れん
[おもな成分]モノテルペン炭化水素類のαピネン、酸化物の1.8シネオール、モノテルペンアルコール類のゲラニオール、リナロール、ネロール、テルペン系アルデヒド類のミルテノール
[相性のいい精油]スペアミント、ティートリー、ベルガモット、ラベンダー、レモン、ローズウッド、ローズマリー

❗ 使用上の注意
精油全般にいえる安全な使い方(P.12)を守る。

身体を温め、安らかな眠りを誘うハーブとして有名

◆初心者向き

マジョラムスイート
Marjoram sweet

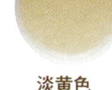

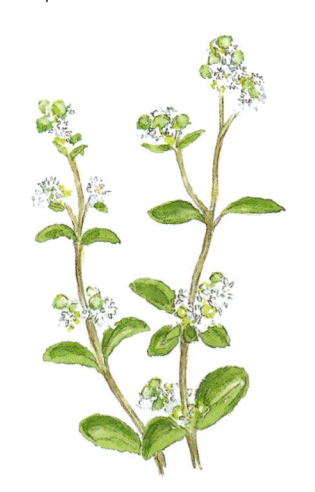

淡黄色

ハーブ系 / ストレス解消

ラベンダーと並んで、眠りのための香りとして有名な精油です。語源はラテン語の「より大きい」という意味のマヨルという言葉からという説があります。

古代ギリシャの時代から、薬草として広く使われていたこの植物は、死者の魂の平和を願って墓地に植えることでも知られています。

また、幸せを象徴するハーブでもあり、新郎新婦の頭にマジョラムの花冠をのせる風習もあったそうです。

体を温める働きもあるので、寝る前の入浴はもちろん、冷え性の人には足湯などもおすすめです。

原料になる植物■スイートマジョラム。地中海地方が原産の多年草。料理用のハーブとしてよく使われている。

学名	Origanum majorana
科名	シソ科
おもな産地	エジプト、スペイン、イギリス、ハンガリー
採油方法	全草の水蒸気蒸留法

香りの特徴
ハーブ系／温かみがありながら、ややスパイシーでスッキリとした香り。

| 蒸発度 | ミドルノート | 香りの強さ | 中 |

おもな特徴

♥ **心への働き**
不安や孤独感、ストレスをやわらげる。

✱ **体への働き**
1 冷え症、筋肉疲労をやわらげる。
2 便秘や下痢、消化不良の不調を整える。
3 月経痛や偏頭痛の痛みををやわらげる。

♦ **肌への働き**
小じわやくまを改善する。

使い方■マッサージオイルに。ストレスを解消する。[芳][バ]

[作用] 鎮静、鎮痛、鎮痙、去痰、血圧降下、抗菌、神経強壮、うっ滞除去、自律神経調整
[おもな成分] モノテルペンアルコール類のツヤノール4、αテルピネオール、テルピネン-4-オール、リナロール、モノテルペン炭化水素類のγテルピネン、サビネン、βピネン、リモネン、エステル類の酢酸リナリル
[相性のいい精油] イランイラン、オレンジスイート、カモミール、サイプレス、ラベンダー、ローズウッド、ローズマリー

❗ **使用上の注意**
精油全般にいえる安全な使い方(P.12)を守る。

111

樹木系 / リフレッシュ

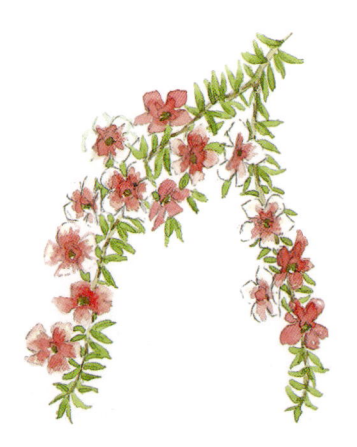

ティートリー以上の効果をもつニュージーランドのティートリー

◆◆◆ 上級者向き

マヌカ
Manuka

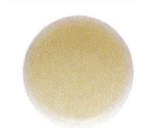

淡黄色

心身ともに幅広く使える精油ですが、まだ、一般的にはあまり知られていない精油のひとつです。

マヌカはオーストラリアでしか生産されないティートリーの遠縁にあたる植物で、ニュージーランドの先住民マオリ族が古くから使ってきました。

心にショックを受けたときにリフレッシュさせたり、免疫力を高めたり、抗感染力、抗真菌力、消炎などの作用はティートリーと同様なのですが、ティートリーよりも効果効能がすぐれているといわれています。

ティートリーよりも濃く、温かみのある香りなので、ツンとした香りが苦手な人は、マヌカのほうが使いやすいかも知れません。

原料になる植物■マヌカ。ニュージーランド原産の樹木。現在は観賞用としても親しまれている。

学名	Leptospermum scoparium
科名	フトモモ科
おもな産地	ニュージーランド
採油方法	葉と枝の水蒸気蒸留法

香りの特徴
樹木系／土や樹脂のような香り。ティートリーよりも濃く、温かみのある香り。

揮発度 ▶ ミドルノート　香りの強さ ▶ 中

おもな特徴

● 心への働き
1 うつをやわらげる。
2 ショックを受けたとき心をリフレッシュさせる。

● 体への働き
1 呼吸器系の痛みや炎症をやわらげる。
2 感染症による消化器系の不調を改善する。

● 肌への働き
ニキビができやすい脂性肌を清潔に保つ。

[作用] 殺菌、抗菌、抗ウイルス、鎮痛、強心、去痰、殺虫、刺激、発汗、瘢痕形成、粘液過多治癒
[おもな成分] モノテルペンアルコール類のテルピネン4-オール、リナロール、モノテルペン炭化水素類のγテルピネン
[相性のいい精油] ゼラニウム、クローブ、サイプレス、ジンジャー、タイム、ラベンダー、ローズマリー

❶ 使用上の注意
妊婦は使用しない。

穏やかな香りが緊張をほぐし、明るい気分に　　　　　　　　　　　◆◆慣れてきたら

マンダリン
Mandarin

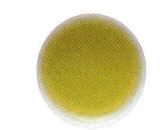

淡緑がかった黄色

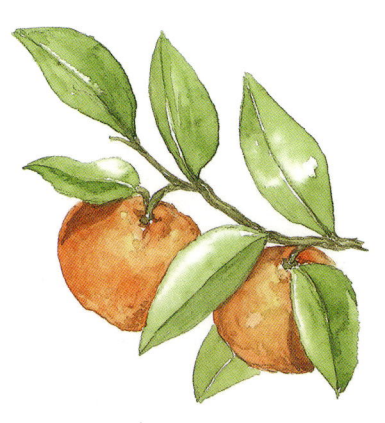

柑橘系

明るい気分になる

甘みの強い中国産みかんの一種からとる精油です。
名前の由来は、マンダリンと呼ばれていた中国、清朝の高級官僚が、主君に忠誠・尊敬のしるしとしてこの果実を贈ったことからといわれています。
その後ヨーロッパ、特に地中海地方で広く栽培されるようになり、現在はアメリカでもマンダリン油の生産が行われるようになりました。
「子供の精油」ともいわれ、柑橘系の中では紫外線に当たるとしみになったり赤くなる光毒性の心配も少なく、作用も穏やか。
やさしい香りで、フェイシャルケアや抑うつなど用途が広く、使いやすいのが特徴です。
植物学上において近い種といわれるタンジェリンは、マンダリンに比べると香りが弱く、デリケートな香りを放ちます。

原料になる植物■マンダリン。インド北東部原産の常緑高木。その甘い実は、食用、香料として使われている。日本では「ぽんかん」の名で親しまれている。

学名	Citrus reticulata
科名	ミカン科
おもな産地	イタリア、スペイン、イタリア、シシリー島
採油方法	果皮の圧搾法
香りの特徴	柑橘系／フルーティで甘みのある、やや落ち着いたオレンジのようなデリケートな香り。
揮発度	▶ トップノート　　香りの強さ　▶ 中

おもな特徴

♥ 心への働き
1 気持ちを明るく盛りあげる。
2 不安を取り除いたり、うつをやわらげる。

✳ 体への働き
1 食欲を増進させ、消化器系を強化させる。
2 便秘を解消させる。

◆ 肌への働き
皮膚をなめらかに整える。

使い方■安眠のためのルームスプレーに。 芳 バ

[作用] 緩下、催乳、強壮、細胞修復、消化促進、鎮痙、皮膚軟化、鎮静、抗うつ
[おもな成分] モノテルペン炭化水素類のリモネン、γテルピネン、αピネン、βピネン、脂肪族アルコール類のノナノール、オクタノール、脂肪族アルデヒド類のデカナール
[相性のいい精油] カモミール、グレープフルーツ、ネロリ、パルマローザ、マジョラムスイート、ライム、ラベンダー、レモン、ローズ

❶ 使用上の注意
1 光毒性は低いが、使用後は直射日光を避ける。
2 敏感肌の人は使用量に注意する。

フローラル系 / 元気が出る

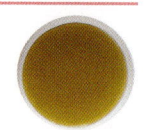

ミモザ
Mimosa

古代より人々を魅了する、濃厚なフローラルの香り

◆◆◆ 上級者向き

オリーブ色

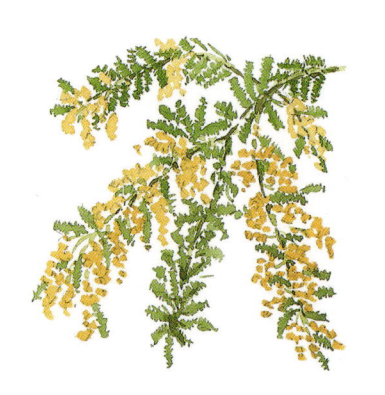

ミモザは、オーストラリアから南半球が原産のアカシアの一種です。
春に咲く房状の黄色い花は、美しい少女の金髪だという伝説があります。
アカシアの木がその少女の髪を枝でからめとろうとしたところ、髪がナイル川に落ちてしまい、その香りがエジプトに伝えられたとされています。
ややパウダリーで濃厚なフローラル系の香りは、古代より人々に愛され続け、現在にいたるまで香料としての需要が非常に高い香りです。
その芳しい香りによって優しい気持ちになるなど、心に働きかけるものが多いでしょう。

原料になる植物■オーストラリアから南半球原産の常緑高木で、フサアカシアと呼ばれる、アカシアの一種。花は香料として使われ、樹皮や葉には収れん作用のあるタンニンが含まれる。

学名	*Acasia decurrens*
科名	マメ科
おもな産地	フランス
採油方法	花の溶剤抽出法（アブソリュート）

香りの特徴
フローラル系／ややパウダリーで濃厚なゴージャス感のある花の香り。

| 揮発度 | ベースノート | 香りの強さ | 強 |

おもな特徴

♥ **心への働き**
1 傷ついた心をいやす。
2 穏やかな気持ちになる。

✱ **体への働き**
ストレスが原因の不調をやわらげる。

✦ **肌への働き**
脂性肌のトラブルを抑える。

使い方■高級香水のようなフレグランス作りが楽しめる。芳

[作用] 抗うつ、ストレス緩和、皮脂生産調節
[おもな成分] アルデヒド類のアニスアルデヒド、エステル類の酢酸エチル
[相性のいい精油] オレンジスイート、クラリセージ、ネロリ、レモン

❗ **使用上の注意**
1 香りが強いので、極低濃度で用いる。
2 ポプリオイル用などの合成品は使用不可なので注意。

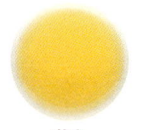

古代エジプトから伝わる、勇気を与えてくれる精油　　◆初心者向き

ミルラ（別名／没薬）
Myrrh

樹脂系／元気が出る

黄色

中東地方、ソマリアのみに生育する、香りのある葉と白い花をつける低木がミルラです。

その樹脂から抽出される精油は、「奇跡の香料」とも呼ばれ、フランキンセンスと同様に、古代から珍重されてきた歴史的価値の高い高価な香料です。

新約聖書の中でも、イエス・キリストの誕生の際に捧げられた品として、フランキンセンスとともに登場します。

甘さと苦さをミックスしたような、エキゾチックな香りはじゃこうにも似ているといわれます。

防腐効果が高いため、古代エジプトではミイラ作りに用いられ、ミイラの語源にもなりました。和名は没薬（もつやく）といいます。

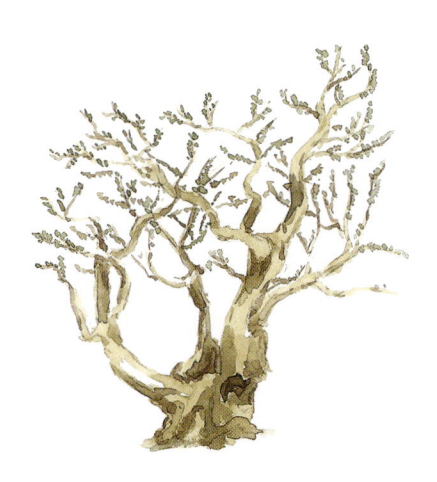

原料になる植物■ミルラ（没薬）。アラビア半島西部とソマリランドのみを産地とする、香りのある葉と白い花をつける、3〜5mほどの低木。

学名	Commiphora myrrha nees
科名	カンラン科
おもな産地	エチオピア、中東地方、ソマリア
採油方法	樹脂の水蒸気蒸留法

香りの特徴
樹脂系／甘苦く、芳醇な香りはじゃこうを思わせる。

揮発度	▶ ベースノート	香りの強さ	▶ 中から強め

おもな特徴

♥ **心への働き**
1 気持ちを落ち着かせ、やる気を引き出す。

✳ **体への働き**
1 下痢や胃酸過多を改善する。
2 呼吸器系の痛みや炎症をやわらげる。
3 免疫力を高め、風邪の初期症状をやわらげる。

◆ **肌への働き**
抗酸化作用によって、肌の老化を防ぐ。

使い方■ひび、あか切れを改善するハンドクリームに。[芳][バ]

[作用] 強壮、去痰、駆風、健胃、殺菌、刺激、収れん、抗炎症、通経、消臭、粘液過多治癒、発汗、癒傷
[おもな成分] セスキテルペン炭化水素類のリンデステレン、クルゼレン、セスキフラン、αコパエン、βエレメン、ゲルマクレンB、ゲルマクレンD、ケトン類のメチルイソブチルケトン
[相性のいい精油] クローブ、サンダルウッド、パチュリー、フランキンセンス、ベンゾイン、ラベンダー

❗ 使用上の注意
妊婦は使用量に注意する。

ミツバチも大好きなフレッシュな香りのハーブ

◆ 初心者向き

メリッサ（別名／レモンバーム）
Melissa

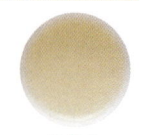

淡黄色

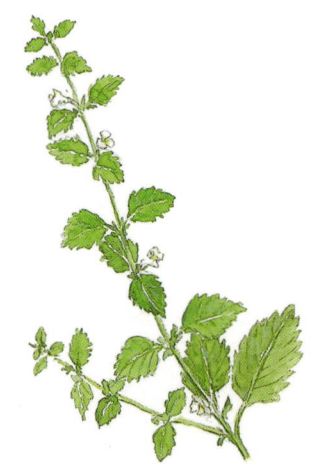

柑橘系

情緒を安定させる

原料になる植物■メリッサ。地中海地方原産の30～90cmほどの丈になる多年草。花と葉はポプリ、ビネガーの香りづけにも使われる。

レモンバームとも呼ばれる、レモンにも似たフレッシュな香りのハーブ、メリッサの精油です。

初夏から夏にかけて咲く黄色がかった花は、はちたちをよくひきよせるため、ギリシャ語で「ミツバチ」を意味する名前がつけられました。

スイスの医師・パラケルススがメリッサのことを「生命のエリキシル（不老不死の薬、万能薬）」といったように、古くから強心剤をはじめ、呼吸器系やアレルギーなどの薬として幅広く使われてきました。

ハーブは安価ですが、採油量が微量なため、精油になると高価になります。

しかし少量でも心身をよみがえらせる効果は抜群です。

学名	Meliisa officinalis
科名	シソ科
おもな産地	フランス、スペイン、ドイツ、イタリア
採油方法	花と葉の水蒸気蒸留法
香りの特徴	柑橘系／みずみずしいグリーン系をミックスしたようなレモン様の香り。
揮発度	ミドルノート　香りの強さ　中

おもな特徴

♥ **心への働き**
1 心の緊張をほぐし、不眠を解消する。
2 感情のバランスをとり、情緒を安定させる。

✱ **体への働き**
1 吐き気を抑え、消化不良を改善する。
2 月経周期を正常化させ、月経痛をやわらげる。

◆ **肌への働き**
しっしんの治りを促し、かゆみをしずめる。

使い方■緊張をほぐすフレグランスに。[芳][バ]

[作用] 強心、強壮、駆風、血圧降下、解熱、健胃、抗アレルギー、抗うつ、消化促進、鎮痙、鎮静、発汗
[おもな成分] テルペン系アルデヒド類のシトラール、シトロネラール、エステル類のイソ酪酸ネリル、セスキテルペン炭化水素類のβカリオフィレン、モノテルペンアルコール類のゲラニオール
[相性のいい精油] イランイラン、カモミール、ジャスミン、ゼラニウム、ネロリ、ラベンダー、ローズ、ローズマリー

❗ **使用上の注意**
敏感肌の人は肌を刺激することがあるので、使用量に注意する。

身体に活力を与えるハーブは婦人病改善にも働く　　◆◆慣れてきたら

ヤロウ
Yarrow

青色

ハーブ系 / リラックス

和名を西洋ノコギリソウと呼ぶヤロウの精油です。ヤロウはヨーロッパ、西アジア、北米の田舎の小道によく生えている多年草です。

シダのような羽毛を思わせる葉からミルフォイル（1000枚の葉）とも呼ばれ、白っぽい花が咲きます。

スコットランドでは悪霊を追いはらう力があるといわれ、占い、お守り、そして教会でも使用されました。

神話には、アキレウスがトロイア戦争でケガをした兵士にヤロウを使って手当てしたという記述があります。

強壮をはじめ、万病に効くといわれるこのハーブは、月経痛など婦人病を改善することでも知られており、ハーブティーとしてもポピュラーです。精油は美しい青色で、これは芳香成分カマズレンによるものです。殺菌や抗炎症に役立つとされています。

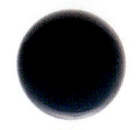

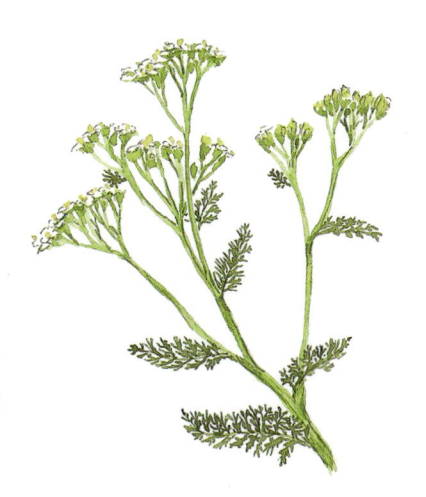

原料になる植物■ヤロウ。主にヨーロッパ、西アジア、北米に生育する、丈60cmほどの多年草。ブルーヤロウ、グリーンヤロウの2種がある。

学名	Achillea millefolium
科名	キク科
おもな産地	アメリカ、西アジア、北米
採油方法	花と葉の水蒸気蒸留法

香りの特徴
ハーブ系／さわやかさと甘さを合わせ持つハーブの香り。

揮発度 ▶ ミドル～ベースノート　　香りの強さ ▶ 中から強め

おもな特徴

♥ 心への働き
1 極度の緊張をほぐす。
2 気力が衰えたときに、勇気をふるい起こす。

✻ 体への働き
1 月経を正常にし、更年期障害をやわらげる。
2 免疫力を高め、風邪を予防するのに役立つ。

✦ 肌への働き
炎症を起こした傷やあかぎれに効果がある。

使い方■婦人科系の不調改善のためのマッサージオイルに。

[作用] 強壮、去痰、解熱、刺激、止血、収れん、抗炎症、殺菌、胆汁分泌促進、鎮痙、利尿
[おもな成分] ケトン類のカンファー、αツヨン、パラシメン、αピネン、セスキテルペン炭化水素類のカマズレン、酸化物物の1,8シネオール、モノテルペンアルコール類のボルネオール
[相性のいい精油] アンジェリカルート、クラリセージ、ジュニパーベリー、バーベナ、メリッサ、レモン、ローズマリー

❶ 使用上の注意
1 長期にわたって連用すると頭痛を引き起こし、敏感な肌を刺激することがあるので注意する。
2 妊婦と授乳中、子どもは使用しない。

樹木系 | 集中力アップ

風邪や花粉症のときもリフレッシュできる精油

ユーカリ
Eucalyptus

◆初心者向き

淡淡黄色

原料になる植物■ユーカリ。オーストラリア原産の、世界でもっとも高い木のひとつ。葉にオイル分を多く含む。コアラの主食として有名。有用植物として40種以上が記録されている。

コアラの主食としても知られる生命力豊かなハーブ。
オーストラリアの先住民はこれを「キノ」と呼び、葉を重い傷のまわりに巻いて使いました。
精油として用いられるユーカリには、一般的に手に入れやすいグロブルス種の他、呼吸器系の不調をやわらげ利尿作用の高いディベス種、刺激の少ないラジアタ種、肩こり、筋肉痛をやわらげ、防虫作用のあるシトリオドラ種があります。
どのユーカリも持っているミント系の清涼感のある香りは、室内香としても適しています。
気分をリフレッシュさせたり、集中力を促すほか、強力な殺菌作用と抗ウイルス作用によってインフルエンザや風邪、花粉症などの各症状の緩和にも役立ちます。
また、キッチンなどの清浄にも適しています。

学名	Eucalyptus globulus
科名	フトモモ科
おもな産地	中国、オーストラリア、北アメリカ、メキシコ
採油方法	葉と枝の水蒸気蒸留法
香りの特徴	樹木系／ミント系のしみ通るようなシャープでクリアな香り。
揮発度	トップノート	香りの強さ	強

おもな特徴

♥ **心への働き**
1 イライラした気分をしずめる。
2 脳を刺激してクリアにし、集中力を高める。

✦ **体への働き**
1 風邪や花粉症の症状をやわらげる。
2 免疫力を高め、感染症を予防する。

◆ **肌への働き**
オイリーヘア、フケ症を改善する。

使い方■芳香浴。風邪の初期症状に。 芳 バ

[作用] 去痰、血糖値低下、解熱、抗ウイルス、刺激、鎮痙、鎮痛、鼻粘液排出、利尿、消臭
[おもな成分] 酸化物類の1.8シネオール、モノテルペン炭化水素類のγテルピネン、αピネン、パラシメン
[相性のいい精油] コリアンダー、ジュニパーベリー、タイム、パインニードル、ベンゾイン、メリッサ、ラベンダー、レモン

⚠ 使用上の注意
高血圧の人、子どもは使用しない。

ユーカリで作る

風邪予防 ルームスプレー

消毒・殺菌効果に優れたユーカリが、気管の炎症をしずめます。花粉症や風邪による鼻づまり解消にも有効です。レモン、ペパーミントとともに解熱効果のある精油です。虫除けスプレーとして使っても。

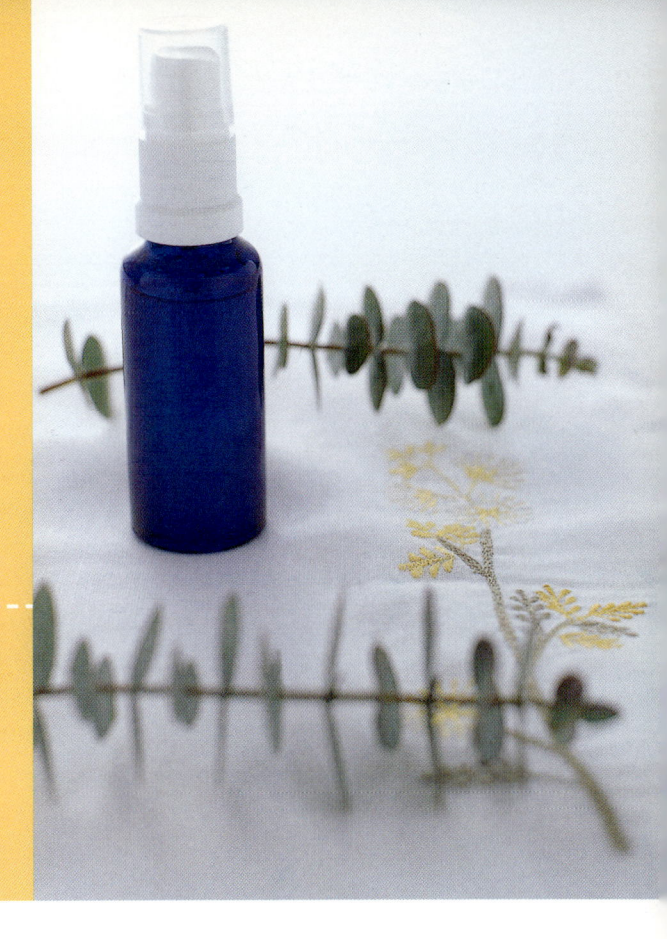

作り方

1. ビーカーに無水エタノールを入れて、Aを加え、ガラス棒でよくまぜる。
2. 精製水を加えてさらにまぜ、遮光性のガラスのスプレー容器に移す。

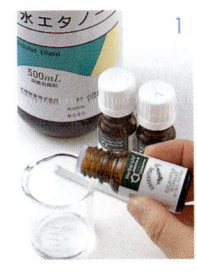

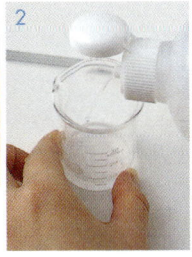

材料（30ml分）

A ┌ ユーカリ精油…3滴
　├ レモン精油…2滴
　└ ペパーミント精油…1滴
無水エタノール…5ml
精製水…25ml

道具

ビーカー、ガラス棒、
遮光性のガラスのスプレー容器

使い方

よく振り、部屋にスプレーする。

保存■冷暗所で保存。1カ月を目安に使い切る。

柑橘系 / リフレッシュ

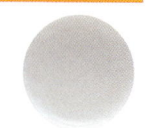

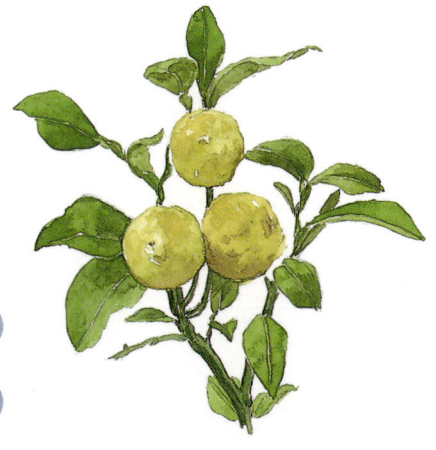

日本人になじみ深い香りが心のバランスをはかる　　　　◆◆慣れてきたら

ユズ
Citrus junos

無色

料理の香りづけなどにも使われる、日本人にとってはおなじみの柑橘類、ユズの精油です。

原産は中国ですが日本には古くから、風邪を引かないようにと冬至の日に柚湯（ゆずゆ）に入る風習があります。

これは、ユズの芳香成分が血行を促進して新陳代謝を活発にし、体を温める作用があることを知っていた日本人古来のアロマテラピーともいえるでしょう。

疲労回復やビタミンCによるスキンケア効果も期待できます。さわやかで穏やかな香りは、心身ともにリラックスさせ、落ち込んだりストレスを感じたときには気分を高揚させ、イライラしたときは気持ちをしずめてくれます。

また、部屋の空気清浄にもぴったり。最近になってイギリスで紹介されたこともあり、注目の香りになっています。

原料になる植物■ユズ。中国原産の常緑高木。果実、果皮は主に食用にされる。

学名	Citrus junos
科名	ミカン科
おもな産地	日本
採油方法	果皮の圧搾法
香りの特徴	柑橘系／料理の香りづけなどに使われるように、さわやかで懐かしい日本の香り。
揮発度	トップノート
香りの強さ	中から強め

おもな特徴

♥ 心への働き
1 気持ちを前向きにさせる。
2 イライラを落ち着かせ、穏やかにさせる。
3 意識をクリアにし、集中力を高める。

✳ 体への働き
1 血行をよくし、冷え性を改善させる。
2 新陳代謝を活発にし、疲労を回復させる。

◆ 肌への働き
保湿作用があり、肌をみずみずしく保つ。

使い方■入浴剤に。 芳 バ

[作用]強壮、刺激、抗感染、利尿、駆風、殺菌、鎮痛
[おもな成分]モノテルペン炭化水素類のリモネン、αピネン、γテルピネンミルセン
[相性のいい精油]オレンジスイート、ゼラニウム、シトロネラ、シダーウッド、パルマローザ、ベルガモット、レモン、ローズ

⚠ 使用上の注意
1 光毒性があるため、使用後は直射日光を避ける。
2 皮膚に刺激があるので使用量に注意。

疲れた心をシャキッと元気づける、フレッシュな香り　　◆◆慣れてきたら

ライム
Lime

無色

柑橘系

元気が出る

ジンジャーエールやコーラの香りづけに、カクテルや料理に使われることも多い、ちょっと苦みのある柑橘類、ライムの精油です。

見た目はレモンに似ていますが、球形で緑がかった色が特徴。ライムをヨーロッパに紹介したのはムーア人で、その後、スペインとポルトガルの探検家がアメリカ大陸に持ち込んだといわれています。

ライムをのせて運ぶ船の乗組員は、衰弱を予防するためのビタミンCの補給源として用いました。

スッキリとした香りは、適度な刺激を与えてくれるので気持ちをポジティブにしたいときに最適。

また、食欲を促進させたり、強壮作用によって病後の弱った体に活力をとり戻させたり、アルコール中毒からくるいろいろな症状を緩和させる効果なども期待できます。

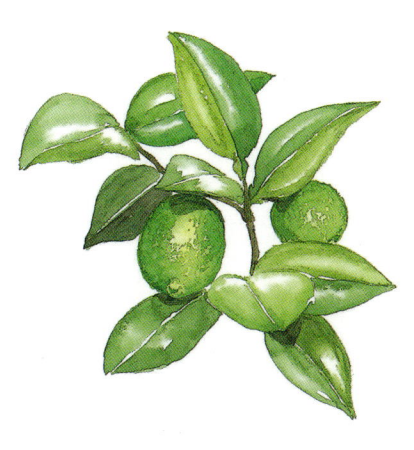

原料になる植物■ライム。アジア原産の低木。ミカン科の中では最も原始的な種。実の多くは食用にされる。他に芳香がベルガモットに似た、ライムスイートがある。

学名	*Citrus aurantifolia*
科名	ミカン科
おもな産地	メキシコ、イタリア、西インド諸島
採油方法	果皮の圧搾法または水蒸気蒸留法

香りの特徴
柑橘系／苦みのある、フレッシュかつシャープな香り。レモンよりも芳香が強く、甘さもある。

| 揮発度 | トップノート | 香りの強さ | 中 |

おもな特徴

♥ 心への働き
1 心を活気づけ、前向きな気持ちにさせる。
2 集中力を高める。

✳ 体への働き
1 呼吸器系の痛みや炎症をやわらげる。
2 消化液の分泌を促し、食欲を増進させる。

◆ 肌への働き
肌を引き締めるため、脂性肌に向く。

使い方■シャープな香りをブレンドにいかし、フットスプレーなどに。[芳][バ]

[作用] 強壮、解熱、健康回復、抗ウイルス、抗壊血病、殺菌、殺虫、殺微生物、止血、収れん、食欲促進
[おもな成分] モノテルペン炭化水素類のdリモネン、モノテルペン炭化水素類のγテラピネン、テラピノレン、モノテルペン炭化水素類のパラシメン、ラクトン類のベルガプテン
[相性のいい精油] イランイラン、ゼラニウム、ネロリ、パルマローザ、ベルガモット、ラベンダー、ローズ

❗ 使用上の注意
1 光毒性があるため、使用後は直射日光を避ける。
2 敏感な肌を刺激するおそれがあるので、肌につける場合は他の精油とブレンドする。

フローラル系
リフレッシュ

シャープな香りを放つラベンダーの自然交配種

◆初心者向き

ラバンジン
Lavandin

無色〜淡黄色

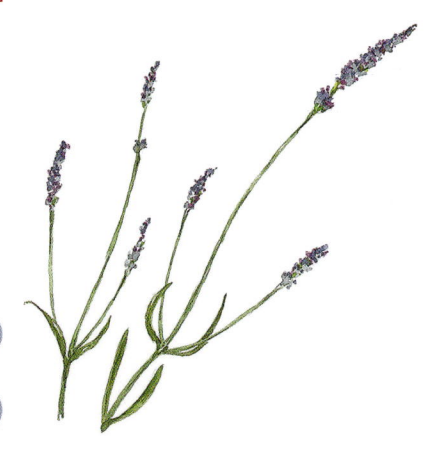

真正ラベンダーとスパイクラベンダーとの自然交配によって生まれたヨーロッパ産の雑種ラベンダーです。

真正ラベンダーは高地で、スパイクラベンダーは低地で生育しますが、ラバンジンはその中間地帯で広く栽培され原種よりも大きく丈夫な花をつけますが、治癒力などは弱いといわれています。

しかし精油の収量が多いことから、真正ラベンダーの香りの弱さを補強するために使用されてきました。

現在も石けん産業、香水産業用に多く輸出されています。

真正ラベンダーにはないカンファーを含んでいるので、香りはやや刺激的。

リラックス効果はそれほど期待できませんが、蒸気吸入によって鼻づまりなどの症状を緩和したり、マッサージに用いて筋肉痛や肩こりをやわらげるのに適しています。

原料になる植物■ラバンジン。ヨーロッパ産の多年草で、真正ラベンダーとスパイクラベンダーの交配種。花は主に香料として利用される。

学名	*Lavandula hybrida*
科名	シソ科
おもな産地	フランス
採油方法	花の水蒸気蒸留法

香りの特徴
フローラル系／ラベンダーに似た甘美な香りをやや刺激的に、クリアにしたもの。

| 揮発度 | ミドルノート | 香りの強さ | 中 |

おもな特徴

♥ **心への働き**
疲れた心をリフレッシュさせる。

✱ **体への働き**
1 筋肉痛、肩こりをやわらげる。
2 咳、風邪など呼吸器系症状をやわらげる。

◆ **肌への働き**
皮膚炎を改善する。

使い方■肩こり改善のマッサージに。 芳 バ

[作用] 去痰、抗うつ、抗神経障害、殺菌、鎮痛、瘢痕形成、癒傷
[おもな成分] モノテルペンアルコール類のリナロール、エステル類の酢酸リナリル、ケトン類のカンファー、モノテルペン炭化水素類のオシメン、カリオフィレン、酸化物類の1,8シネオール、エステル類のラバンデュリルアセテート
[相性のいい精油] オレンジスイート、カモミール、クラリセージ、ジャスミン、ゼラニウム、ベルガモット、レモン

❗ **使用上の注意**
精油全般にいえる安全な使い方（P.12）を守る。

穏やかに心身をリセットさせる、用途の広さが魅力　　　　◆◆慣れてきたら

ラベンサラ
Ravensara

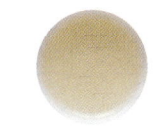

淡黄色

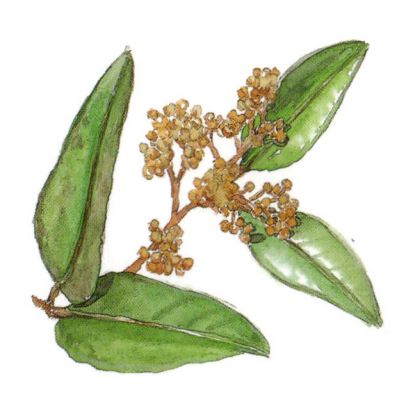

ハーブ系 / リラックス

マダガスカル原産の高木、ラベンサラの花と葉から採れる精油です。

注目され始めたのは1980年代に入ってから。

まだあまり知られていませんが、ラベンダーのように用途が広く「無人島にひとつだけ精油を持って行くとしたら、ラベンサラを選ぶ」というアロマセラピストがいるという話があるほど重宝する精油です。

ラベンサラはマダガスカル語で「体によい葉」という意味。原産地であるマダガスカルの先住民たちが腹痛には煎じた葉を服用し、咳にはすりつぶした葉を胸や背中に塗るなど、古くからこのハーブを万能薬として役立ててきました。

毒性が低く、リラックス作用があるので室内の浄化や吸入に、また筋肉のコリをほぐすマッサージなど、日常生活で幅広く使えます。

原料になる植物■ラベンサラ。マダガスカル原産の高木で、湿度の高い熱帯雨林に自生する植物。古くから葉は薬と香りづけに使用。

学名	Ravensara aromatica
科名	クスノキ科
おもな産地	マダガスカル
採油方法	花と葉の水蒸気蒸留法

香りの特徴
ハーブ系／やや刺激があって爽快感のある香り。ユーカリもしくはローズマリーに近い。

| 揮発度 | ▶ トップ〜ミドルノート | 香りの強さ | ▶ 中 |

おもな特徴

♥ 心への働き
1 意識をクリアにし、集中力を高める。
2 疲れた心やうつをやわらげる。
3 不安を取り除き、安眠を促す。

✻ 体への働き
1 風邪や呼吸器系の痛みや炎症をやわらげる。
2 免疫力を高め、感染症を予防する。
3 筋肉痛などの痛みをやわらげる。

使い方■ボディオイルに。感染症を予防する。 芳 バ

[作用]抗炎症、血液流動化、抗うつ、去痰、神経強壮、催眠、収れん、抗菌、鎮痛、抗ウイルス、免疫力強化促進
[おもな成分]酸化物類の1,8シネオール、モノテルペン炭化水素類のαピネン、βピネン、サビネン
[相性のいい精油]タイム、パインニードル、ユーカリ、ラベンダー、ローズマリー

❗ **使用上の注意**
精油全般にいえる安全な使い方(P.12)を守る。

フローラル系 / リラックス

誰からも愛される、リラックスできる精油の定番

ラベンダー
Lavender

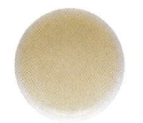

◆初心者向き

淡淡黄色

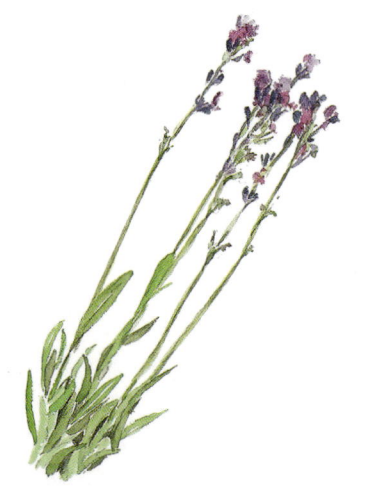

別名真正ラベンダー。アロマテラピーでもっとも汎用性の高い精油のひとつです。
このハーブは古くから衣類などの虫除けに、あるいは傷の消毒、沐浴などに幅広く使われてきました。
名前は、ラテン語の「洗う」という意味のラワーレに由来しています。
鎮静作用にすぐれていて、精神面ではリラックス作用で安眠を促し、身体面においては血圧や心拍をしずめる働きなどもあります。
バランスを失った心身の状態を改善し、健康な状態に戻るよう働きかける精油です。
数多くの種類があるラベンダーは、高地で生育するものほど香りがよいとされ、もっとも高い標高地でとれた真正ラベンダーは、ラベンダーアルパインと呼ばれます。
より心への働きを求めるときにおすすめです。

原料になる植物■真正ラベンダー。ヨーロッパ原産の草丈は30〜60cmほどの常緑潅木。穂のように咲く紫、白、ブルーの花、葉は主に香料などに使われる。

学名	Lavandula officinalis, Lavandula augustifolia
科名	シソ科
おもな産地	フランス、ブルガリア、オーストラリア、イギリス
採油方法	花と葉の水蒸気蒸留法
香りの特徴	フローラル系／柔らかで軽い、さわやかな花の香り。ややウッディな香りを含む。
揮発度 ▶ ミドルノート	香りの強さ ▶ 中

おもな特徴

♡ 心への働き
緊張やストレスをやわらげ、眠りを促す。

✳ 体への働き
1 頭痛、月経痛、筋肉痛の痛みをやわらげる。
2 血行を促し、リンパの流れをよくする。

♣ 肌への働き
1 日焼けによる炎症をしずめ、やけどの治りを促す。
2 ニキビ、虫刺され、水虫などを改善する。

使い方■芳香浴、マッサージ、吸入、湿布、沐浴すべてに利用できる。 芳 バ

[作用] 強心、血圧降下、健康回復、抗ウイルス、抗うつ、抗痙攣、抗炎症、鎮静、鎮痛、瘢痕形成、殺菌
[おもな成分] モノテルペンアルコール類のリナロール、ボルネオール、αテルピネン、エステル類の酢酸リナリル、ラバンデュリルアセテート、ケトン類のカンファー、酸化物類の1.8シネオール、セスキテルペン炭化水素類のカリオフィレン、モノテルペン炭化水素類のオシメン
[相性のいい精油] オレンジスイート、カモミール、クラリセージ、ジャスミン、ゼラニウム、レモン、ローズマリー

❗ 使用上の注意
精油全般にいえる安全な使い方（P.12）を守る。

ラベンダーで作る

毛穴の汚れをとる
フェイスパック

毛穴の汚れを取り除き栄養補給をしてくれるカオリンのパック。ラベンダーは細胞の成長を促し、肌を若返らせます。高い殺菌力もあり、ニキビの予防にも適しています。ディープクレンジング用として週1回使います。

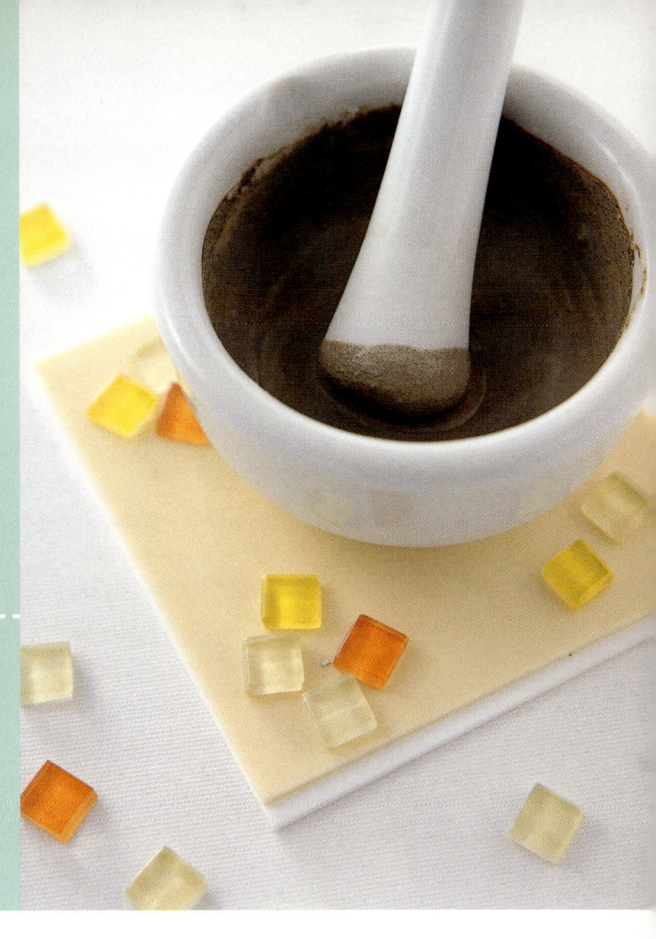

作り方
1. 乳鉢にクレイとセージパウダーを入れてよくまぜ、精製水を加えてしばらくおく。水分が浸透したら、ペースト状になるまでよくねりまぜる。
2. ラベンダー精油を加えてさらにまぜる。

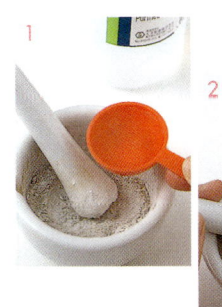

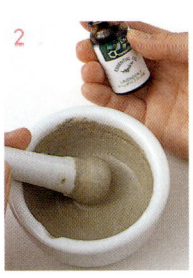

材料（1回分）
ラベンダー精油…1滴
クレイ（カオリン）…大さじ1
セージパウダー…小さじ1
精製水…大さじ1

道具
計量スプーン、乳鉢

使い方
1 洗顔後、水気をふきとってから、目と口のまわりを避けてパックをぬる。
2 3〜5分そのままおいて、ぬるま湯で洗い流す。
3 水気をふきとり、ローションで肌を整える。

心身に太陽の輝きにも似たパワーを与えてくれる

◆◆◆ 上級者向き

リツェアクベバ
Litseacubeba

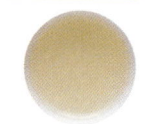

淡黄色

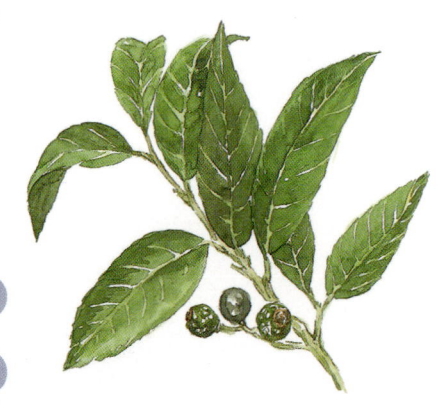

香りの高い葉と花をつけ、スパイシーな果実を実らせる木の精油です。
チャイニーズペッパー、メイチャン、マウンテンスパイスツリーといった別名もあります。
ペッパーに似た果実から精油がはじめて蒸留されたのは1950年代。人気のレモングラス精油と芳香成分シトラール含量がほぼ同じなことから、レモングラスの精油と競合的な存在となりました。
欧米において広く知られるようになったのは最近のことです。中国料理の香りづけに使われるほか、現在では石けん、香水、デオドラント剤の成分などに利用されています。
心と体に刺激を与えて生気をよみがえらせたり、食欲を増進させるので、心身ともにエネルギーが衰弱したときに効果的です。

原料になる植物■リツェアクベバ。アジア原産の香り高い葉と花をつける低木。スパイシーな実の多くは香料として用いられる。

学名	Litsea cubeba
科名	クスノキ科
おもな産地	中国、マレーシア
採油方法	果実の水蒸気蒸留法
香りの特徴	ハーブ系／レモンにも少し似た、甘酸っぱいフレッシュな香り。
揮発度 ▶ トップノート	香りの強さ ▶ 強

おもな特徴

♥ **心への働き**
気分をしずめる作用と高揚させる作用の両方を持つ。

✱ **体への働き**
1 消化を促し、吐き気をしずめる。
2 呼吸器系の炎症や痛みをやわらげる。

◆ **肌への働き**
脂性肌の皮脂バランスを整え、清潔に保つ。

使い方■ストレス解消、痛みをやわらげるためのマッサージオイルに。

[作用] 強壮、駆風、抗うつ、催乳、殺菌、殺虫、刺激、収れん
[おもな成分] アルデヒド類のシトラール、シトロネラール、モノテルペン炭化水素のリモネン
[相性のいい精油] イランイラン、オレンジスイート、ジャスミン、ゼラニウム、ネロリ、バジルスイート、プチグレイン、ラベンダー、ローズ、ローズウッド、ローズマリー

❗ **使用上の注意**
皮膚への刺激が強いので、使用量に注意する。

幸福感を与えてくつろいだ気分になれる優しい香り

◆◆◆ 上級者向き

リンデン
Linden

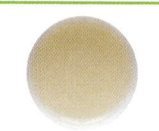

淡黄色

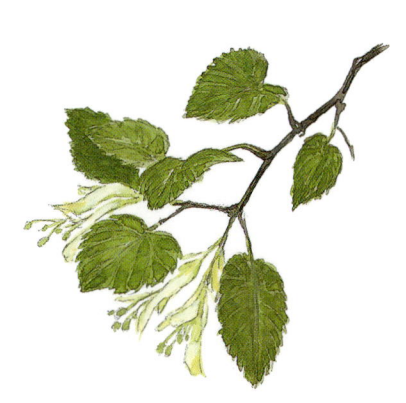

ハーブ系

リラックス

和名は西洋菩提樹（せいようぼだいじゅ）と呼ぶ木の花の精油です。

フランスではリンデンの花を「ティユル」と呼び、不眠症と消化不良を改善するためのポピュラーなハーブティーになっています。

かつては胃の中の毒物を同化させるために、木の炭を水に混ぜて飲むといった用い方もされたようで、この木の幅広い有益性は古くから認識されていたようです。

古代ゲルマン民族はこの木を民族の象徴とし、またローマ人は肉の塩気を減らすために、樹皮の内側部分を肉とともに煮込んで使いました。

花から抽出される精油はエレガントで優しい香り。
リラックス効果が高いため、安眠を促すほか頭痛やめまいを改善する働きがあります。

原料になる植物■リンデン。中国（ヨーロッパ）原産の落葉高木。樹高は30mにも成長する。花、苞はお茶（浸剤）、パウダーにも用いられる。

学名	Tilia vulgaris, Tilia europaea
科名	シナノキ科
おもな産地	フランス
採油方法	花と苞の水蒸気蒸留法、溶剤抽出法（アブソリュート）

香りの特徴
ハーブ系／グリーンを基調としたなかに、ソフトな甘さのあるさっぱりとした香り。

揮発度 ▶ ベースノート　　香りの強さ ▶ 中

おもな特徴

♥ **心への働き**
1 落ち込んだ気持ちを明るくし、自信を与える。
2 リラックスさせて安らかな眠りを促す。

✹ **体への働き**
1 偏頭痛、頭痛をやわらげる。
2 呼吸器系、消化器系のトラブルをやわらげる。

◆ **肌への働き**
1 しみ、しわ、そばかすを目立たなくさせる。
2 毛髪の成長を促す。

使い方■フレグランスに最適。

[作用] 消化促進、鎮静、利尿、抗炎症、保湿、収れん、駆風、頭脳明晰、強壮、皮膚軟化、鎮咳、鎮痙
[おもな成分] モノテルペンアルコールのファルネソール、ゲラニオール、ネロール、テルピネオール、エステル類のアントラニル酸メチル、酢酸リナリル、ケトン類のジャスミン
[相性のいい精油] イランイラン、グレープフルーツ、ジャスミン、ベンゾイン、ラベンダー、ローズ

❗ **使用上の注意**
1 皮膚への刺激があるので、使用量に注意。特に敏感肌の人は使用しない。
2 香りが強いので使用量に注意。

柑橘系 / 集中力アップ

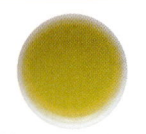

おなじみのフレッシュな香りは気分転換にぴったり

レモン
Lemon

◆初心者向き

淡緑がかった黄色

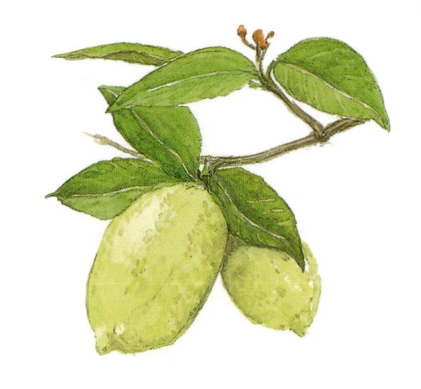

原料になる植物■レモン。インド原産の常緑低木。果実は主に食用にされ、いろいろな加工品がある。また鑑賞用として鉢植えなどにも適している。

柑橘系フルーツの代表ともいえるレモンの皮の精油です。
名前はアラビア語のライムンとペルシャ語のリムンに由来します。いずれも柑橘類の果実をさす言葉です。
中世の聖地回復の戦いでは、十字軍がヨーロッパに持ち帰った宝物のなかに、レモンも入っていたといわれています。
果実はビタミンCを多く含んでいることから多方面に利用されてきました。
以前は内分泌腺の強壮剤とも考えられていたようです。
精油は、体をいろいろな感染から守る白血球を刺激するため、傷を治したり、感染症の予防・抑止に効果的です。
また、酸性を中和する働きがあるので胃酸過多など、体が酸性に傾いたときにも役立ちます。
キリッとしたさわやかな香りは、リフレッシュしたいときに最適。頭をすっきり、クリアにしてくれます。

学名	Citrus limon
科名	ミカン科
おもな産地	イタリア、アメリカ、スペイン、ブラジル
採油方法	果皮の圧搾法
香りの特徴	柑橘系／レモンを切ったときに広がる、キリッとした鋭さのある、フレッシュな柑橘系の香り。
揮発度	トップノート　　香りの強さ ▶ 強

おもな特徴

心への働き
心の動揺をしずめ、冷静にする。

体への働き
1 免疫力を高め、感染症を予防する。
2 冷え症、むくみを改善する。

肌への働き
1 血行をよくし、肌の明るさを取り戻す。
2 髪や爪を強くし、成長を促す。

使い方■芳香浴に。集中力を高め、空気を浄化する。[芳][バ]

[作用] 緩下、強壮、駆風、解熱、健胃、抗ウイルス、うっ滞除去、止血、利尿、収れん、腐食、免疫賦活、殺菌、殺虫
[おもな成分] モノテルペン炭化水素類のdリモネン、αピネン、βピネン、γテルピネン、モノテルペンアルコール類のゲラニオール、ネロール、ラクトン類のフロクマリン
[相性のいい精油] イランイラン、カモミール、カルダモン、サンダルウッド、ジュニパーベリー、ジンジャー、ネロリ、フェンネルスイート、フランキンセンス、ベンゾイン、リンデン、ユーカリ、ラベンダー、ローズ

❗ 使用上の注意
1 光毒性があるため使用後は直射日光を避ける。
2 敏感肌には刺激を与える恐れがあるので、使用量に注意する。

レモンで作る

爪を丈夫にする ネイルクリーム

血行を促進し、抗菌作用もあるレモンには、古くなった角質を除去する効果があります。角質への浸透力の高いアボカドオイルをブレンドした、いたみやすい爪を保護し丈夫にするクリームです。

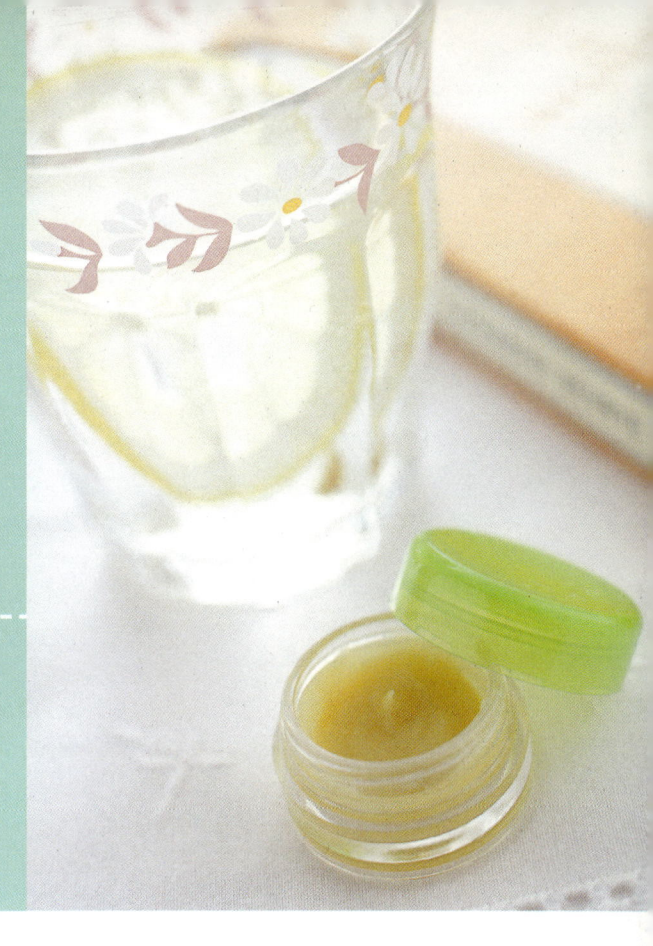

作り方

1. Aをエッセンシャルウォーマーにかけ、竹串でまぜながら、ミツロウを溶かす。
2. 1を容器に入れて、まぜながら冷ます。まわりが固まってきたらレモン精油を加えてさらにまぜ、そのままおく。

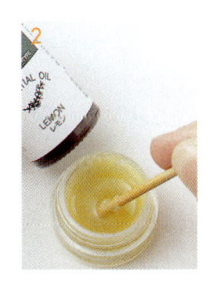

材料（20g）

レモン精油…2滴
A ┌ ミツロウ…2g
　├ アボカドオイル…2㎖
　└ ホホバオイル…9㎖

道具

はかり、メスシリンダー、エッセンシャルウォーマー、竹串、クリーム容器

使い方

少量とってマッサージするように爪にぬる。

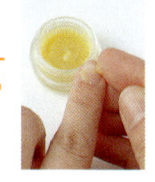

保存■常温で保存。3カ月を目安に使い切る。

柑橘系 / ストレス解消

インドで愛されてきた、エネルギーを与える精油

◆初心者向き

レモングラス
Lemongrass

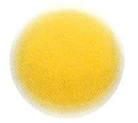

黄色

チューマナ・ブールーという名で数千年にわたってインドの人々に好まれてきたレモングラスの精油です。
ブータンでは竜神がくわえている植物だといわれ、古くから風邪などの感染症に用いられてきました。
レモンに似た香りのハーブは世界三大スープのひとつ、トムヤムクンをはじめカレーなどに使われていることでも知られるように、東南アジアの料理には欠かせないものになっています。
リフレッシュ効果が高いので心身ともに疲労したときにおすすめ。
マッサージに使えば筋肉の炎症や痛みをやわらげたり、脚のむくみも解消してくれます。
虫除け効果もあるので、部屋に香らせるのもいいでしょう。
ペットのノミ除け、消臭にも使うことができます。

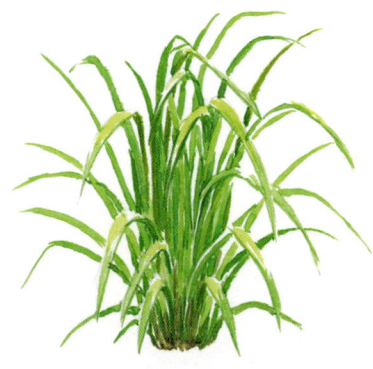

原料になる植物■インド原産の草丈80〜120cmの多年草。夏から秋にかけて茶色の穂をつける。東南アジアにおいては葉の多くが食用にされる。

学名	*Cymbopogon flexuosus*
科名	イネ科
おもな産地	ネパール、ブータン、中国、インド、アフリカ
採油方法	全草の水蒸気蒸留法
香りの特徴	柑橘系／どこか温かみと甘さのある、レモンに似たさわやかでフレッシュな香り。
揮発度 ▶ トップ〜ミドルノート	香りの強さ ▶ 強

おもな特徴

♥ 心への働き
疲労感や不安感、ストレスを解消する。

✱ 体への働き
消化を助け、胃腸の炎症をしずめる。

◆ 肌への働き
1 リンパの流れをよくし、セルライトを除去する。
2 ハリを与え皮脂のバランスを整える。
3 ニキビや水虫などの治りを促す。

使い方■他の精油とブレンドし、筋肉痛をやわらげるマッサージオイルに。 芳 バ

[作用] 強壮、駆風、抗うつ、催乳、殺菌、殺真菌、殺虫、刺激、疾患予防、消化促進、消臭、利尿
[おもな成分] テルペン系アルデヒド類のシトラール、モノテルペン炭化水素類のリモネン、モノテルペンアルコール類のゲラニオール
[相性のいい精油] コリアンダー、シダーウッド、ジャスミン、ゼラニウム、ティートリー、ニアウリ、ネロリ、バジルスイート、パルマローザ、ヤロウ、ラベンダー、ローズマリー

❗ 使用上の注意
皮膚への刺激は比較的強いので、使用量に注意する。

お茶としても愛飲されている、リフレッシュハーブ

◆◆慣れてきたら

レモンバーベナ
Lemonverbena

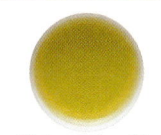

明るいオリーブ色

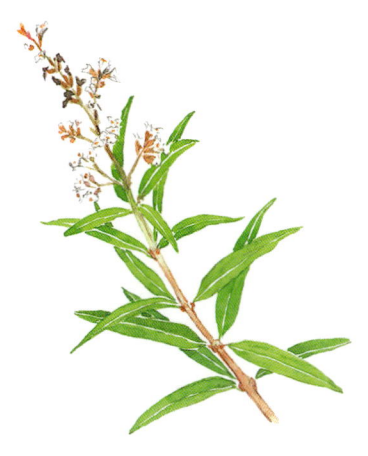

ハーブ系 / リフレッシュ

18世紀頃、南米からヨーロッパに導入されたハーブで、イギリスの庭園でもよく栽培されています。

レモンバーベナはかつて指を洗うフィンガーボウルに、レモンの香りをつけるために使われていました。

微生物を寄せつけないので、サンダルウッド、シナモン、クローブ、ジュニパー、タイム、レモン、ラベンダーとあわせてポプリとしても用いられました。

魔女がこの木を使って催淫剤を作ったという伝説があり、昔から催淫作用の評判が高いハーブでもあります。

今では、ヨーロッパでハーブティーとして広く愛飲され、また芳香リキュールにも使われています。

現在精油は石けんと香水に使われていますが、採油率が悪いため、高価格なものとなっています。

原料になる植物■レモンバーベナ。落葉性低木。バーベイン（verbena officinalis）、リツェアクベバと混同されやすい。葉は食用もされる。

学名	Lippia citriodora
科名	クマツヅラ科
おもな産地	アルジェリア、スペイン
採油方法	葉の水蒸気蒸留法

香りの特徴
ハーブ系／レモンに似たクールな香りの中に、メロンの甘さを少し加えたようなデリケートな香り。

揮発度	トップノート	香りの強さ	強

おもな特徴

♥ **心への働き**
気持ちをリラックスおよびリフレッシュさせる。

✳ **体への働き**
1 吐き気、消化不良などをやわらげる。
2 むくみを解消し、脂肪の消化を助ける。
3 気管支炎や鼻づまりの症状をやわらげる。

◆ **肌への働き**
皮脂バランスを整え、ニキビを改善、予防する。

使い方■抗うつのための芳香浴やフレグランスに。 芳 バ

[作用] 鎮静、強壮、健胃、刺激、抗感染、組織再生、抗炎症、抗うつ、肝細胞再生、腎臓機能促進
[おもな成分] モノテルペンアルコールのゲラニオール、リナロール、ボルネオール、モノテルペン炭化水素類のリモネン
[相性のいい精油] イランイラン、カモミール、グレープフルーツ、ゼラニウム、ネロリ、バジルスイート、パルマローザ、ベルガモット、ライム、ラベンダー、ローズ、ローズマリー

❗ **使用上の注意**
敏感肌を刺激することがあるので、使用量に注意する。

ローズ
Rose

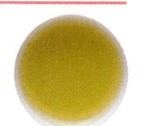

古くから人々に愛されてきた、甘美な香りの女王

◆初心者向き

明るいオリーブ色

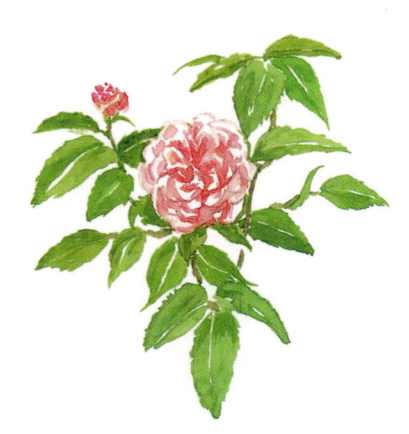

ローズの精油は大量の花からわずかしかとれませんが、比較的収量が多くなる溶剤抽出法によって抽出された精油をローズ・アブソリュートといいます。

ローズは「香りの女王」とも呼ばれます。ネガティブな感情をいやして心を穏やかにする、その優雅な香りは古くから女性に愛され続けてきました。

エリザベス朝時代に香りをつけた食品が大流行した際、特に人気を集めたのがローズだったという話もあります。

メンタル面への作用が高く、ホルモンバランスを整える働きもあるといわれ、女性らしさを高めたり、月経前のイライラや更年期障害の改善などにも適しています。

男性の場合は、強壮作用が働きかけ男らしさを引き出す効果もあるといわれます。

原料になる植物■メイローズ。北半球のほぼ全域が原産の木。背丈は1〜2mほどで、春から秋にかけて美しい花が咲く。花は植物療法や料理、美容で利用される。

学名	Rosa damascena, Rosa centifolia
科名	バラ科
おもな産地	モロッコ、トルコ、フランス
採油方法	花の溶剤抽出法（アブソリュート）

香りの特徴
フローラル系／甘さを含んだ、エレガントで気高いローズの花の濃厚な香り。女性が多く好む。

| 揮発度 | ▶ ベースノート | 香りの強さ | ▶ 強 |

おもな特徴

♥ 心への働き
1 ネガティブな感情をほぐし、うつをやわらげる。
2 緊張およびストレスの解消を助け、眠りを促す。

✱ 体への働き
ホルモンバランスを整え、月経不順や更年期障害をやわらげる。

◆ 肌への働き
1 肌細胞の再生力を高め、肌を引き締める。
2 傷、皮膚炎やしっしんを改善する。

使い方■フレグランスに最適。 芳 バ

[作用] 強壮、催淫、抗炎症、鎮静、抗うつ、収れん
[おもな成分] モノテルペンアルコール類のシトロネロール、ゲラニオール、フェニルエチルアルコール
[相性のいい精油] オレンジスイート、カモミール、ガルバナム、クラリセージ、サンダルウッド、ジャスミン、ゼラニウム、ネロリ、パチュリー、パルマローザ、ベルガモット、ラベンダー

❗ **使用上の注意**
精油全般にいえる安全な使い方（P.12）を守る。

フローラル系 / 明るい気分になる

ストレスを吹き飛ばし、元気にしてくれるローズに似た芳香　　◆初心者向き

ローズウッド
Rosewood

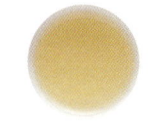

無色〜淡黄色

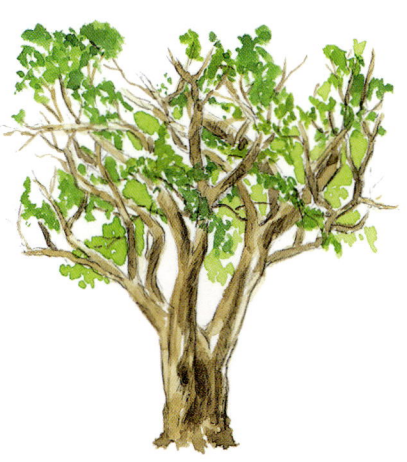

樹木系

明るい気分になる

名前のとおり、ローズを思わせる香りの木。別名ボア・デ・ローズとも呼ばれます。

このオイルは長らく香水に使われていましたが、アロマテラピーに導入されたのは最近になってからです。

かつての主産地であった仏領ギアナのローズウッドの精油は、その中心都市の名前をとってカイエンヌ油ともいわれ、かすかにスズランのような香りを帯びていたといわれています。その木の美しさと香りから、木材はフランスで飾り棚をはじめ、ブラシやナイフの柄などによく使われました。

現在の主な産地はブラジルですが、乱伐が続き数が激減したため、政府によって保護のための規制がなされています。ストレスを解消するなどメンタル面への作用が高いのが特徴です。

トリートメントによるスキンケア効果も期待できます。

原料になる植物■ローズウッド。アマゾン原産の樹高40mにもおよぶ常緑高木。木はその美しさと香りのよさから高級家具の木材としても用いられる。

学名	Aniba rosaeodora
科名	クスノキ科
おもな産地	ブラジル、ペルー
採油方法	木部の水蒸気蒸留法

香りの特徴
樹木系／ローズを思わせるような甘く落ち着いた香りに、ウッディの軽くスパイシーな香りをミックス。

| 揮発度 | ▶ ミドル〜ベースノート | 香りの強さ | ▶ 中 |

おもな特徴

♡ 心への働き
ストレスを解消し、うつをやわらげる。

✳ 体への働き
1 ストレス性の頭痛、偏頭痛をやわらげる。
2 免疫力を高め、感染症を予防する。

♦ 肌への働き
1 切り傷などの治りを促す。
2 皮脂のバランスを整え、老化を防ぐ。

使い方■毎日のスキンケアのためのクリームやフェイシャルスチームに。芳 バ

[作用] 強壮、抗うつ、催淫、殺菌、殺虫、刺激、頭脳明晰化、鎮痛、消臭
[おもな成分] モノテルペンアルコール類のdリナロール、αテルピネオールモノテルペン炭化水素類のαテルピネン、酸化物類のcisリナロールオキサイド、トランスリナロールオキサイド
[相性のいい精油] シナモンリーフ、コリアンダー、クローブ、フランキンセンス、ジャスミン、ラベンダー、イランイラン

❗ **使用上の注意**
精油全般にいえる安全な使い方(P.12)を守る。

最高級のローズを使った、最高の香りと品質を誇る精油　　◆初心者向き

ローズオットー
Rose otto

淡黄色

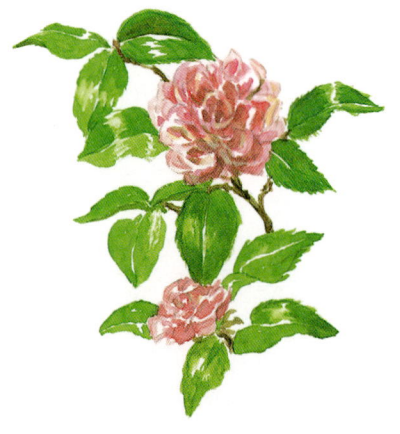

原料になる植物■ダマスクローズ。ブルガリア原産の小さなトゲをもつ灌木。春から秋にかけて咲かせる花は、植物療法、料理、美容で利用される。

古くからヨーロッパをはじめ各地で栽培されているローズですが、ブルガリアでダマスクローズが栽培され始めたのは17世紀から。ただひとつの本当のバラとして、崇高なものとして扱われてきました。この中でも、水蒸気蒸留法によって抽出される精油をローズオットーといいます。

ローズ（アブソリュート）（P.132）よりも精油収量が少ないため、価格はさらに高価です。

ローズの精油と呼べるのはこれだけという話もあり、スキンケアに直接使うことができます。

中世のヨーロッパでは不老長寿の妙薬、若返りの薬として扱われ、とくに貴族たちは、若々しい肌を保つために愛用したそうです。

ローズオットーは低温で半固形状になります。

学名	Rosa damascena
科名	バラ科
おもな産地	ブルガリア
採油方法	花の水蒸気蒸留法

香りの特徴
フローラル系／深みがあり、しっかりと残る芳醇でややスパイシーなローズの香り。

揮発度▶ベースノート　　香りの強さ▶強

おもな特徴

♥ **心への働き**
1 ネガティブな感情をほぐし、うつをやわらげる。
2 緊張やストレスを解消し、眠りを促す。

✴ **体への働き**
1 月経周期を正常化させる。
2 消化器系を活発にし、食欲を増進させる。

✚ **肌への働き**
皮膚炎やしっしんの治りを促す。

使い方■しみ、しわの予防、くまの改善、アンチエイジングのためのスキンケアに。 芳 バ

[作用]健胃、抗うつ、鎮静、収れん、緩和、高揚、内分泌調整
[おもな成分]モノテルペンアルコール類のゲラニオール、シトロネロール、ネロール、セスキテルペンアルコール類のファルネソール、脂肪族炭化水素類のノナデカン、エイコサン、ヘプタデカン、フェトル類のオイゲノール、ケトン類のダマセノン、ダマスコン
[相性のいい精油]オレンジスイート、カモミール、ガルバナム、クラリセージ、サンダルウッド、ジャスミン、ゼラニウム、ネロリ、パチュリー、パルマローザ、ベルガモット、ラベンダー

❶ **使用上の注意**
精油全般にいえる安全な使い方（P.12）を守る。

ローズオットーで作る

優雅な香りの万能ローション

体内にたまった毒素を排出するのに役立つローズオットーは、スキンケア効果が高く、肌質や年齢を問わず使えます。特に老化の始まった肌に適しています。炎症を抑える作用もあるので、日焼け後のケアにも。

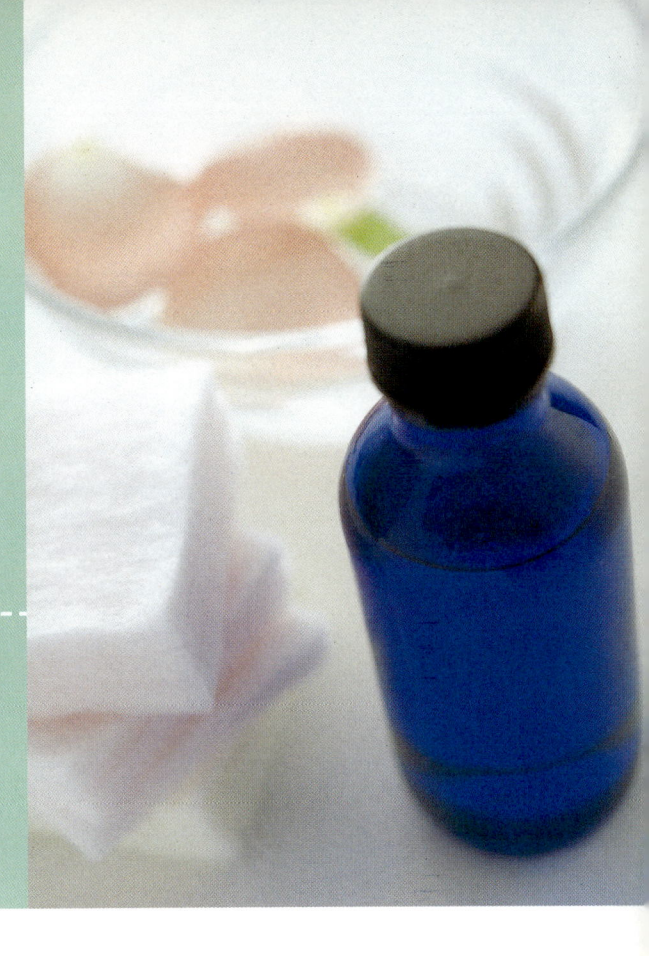

作り方
① ビーカーに無水エタノールを入れて、ローズオットー精油を加え、ガラス棒でよくまぜる。
② 精製水を加えてさらにまぜ、遮光びんに移す。

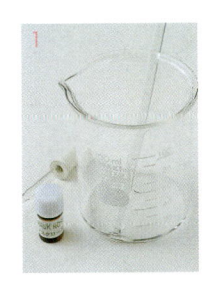

材料（100mℓ）
ローズオットー精油…1滴
無水エタノール…1mℓ
精製水…99mℓ

道具
メスシリンダー、ビーカー、ガラス棒、遮光びん

使い方
よく振ってからコットンにたっぷり含ませて、気になるところにパッティングする。

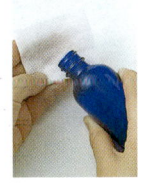

保存■冷蔵庫で保存。1カ月を目安に使い切る。

すがすがしい香りが魅力。若返りのハーブとしても有名

◆初心者向き

ローズマリー
Rosemary

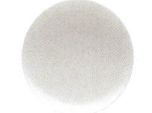

淡淡黄色

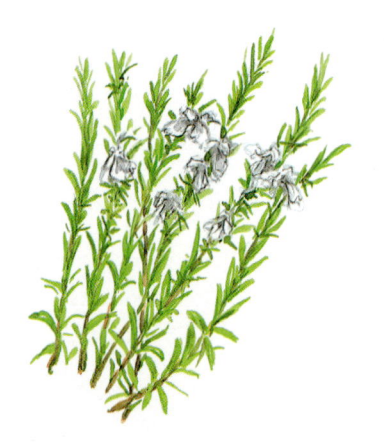

肉や魚の臭みを消すため、料理によく使われるハーブの精油です。

ギリシャ人とローマ人は悪霊をはらうなど、神聖な植物として扱ったとされ、またエジプトの墳墓からはこの植物の残骸が見つかったことからも、ローズマリーは古代から愛用されていたことがうかがえます。

聖母マリアがヘロデ王から逃れる際、その姿をローズマリーが隠したという話や、あるいはハンガリーの王妃、エリザベート1世がこれを処方した化粧水を使った結果、若々しい姿を取り戻したといわれたり、このハーブのエピソードはつきません。

ローズマリーにはケモタイプ（P.8）があり、刺激が穏やかで強肝作用があるベルベノン、風邪の症状を改善させるシネオール、筋肉痛や肩こりの解消に役立つカンファーが知られています。

原料になる植物■ローズマリー。地中海沿岸地方が原産の常緑低木。葉は料理の香りづけなどにも用いられる。

学名	*Rosmarinus officinalis*
科名	シソ科
おもな産地	モロッコ、スペイン、フランス、ポルトガル、チュニジア
採油方法	全草の水蒸気蒸留法
香りの特徴	ハーブ系／強い樟脳（しょうのう）のような、フレッシュですがすがしいグリーンの香り。
揮発度	▶ ミドルノート
香りの強さ	▶ 中から強め

おもな特徴

♥ **心への働き**
脳に刺激を与え、眠気を覚ます。

✳ **体への働き**
頭痛、偏頭痛、軽いめまいをやわらげる。

◆ **肌への働き**
1 肌のたるみやむくみを解消する。
2 フケを抑え、毛髪の成長を促す。

使い方■肩こり、筋肉痛をやわらげるマッサージオイルに。[芳][バ]

[作用] 強肝、血圧上昇、抗うつ、抗リウマチ、刺激、消化促進、頭脳明晰化、鎮痙、鎮痛、通経、発汗、利尿、収れん
[おもな成分] 酸化物類の1.8シネオール、モノテルペン炭化水素類のαピネン、βピネン、カンフェン、リモネン、βカリオフィレン、ケトン類のカンファー、モノテルペンアルコール類のボルネオール
[相性のいい精油] グレープフルーツ、シダーウッド、ゼラニウム、バジルスイート、ペパーミント、レモングラス

❗ **使用上の注意**
精油全般にいえる安全な使い方（P.12）を守る。

ローズマリーで作る

血行促進
バスソルト

血液循環を促進するローズマリーは、冷え性や肩こり、筋肉痛の改善に効果的です。また脳細胞に働きかけ、集中力を高めます。体内の余分な水分も排出するので、むくみや肥満の解消にも役立ちます。

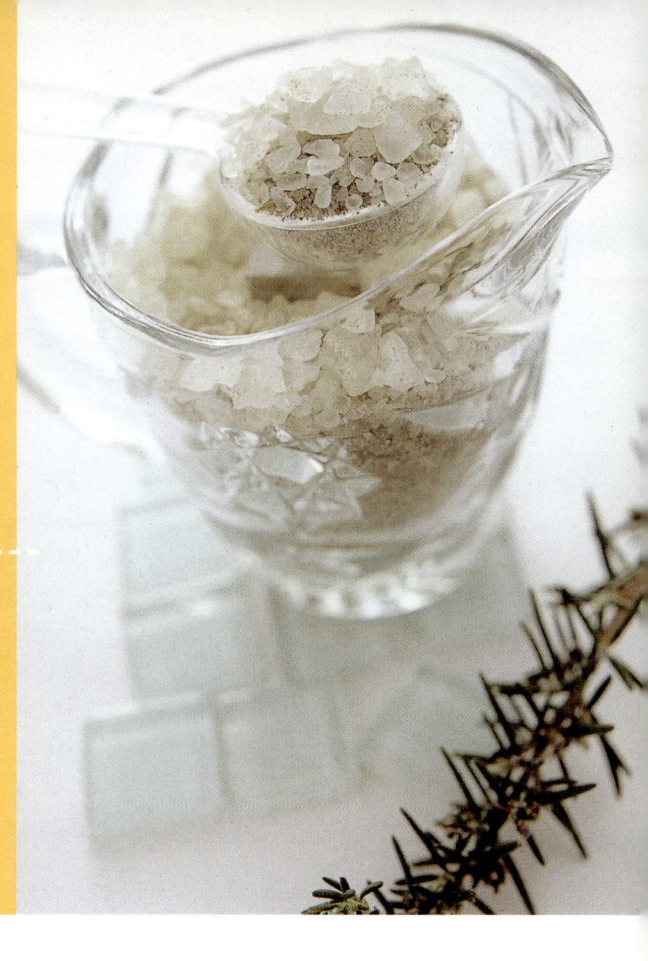

作り方
① ビーカーに天然塩、ローズマリーハーブを入れ、よくまぜる。
② Aを加えてよくまぜ、ガラスの容器に入れる。

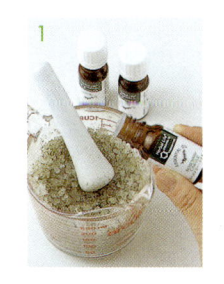

材料(6回分)
A ┌ ローズマリー精油…10滴
　├ ジュニパーベリー精油…5滴
　└ ラベンダー精油…5滴
ローズマリーハーブ…大さじ1
天然塩…300g

道具
はかり、乳棒、計量スプーン、ガラスの容器

使い方
浴槽に湯を入れて、バスソルト大さじ3強を加えてよくまぜ、入浴する。

保存■常温で保存。1カ月を目安に使い切る。

フローラル系 / ストレス解消

東洋のおくゆかしさを秘めた水辺の花のさわやかな香り

◆◆◆ 上級者向き

ロータス
Lotus

濃い茶色

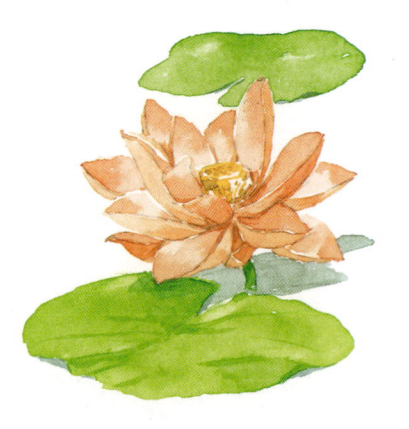

原料になる植物■ハス。池などの水上に葉や花を高くつきだして生え、長い地下茎をもつ。水面に浮くスイレンとは別種。

この精油はハスの花そのものの香りといわれますが、物静かで、りんとした花のイメージからは意外に思われるほど甘い芳香を持ち、新鮮な印象を受けます。
スイレン科のスイレン属とハス属に大別されますが、どちらも原料となるようです。
現在、国内での精油の入手はやや困難ですが、清楚と妖艶の両面の魅力を持つ香りは、大人の女性に好まれる香水の原料として広く用いられています。
市販の石けんの香りづけには、おもに人工的に作られたフレグランスオイルが用いられますが、ロータスの香りの石けんはリゾート地の土産品として古くから人気があります。
また、ハスの花を植物油に浸けたインフューズドオイル（浸出油）は、香りだけでなく、花から得た保湿成分をたっぷり含み、石けんやクリームの原料に利用されます。

学名	Nelumbo nucifera, Nymphaea lotus
科名	スイレン科
おもな産地	インド
採油方法	花の溶剤抽出法（アブソリュート）

香りの特徴
フローラル系／上品な甘さが印象的なさわやかな香り。

揮発度 ▶ ベースノート　香りの強さ ▶ 中

おもな特徴

♥ 心への働き
1 気持ちを落ち着かせ、満ち足りた気分にする。
2 気分をリフレッシュさせる。

✳ 体への働き
ホルモンのバランスを整える。

◆ 肌への働き
肌をしっとりさせ、乾燥を防ぐ。

使い方■フレグランスに。 [芳]

[作用] 抗うつ、強壮、鎮静、リフレッシュ
[おもな成分] エタノール、テルピネン1-オール-4、テトラデカノール、テトラデカノール1
[相性のいい精油] ジャスミン、ゼラニウム、ラベンダー、ローズオットー

❗ 使用上の注意
1 安全性については、まだ不明瞭なため、使用量に注意。
2 合成品との混同に注意。

料理などでおなじみのスパイシーな香りのハーブ

◆◆慣れてきたら

ローレル（別名／ゲッケイジュ）
Laurel

淡緑がかった黄色

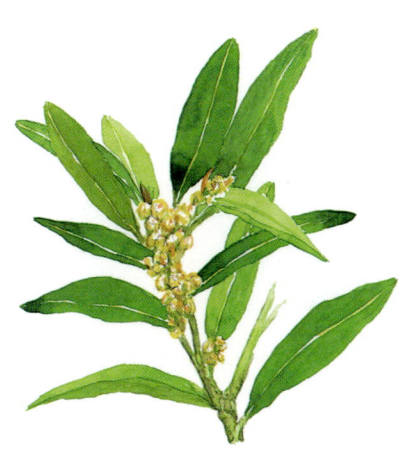

スパイス系

情緒を安定させる

ベイという別名も持ち、日本では月桂樹（げっけいじゅ）と呼ばれている常緑樹の精油です。

食欲を刺激する特徴があり、葉は料理でもおなじみで、おもにシチューやスープなどの煮込み料理に使われます。

ローレルは勝利と栄誉と平和の象徴として、古代ギリシャ、ローマ時代のオリンピック競技の勝利者や戦勝将軍にローレルで作った冠が授けられました。

ローレルのラテン語名であるlaurusは称賛を意味するlaudisの語源にもなっています。

葉を枕の下に入れて休むと、こころよい正夢を見ることができるという神話もあります。

ギリシャの教会では、今日でも床に葉がまかれます。これは消毒特性からくるものだといわれています。

原料になる植物■ローレル。和名は月桂樹。南欧原産の、常緑高木。ツヤのある槍のような形の葉は食用にもされる。木はステッキなどを作る際にも使用された。

学名	Laurus nobilis
科名	クスノキ科
おもな産地	モロッコ、スペイン
採油方法	葉の水蒸気蒸留法

香りの特徴
スパイス系／シナモンにも若干似た、甘さを含んだスパイシーな香り。

揮発度 ▶ トップノート　　香りの強さ ▶ 中

おもな特徴

♥ **心への働き**
うつやパニックのときに、情緒を安定させる。

✱ **体への働き**
1 消化不良、食欲不振などを改善する。
2 関節の痛みをやわらげる。

◆ **肌への働き**
1 ニキビ、水虫、肌のかゆみを改善する。
2 髪の成長を促進し、フケを抑える。

使い方■筋肉痛や肩こり改善のためのマッサージに。

[作用]強肝、強壮、健胃、鎮痙、鎮痛、収れん、殺菌
[おもな成分]酸化物類のシネオール、モノテルペンアルコール類のゲラニオール、リナロール、フェノール類のオイゲノール、モノテルペン炭化水素類のピネン、サビネン、パラシメン
[相性のいい精油]イランイラン、オレンジスイート、シダーウッド、ジュニパーベリー、ユーカリ、ラベンダー

❗ 使用上の注意
1 皮膚への刺激が強いので、使用量に注意する。
2 妊婦は使用しない。

ヨーロッパでは古くから珍重されてきたハーブの精油　◆◆◆上級者向き

ロベージ
Lovage

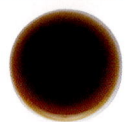

濃い琥珀色

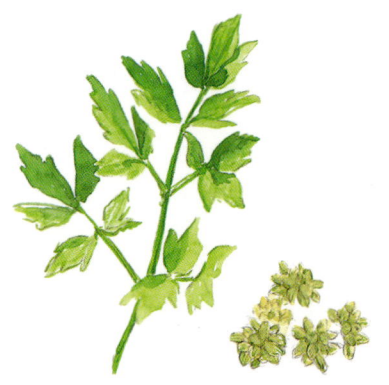

日本ではほとんど知られていない、ヨーロッパ原産のハーブ。欧米ではほかの植物を表現する際に「海辺のロベージ」などと引き合いに出すほどポピュラーなものです。

日本で漢方薬として用いられた当帰（とうき）という植物に似ており、葉、くき、花、根のすべてから独特の芳香を放つことから、ギリシャ・ローマ時代には、ひとつのスパイスとして使われてきたようです。

ヨーロッパの家庭では今日でも、くきはサラダや砂糖づけに、種はビスケットやパンに、葉はスープの味つけにというように食用されています。

また、根は古くから消化促進、防臭、防腐、鎮静効果の高い薬草として知られ、昔は修道院のハーブ園で多く栽培されていました。

原料になる植物■ロベージ。ヨーロッパ原産の草本。葉、くき、種、花、根のすべてから独特の香りを放つ。葉、茎、種は食用にされる。

学名	Levisticum officinale
科名	セリ科
おもな産地	ヨーロッパ
採油方法	根の水蒸気蒸留法

香りの特徴
スパイス系／フレッシュでやや甘さを感じる、ウッディーな基調もある温かみのある香り。

揮発度▶ベースノート　　香りの強さ▶強

おもな特徴

♥ **心への働き**
気分を安定させ、前向きな気持ちにする。

✳ **体への働き**
1 消化の促進を助ける。
2 筋肉痛など痛みをやわらげる。

使い方■フレグランスのベースノートとして使うのが最適。芳

[作用]消化促進、防臭、防腐、鎮静、解熱、浄化
[おもな成分]モノテルペン炭化水素類のリモネン、カンフェン、αピネン、βピネン、芳香族ラクトン類のフタライド類、エステル類の酢酸テルピニル
[相性のいい精油]ローズ、カーネーション、ガルバナム、ローレル、ラバンジン

❗ 使用上の注意
1 香りが非常に強いので、ごく少量で使用する。
2 長期にわたっての継続使用は避ける。

Part

2

悩み別
オイル活用
図鑑

心と体のトラブルをやわらげる、
オイルの組み合わせ＆使い方集。手軽に試せます。

Skin&Hair care

ニキビ・吹き出物ができた

ニキビができやすい肌は、
殺菌効果の高い精油を活用して清潔に保ちます。

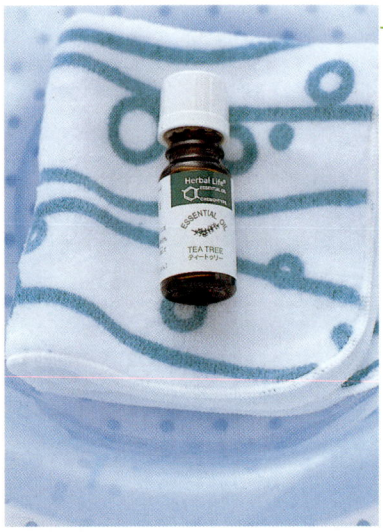

Recipe-1

フェイシャルスチーム

強い抗菌作用のあるティートリーが、
毛穴の奥まで殺菌し、肌の内側から清潔に。

材料（1回分）
ティートリー精油…2滴
熱湯…洗面器1杯分

道具
洗面器、タオル

作り方
洗面器に熱湯を入れ、1～2分おいてからティートリー精油を加える。

使い方
1 頭からタオルをかぶり、洗面器から20cmのところまで顔を近づけ、3～5分くらい蒸気に当てる。目は閉じること。
2 冷水で軽く洗顔し、ローションで肌をととのえる。

Recipe-2

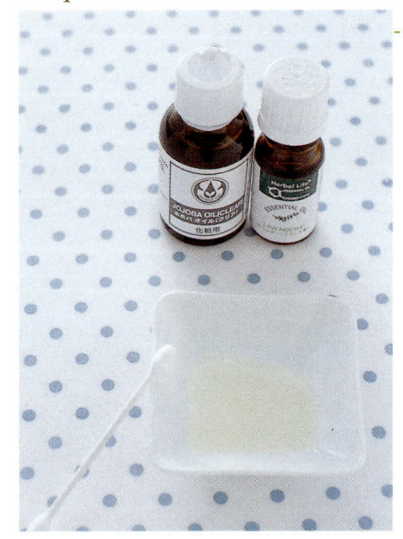

塗布

皮脂バランスをととのえるラベンダーを、
肌へ浸透しやすいホホバオイルに加えてスポットケア。

材料（1回分）
ホホバオイル…5mℓ
ラベンダー精油
　…1滴

道具
ビーカー、ガラス棒、遮光びん

作り方
1 ビーカーにホホバオイルを入れて、ラベンダー精油を加える。
2 ガラス棒でよくまぜて、遮光びんに移す。保存は冷暗所で3カ月。

使い方
綿棒にとり、気になるところにぬる。

Skin & Hair care

しみ・くすみが悩み

古い角質を落とし、新陳代謝を高める精油が、
肌の疲れを解消し、細胞の成長を促進させます。

Recipe-1

マッサージオイル

血行を促すレモンとプチグレインで、イキイキ素肌に。

材料（60ml分）
A ⎡ レモン精油…1滴
　 ｜ プチグレイン精油…2滴
　 ｜ ローズマリー
　 ⎣ シネオール精油…1滴
ホホバオイル…60ml

道具
ビーカー、ガラス棒、遮光びん

作り方
1 ビーカーにホホバオイルを入れて、Aを加える。
2 ガラス棒でよくまぜて、遮光びんに移す。保存は冷暗所で3カ月。

使い方
容器をよく振って、少量を手のひらにとってなじませる。気になる部分をなでるようにマッサージする。

⚠ **注意**
使用した直後に日光を浴びると、肌を刺激し、しみの原因となることがあるので注意。

Recipe-2

クリーム

血行を促進するセロリシードで顔色の改善を。

材料（20g分）
セロリシード精油…1滴
A ⎡ ミツロウ…2g
　 ⎣ ホホバオイル…10ml
ローズウォーター…1ml

道具
はかり、エッセンシャルウォーマー、竹串、メスシリンダー、小さめの泡立て器、クリーム容器

作り方
1 Aをエッセンシャルウォーマーにかけ、竹串でまぜながら、ミツロウを溶かす。
2 ローズウォーターも、1と同じ温度にあたためる。
3 1に2を少しずつ加え、小さめの泡立て器でまぜる。
4 容器に入れ竹串でまぜる。固まってきたらセロリシード精油を加えてまぜ、そのままおく。保存は常温で1カ月。

使い方
少量を気になる部分にぬる。

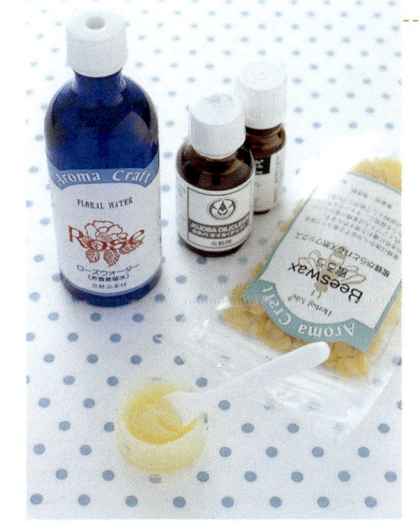

Skin&Hair care

足がガサガサになった

乾燥しやすい足には、水分とともに油分を補って、
うるおいを保ちましょう。

Recipe-1

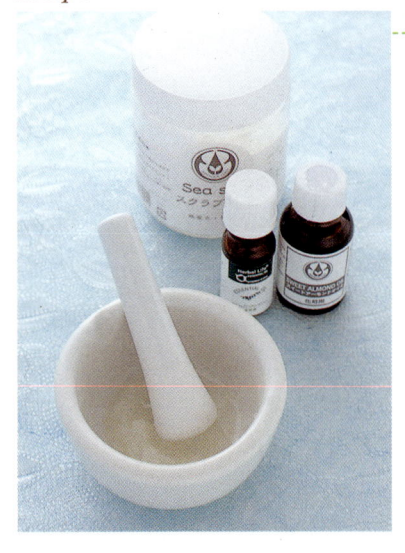

スクラブ

乾燥による炎症を抑えるベンゾインとビタミン豊富な
スイートアーモンドオイルで肌をなめらかに。

材料（1回分）
ベンゾイン精油…1滴
スイートアーモンドオイル
　…大さじ1
天然塩（微粒子）…大さじ1

道具
計量スプーン、乳鉢

作り方
1 乳鉢に天然塩を入れ、パウダー状になるようにすりつぶす。
2 スイートアーモンドオイルを加えてよくまぜ、ベンゾイン精油を加えてさらによくまぜる。

使い方
1 少量を手のひらにとり、かかとやひじ、ひざなどをやさしくマッサージする。
2 ぬるま湯で軽く洗い流す。

Recipe-2

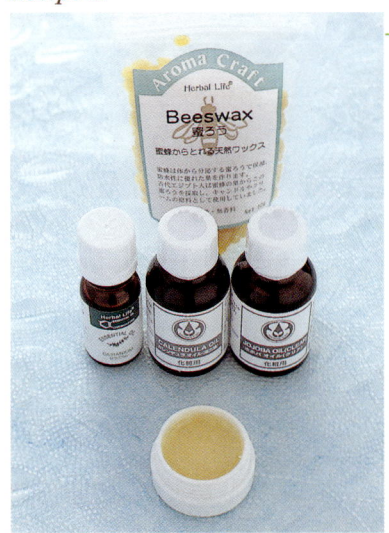

クリーム

皮膚の保護力が強いカレンデュラオイルと
皮脂バランスを調整するゼラニウムで入浴後のケアを。

材料（20g分）
ゼラニウム精油…3滴
A ┌ ミツロウ…3g
　│ カレンデュラオイル
　│ 　…6ml
　└ ホホバオイル…10ml

道具
はかり、メスシリンダー、エッセンシャルウォーマー、竹串、クリーム容器

作り方
1 Aをエッセンシャルウォーマーにかけ、竹串でまぜながらミツロウを溶かす。
2 1を容器に入れて、まぜながら冷ます。まわりが固まったら、ゼラニウム精油を加えてまぜ、そのままおく。保存は常温で3カ月。

使い方
少量を気になる部分にぬる。

Skin & Hair care

しわ・乾燥がひどい

肌を活性化させ、老化防止効果の高い精油とオイルで、
肌細胞の再生機能を高めます。

Recipe-1

パック

肌に弾力を与えるネロリ精油入り。週1で試して。

材料（1回分）
ネロリ精油…1滴
スイートアーモンドオイル
　　…小さじ1
A ┌ クレイ（カオリン）
　│　　…大さじ1
　└ ローズパウダー…小さじ1
精製水…大さじ1

道具
乳鉢、計量スプーン

作り方
1 乳鉢にAを入れてよくまぜ、精製水を加えてしばらくおく。水分が浸透したら、ペースト状にねりまぜる。
2 スイートアーモンドオイルを、ゆっくり加えてねる。
3 ネロリ精油を加えまぜる。

使い方
1 洗顔後、水気をふきとってから、目と口のまわりを避けてパックをぬる。
2 3～5分そのままおいて、ぬるま湯で洗い流す。ローションで肌をととのえる。

Recipe-2

フェイシャルオイル

細胞組織を新しくするローズウッド精油と
保湿効果抜群のローズヒップオイルでデイリーケア。

材料（20mℓ分）
ローズウッド精油…2滴
ローズヒップオイル…20mℓ

道具
ビーカー、ガラス棒、遮光びん

作り方
1 ビーカーにローズヒップオイルを入れて、ローズウッド精油を加える。
2 ガラス棒でよくまぜて、遮光びんに移す。保存は常温で1カ月。

使い方
手のひらに少量をとってなじませ、顔全体をやさしく包みこむようにのばす。

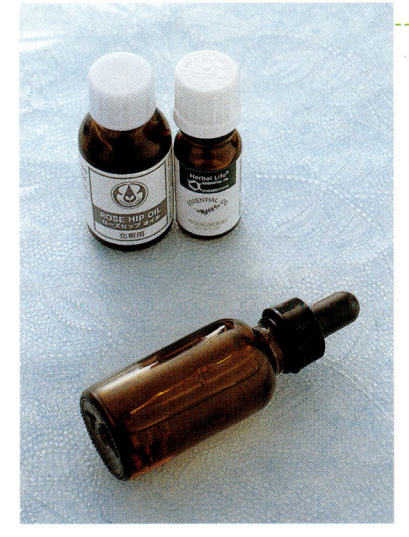

Skin & Hair care

髪が傷んでしまった!

頭皮のバランスをととのえる精油やオイルで、
健康な地肌と髪を守ります。

Recipe-1

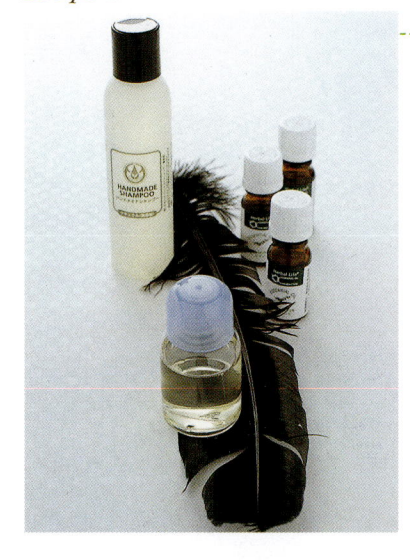

シャンプー

細胞の成長を助ける3種類の精油が、皮脂と水分の
バランスをととのえます。

材料（50ml分）
A ｛ パルマローザ精油…5滴
　　レモン精油…3滴
　　ローズマリー
　　ベルベノン精油…2滴 ｝
無香料シャンプー…50ml

道具
ビーカー、ガラス棒、
シャンプー容器

作り方
1 ビーカーに無香料シャンプーを1/3量入れ、Aを加えてガラス棒でよくまぜる。
2 1に残りの無香料シャンプーを加え、ガラス棒を下の方から大きく動かし、全体をまぜ合わせる。容器に移して、保存は常温で1カ月。

使い方
手のひらに適量をとり、よく泡立てて頭皮をマッサージするように洗う。

Recipe-2

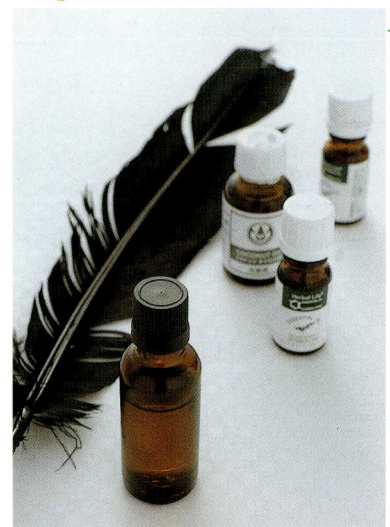

マッサージオイル

髪への油分補給に最適なココナツオイルと、
皮脂バランスをととのえる2種類の精油でマッサージ。

材料（30ml分）
A ｛ シダーウッド精油…3滴
　　ローズマリー
　　ベルベノン精油…3滴 ｝
ココナツオイル…30ml

道具
ビーカー、ガラス棒、
遮光びん

作り方
1 ビーカーにココナツオイルを入れて、Aを加える。
2 ガラス棒でよくまぜて、遮光びんに移す。保存は常温で3カ月。

使い方
手のひらに少量とってなじませ、マッサージする。

スキン&ヘアケア

Skin&Hair care

荒れてしまった手に

末しょう血管の血流を促進し、炎症を抑える精油で、
温めたりほぐしたりします。

Recipe-1

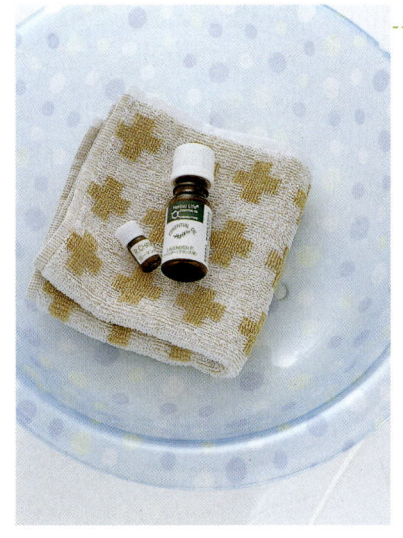

ハンドバス

血液循環を促し、痛みやかゆみを抑える
2種類の精油の手浴で温めて。

材料（1回分）
ラベンダー精油…1滴
カモミールローマン精油
　　…1滴
ぬるめの湯（38℃くらい）
　　…洗面器1杯分

道具
洗面器、ハンドタオル

作り方
洗面器にぬるめの湯を入れ、ラベンダー精油、カモミールローマン精油を加えてよくまぜる。

使い方
両手を手首がかくれるぐらいまで入れて、5～10分温める。タオルで軽くふく。

Recipe-2

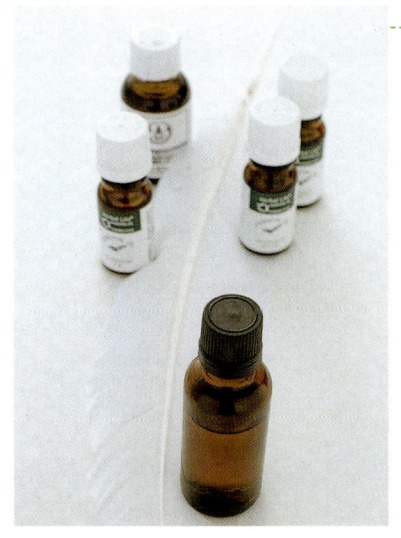

ハンドマッサージオイル

消毒作用があり、肌の若々しさを保つ3種類の精油で、
荒れた部分をほぐすようにさすりましょう。

材料（30mℓ分）
A ┌ ゼラニウム精油…2滴
　├ ベルガモット精油…2滴
　└ フランキンセンス精油
　　　…2滴
スイートアーモンドオイル
　　…30mℓ

道具
ビーカー、ガラス棒、
遮光びん

作り方
1 ビーカーにスイートアーモンドオイルを入れて、Aを加える。
2 ガラス棒でよくまぜて、遮光びんに移す。保存は常温で3カ月。

使い方
手のひらに少量とって両手になじませ、マッサージする。

Mental care

リフレッシュしたい！

刺激が強く、爽快な香りの精油が、
疲れてしまった心と身体を元気にします。

Recipe-1

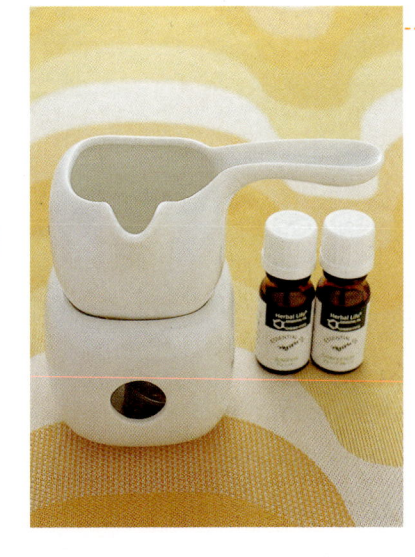

芳香浴

刺激的でウッディーなジュニパーベリーと
さわやかなグレープフルーツで、心の疲れを癒して。

材料（1回分）
ジュニパーベリー精油
　…1滴
グレープフルーツ精油
　…2滴
湯…ウォーマー（皿）の
　7分め

道具
エッセンシャルウォーマー
またはオイルウォーマー

作り方
エッセンシャルウォーマーに
湯を入れ2種の精油を加え、
部屋に香りを漂わせる。

使い方
立ちのぼる香りを楽しむ。

Recipe-2

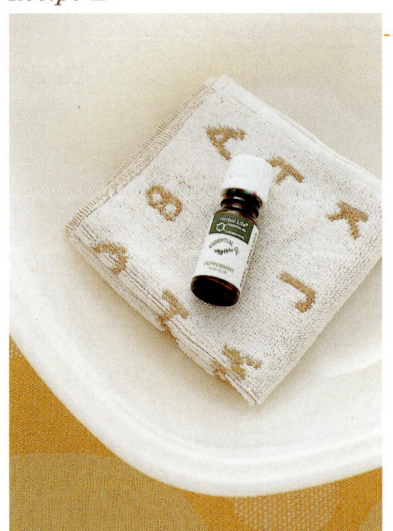

冷湿布

清涼感ある香りのペパーミント精油が
気持ちを引き締めます。頭痛軽減にも効果大。

材料（1回分）
ペパーミント精油…2滴
冷水（10〜15℃）
　…洗面器1杯分

道具
洗面器、タオル

作り方
洗面器に冷水を入れ、ペ
パーミント精油を加える。

使い方
1 短冊状に折ったタオルを
浸し、水面に浮かぶ精油を
すくうようにしてタオルを取
り出す。
2 そのままねじってしぼり、
精油が直接肌に触れない
ように注意して、首の後ろ
に当てる。

Mental care

ストレス解消に

気持ちを落ち着かせたり、
気持ちを高める効果のある精油を使って、疲れを取りましょう。

Recipe-1

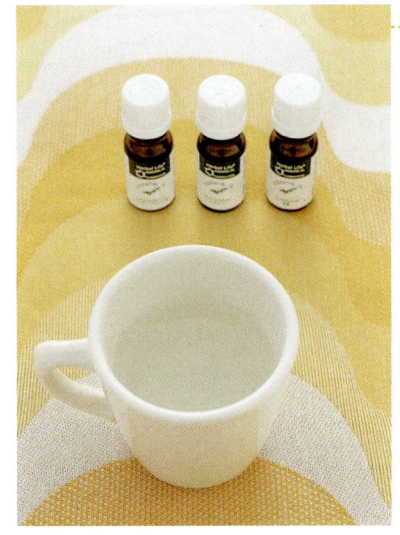

マグカップ芳香浴

心を鎮め気分を高揚させ、緊張をほぐす3種類の精油が、心と身体のだるさを緩和します。

材料（1回分）

A ┌ フランキンセンス精油…1滴
　├ ベルガモット精油…1滴
　└ ラベンダー精油…1滴

湯または水
　…マグカップ1杯分

道具
マグカップ

作り方
マグカップに湯か水を8分目まで入れ、Aを落とす。

使い方
立ちのぼる香りに鼻を近づけ、深呼吸する。

Recipe-2

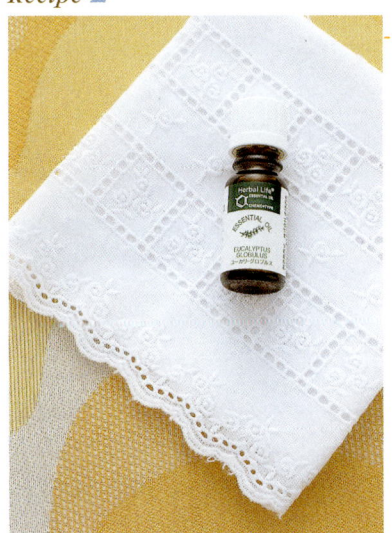

吸入

シャープな香りのユーカリ精油が気持ちを引き締めます。集中力を高めたいときにも。

材料（1回分）
ユーカリ精油…1滴

道具
木綿のハンカチ

作り方
木綿のハンカチにユーカリグロブルス精油を落とす。

使い方
立ちのぼる香りに鼻を近づけ、深呼吸する。

Mental care

うつな気分のときに

気持ちが落ち込んでしまったら、
リラクゼーション効果の高い精油を使った気分転換を。

メンタルケア

Recipe-1

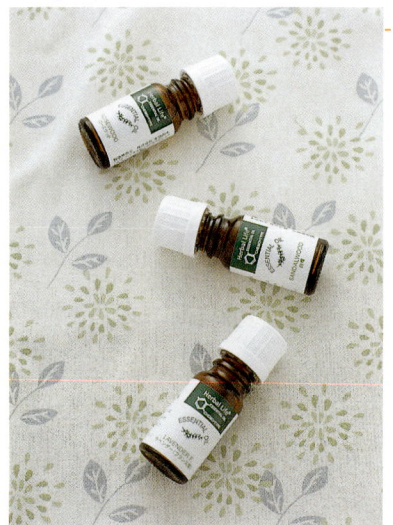

バスオイル

精神的な不安や緊張をほぐし、気分を高揚させる3種の精油をお風呂にたらし、気持ちを切りかえて。

材料（1回分）
ローズウッド精油…2滴
ラベンダー精油…1滴
サンダルウッド精油…2滴

作り方
浴槽にぬるめの湯を入れて、全ての材料を加えてよくまぜる。

使い方
入浴する直前に入れて、全身浴でゆったり入る。

Recipe-2

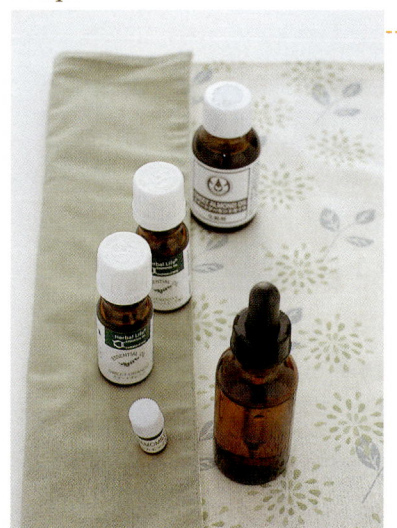

マッサージオイル

怒りやショックをやわらげ、気分を明るくする3種の精油のマッサージで、心に安らぎを与えて。

材料（30ml分）
A ┌ カモミールローマン精油…1滴
　├ ラベンダー精油…2滴
　└ オレンジスイート精油…2滴
スイートアーモンドオイル…30ml

道具
ビーカー、ガラス棒、遮光びん

作り方
1 ビーカーにスイートアーモンドオイルを入れて、Aを加える。
2 ガラス棒でよくまぜて、遮光びんに移す。保存は常温で3カ月。

使い方
手のひらに少量をとって両手になじませ、ハンドマッサージする。

Mental care

イライラを吹き飛ばしたい

感情の起伏を抑えられないときは、
リラックス効果の高い精油で、気持ちをしずめます。

Recipe-1

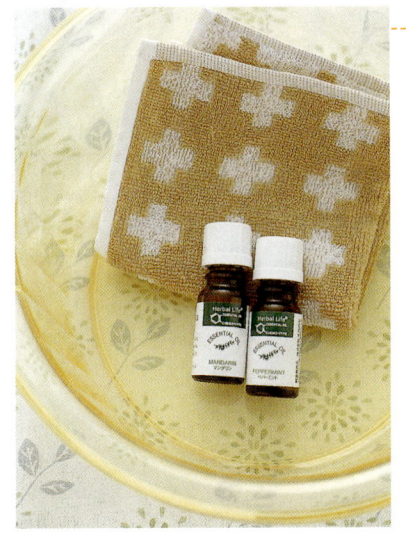

温湿布

さわやかな香りで緊張をほぐし、
心を穏やかに。イライラを解消します。

材料（1回分）
ペパーミント精油…1滴
マンダリン精油…2滴
熱湯…洗面器1杯分

道具
洗面器、タオル、
蒸しタオル

作り方
洗面器に熱湯を入れ、ペパーミント精油、マンダリン精油を加える。

使い方
1 短冊状に折ったタオルを浸し、水面に浮かぶ精油をすくうようにしてタオルを取り出す。
2 そのままねじってしぼり、精油が直接肌に触れないように注意して、お腹に当てる。温度が下がらないように上から蒸しタオルをかぶせると効果的。

Recipe-2

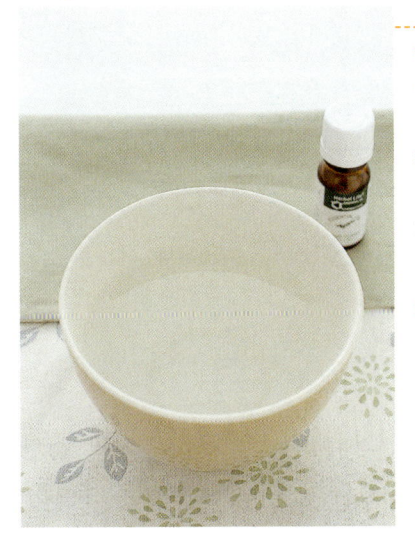

マグカップ芳香浴

幸福感を得られる濃厚な甘い香りの
イランイラン精油で、感情を上手にコントロール。

材料（1回分）
イランイラン精油…1滴
湯または水
　…マグカップ1杯分

道具
マグカップ

作り方
マグカップに湯か水を8分目まで入れ、イランイラン精油を落とす。

使い方
立ちのぼる香りに鼻を近づけて、深呼吸する。

Mental care

ぐっすり眠りたい

心を落ち着けて、眠りを誘う効果のある精油を使って、
質のよい睡眠を手に入れましょう。

メンタルケア

Recipe-1

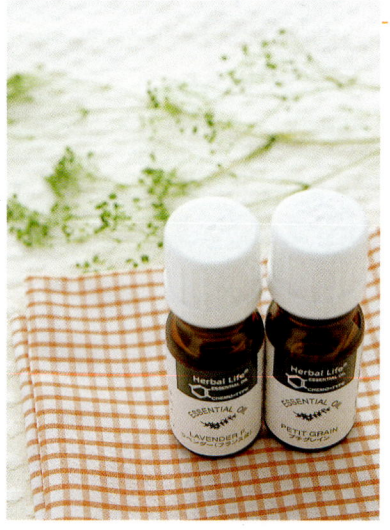

芳香浴

安眠効果の高いラベンダー精油と、疲れを
癒すさわやかな香りのプチグレイン精油を枕もとに。

材料（1回分）
ラベンダー精油…2滴
プチグレイン精油…1滴

道具
木綿のハンカチ

作り方
木綿のハンカチにラベンダー精油、プチグレイン精油を落とす。

使い方
ハンカチを枕の下に置いて寝る。

Recipe-2

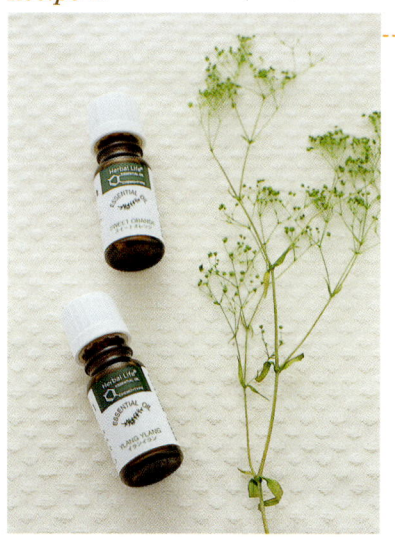

バスオイル

不安や緊張をほぐすオレンジスイート精油と幸福感が
得られるイランイラン精油でお休み前の入浴を。

材料（1回分）
オレンジスイート精油　…2滴
イランイラン精油…1滴

作り方
浴槽にぬるめの湯を入れて、オレンジスイート精油、イランイラン精油を加えてよくまぜる。

使い方
入浴する直前に入れて、半身浴でゆったり入る。

Mental care

やる気がしないときに

鎮静作用があり、気分を活気づける効果のある精油を使って、
無気力な状態から脱します。

Recipe-1

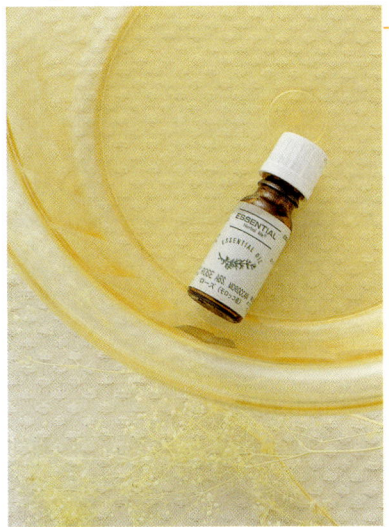

ハンドバス

ネガティブな気持ちをやわらげ、気持ちを明るくするローズ精油でリフレッシュ。

材料（1回分）
ローズ精油…1滴
ぬるめの湯（38℃くらい）
　…洗面器1杯分

道具
洗面器

作り方
洗面器にぬるめの湯を入れ、ローズ精油を加えてよくまぜる。

使い方
両手を入れ、5～10分温める。

Recipe-2

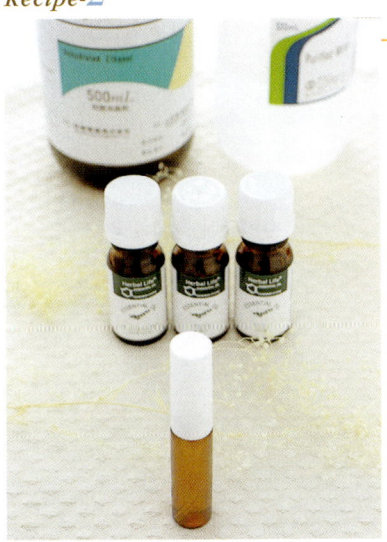

コロン

弱った精神を高揚させ、頭の働きを鋭くする作用のある3種類の精油のコロンを、いつもしのばせて。

材料（30mℓ分）
A ┌ ペパーミント精油…2滴
　├ バジル精油…1滴
　└ レモン精油…3滴
無水エタノール…5mℓ
精製水…25mℓ

道具
ビーカー、ガラス棒、遮光性のガラスのスプレー容器

作り方
1 ビーカーに無水エタノールを入れてAを加え、ガラス棒でよくまぜる。
2 精製水を加えてさらにまぜ、遮光性のガラスのスプレー容器に移す。保存は冷暗所で1カ月。

使い方
手首や耳のうしろにスプレーする。

Helth care

ダイエット中の味方

新陳代謝を活発にし、
消化器官を強める働きのある精油を上手に活用します。

Recipe-1

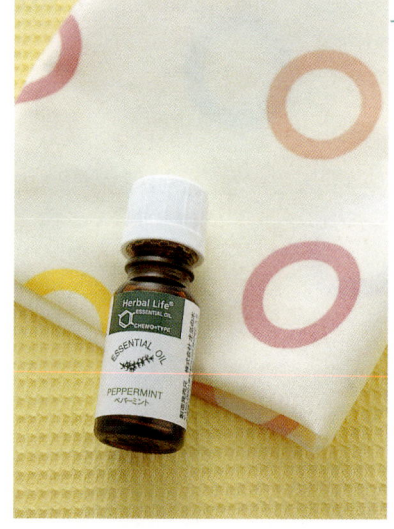

吸入

胃のむかつきに効果のあるペパーミント精油で胃腸をととのえて。乗り物酔いにも効果的。

材料（1回分）
ペパーミント精油…1滴

道具
木綿のハンカチ

作り方
木綿のハンカチにペパーミント精油を落とす。

使い方
立ちのぼる香りに鼻を近づけ、深呼吸する。

Recipe-2

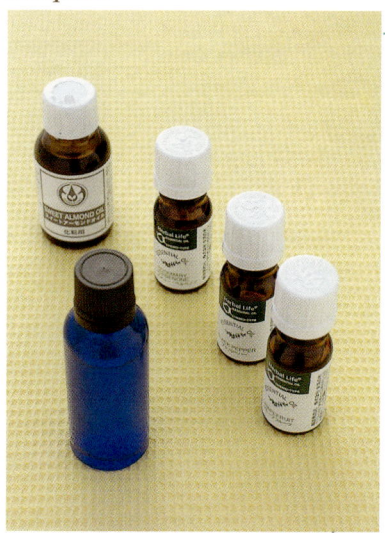

マッサージオイル

水分の排出と脂肪燃焼を助け、リンパの流れを促す3種の精油で、お風呂あがりにマッサージを。

材料（30mℓ分）
A ┌ グレープフルーツ精油…2滴
　├ ローズマリーベルベノン精油…2滴
　└ ブラックペッパー精油…1滴
スイートアーモンドオイル…30mℓ

道具
ビーカー、ガラス棒、遮光びん

作り方
1 ビーカーにスイートアーモンドオイルを入れ、Aを加える。
2 ガラス棒でよくまぜ、遮光びんに入れる。保存は冷暗所で1カ月。

使い方
容器をよく振り、手のひらにとりなじませる。気になる部分をマッサージする。

Helth care

月経痛をやわらげたい

鎮痛効果があり、ホルモンバランスをととのえる精油で
不快な時期を乗り切りましょう。

Recipe-1

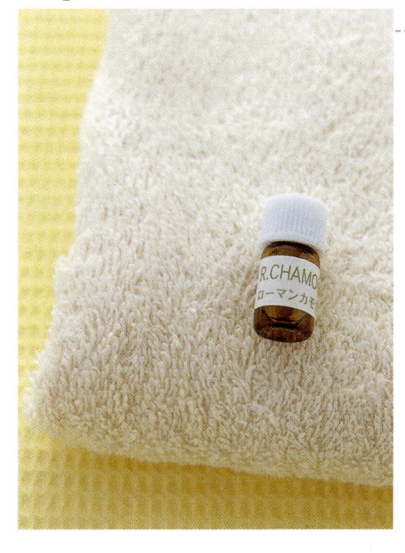

温湿布

痛みをやわらげ、月経周期を落ち着かせる効果のある
カモミールローマン精油は月経痛の強い味方。

材料（1回分）
カモミールローマン精油
　…2滴

道具
洗面器、タオル
蒸しタオル

作り方
洗面器に熱湯を入れ、カモミールローマン精油を加える。

使い方
1 短冊状に折ったタオルを浸し、水面に浮かぶ精油をすくうようにしてタオルを取り出す。
2 そのままねじってしぼり、精油が直接肌に触れないように注意して、お腹や腰に当てる。温度が下がらないように上から蒸しタオルをかぶせると効果的。

Recipe-2

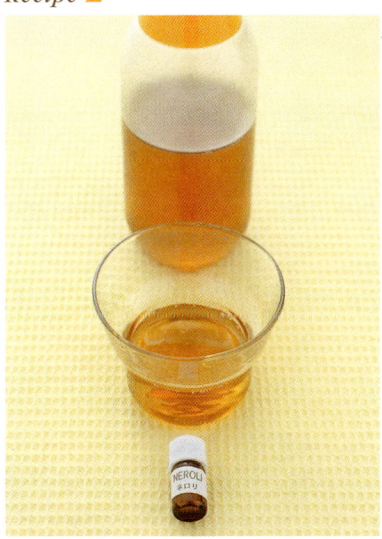

バスオイル

情緒を安定させる働きがあるネロリ精油は、
月経痛のほか更年期の悩みにも効果的。

材料（1回分）
ネロリ精油…2滴
ハチミツ…大さじ2

道具
計量スプーン、ビーカー、
ガラス棒

作り方
1 ビーカーにハチミツを入れ、ネロリ精油を加える。
2 ガラス棒でよくまぜ、その日のうちに使いきる。

使い方
月経が始まる前に行う。直前に浴槽に入れて、入浴する。

つらい花粉症の季節に

アレルギーに対する抵抗力をつける精油を使って、
つらい症状をやわらげます。

Recipe-1

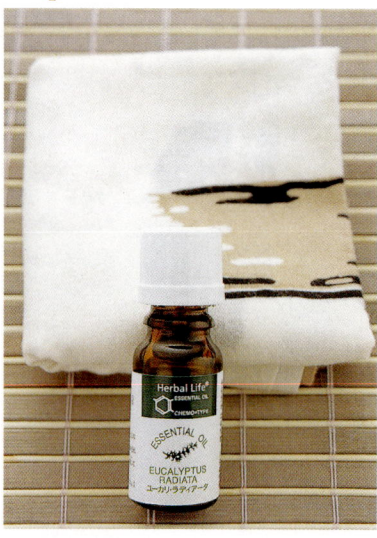

吸入

殺菌効果に優れ、鼻づまりの症状を改善するユーカリ精油で炎症をしずめて。

材料（1回分）
ユーカリ精油…1滴

道具
木綿のハンカチ

作り方
木綿のハンカチにユーカリ精油を落とす。

使い方
立ちのぼる香りに鼻を近づけ、深呼吸する。

Recipe-2

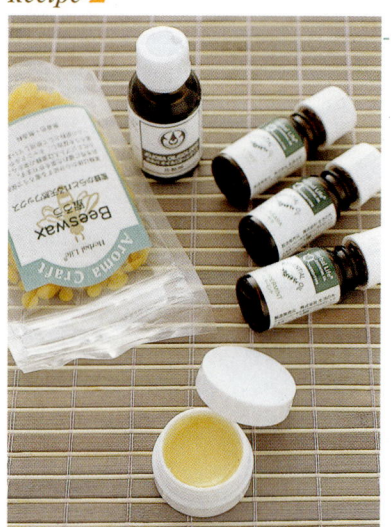

クリーム

免疫力をアップし、呼吸器の不調に効果的な爽快感のある3種の精油で、ストレスも解消。

材料（20g分）
A ┌ ラベンサラ精油…1滴
　├ ティートリー精油…1滴
　└ ペパーミント精油…1滴
B ┌ ミツロウ…3g
　└ ホホバオイル…16ml

道具
エッセンシャルウォーマー、はかり、竹串、クリーム容器

作り方
1 Bをエッセンシャルウォーマーにかけ、竹串でまぜながらミツロウを溶かす。
2 1を容器に入れて、まぜながら冷ます。固まってきたら、Aを加えてまぜ、そのままおく。保存は常温で1カ月。

使い方
少量とって胸元にぬり、立ちのぼる香りを嗅ぐ。

Helth care

風邪の予防に

殺菌効果が高く、免疫力を高める精油で、
予防と症状緩和に役立てます。

Recipe-1

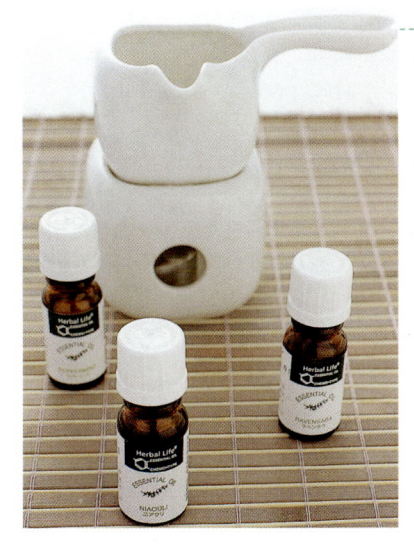

芳香浴

抗菌作用があり、呼吸器系の疾患に効果的な精油で、早めの予防を心がけて。

材料(1回分)
A ┌ ラベンサラ精油…1滴
　├ ニアウリ精油…1滴
　└ ペパーミント精油…1滴
湯…ウォーマー(皿)の7分め

道具
エッセンシャルウォーマー
またはオイルウォーマー

作り方
エッセンシャルウォーマーにAを入れ、部屋に香りを漂わせる。

使い方
立ちのぼる香りを楽しむ。

Recipe-2

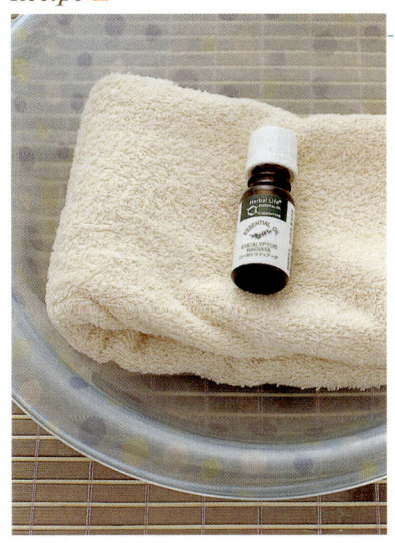

フェイシャルスチーム

殺菌力があり、鼻づまりの症状を改善するユーカリ精油で、気管の炎症をしずめて。

材料(1回分)
ユーカリ精油…1滴
熱湯…洗面器1杯分

道具
洗面器、タオル

作り方
洗面器に熱湯を入れ、1～2分おいてからユーカリ精油を加える。

使い方
1 頭からタオルをかぶり、洗面器から20cmのところまで顔を近づけ、3～5分くらい蒸気に当てる。目は閉じること。
2 冷水で軽く洗顔し、ローションで肌をととのえる。

Helth care

肩こり&目の疲れに

こった筋肉をほぐし、痛みをやわらげる効果のある精油で、
症状が軽いうちにセルフケアを。

Recipe-1

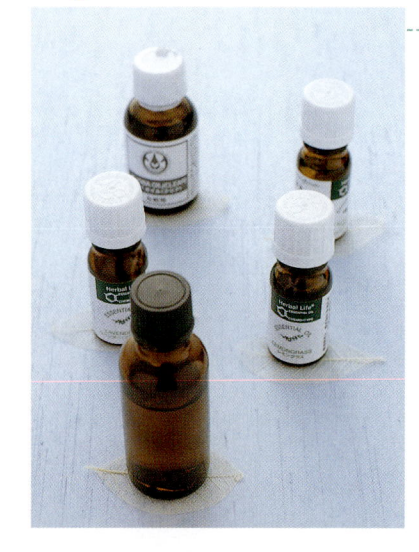

マッサージオイル

鎮痛作用と血流改善効果のある3種の精油で、
さわやかな香りもうれしいマッサージオイル。

材料（30ml分）

A ┌ ラベンダー精油…3滴
 │ ローズマリーカンファー
 │   精油…2滴
 └ レモングラス精油
     …1滴
ホホバオイル…30ml

道具
ビーカー、ガラス棒、
遮光びん

作り方
1 ビーカーにホホバオイルを入れて、Aを加える。
2 ガラス棒でよくまぜて、遮光びんに移す。保存は冷暗所で3カ月。

使い方
容器をよく振ってから、少量を手のひらにとってなじませる。目元、首筋、肩のあたりにもみこむようにマッサージする。

Recipe-2

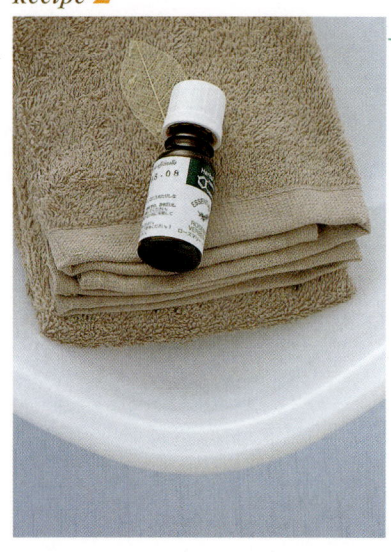

温湿布

血行を促し、肩こり改善に効果的なローズマリーカンファーで、筋肉をリラックスさせて。

材料（1回分）
ローズマリーカンファー
    精油…2滴
熱湯…洗面器1杯分

道具
洗面器、タオル
蒸しタオル

作り方
洗面器に熱湯を入れ、ローズマリーカンファー精油を加える。

使い方
1 短冊状に折ったタオルを浸し、水面に浮かぶ精油をすくうようにしてタオルを取り出す。
2 そのままねじってしぼり、精油が直接肌に触れないように注意して、目、首、肩などに当てる。温度が下がらないように上から蒸しタオルをかぶせると効果的。

Helth care

頭痛を軽くしたい

痛くなり始めたら、鎮静効果が高く、清涼感のある精油で、
気分をさわやかにします。

Recipe-1

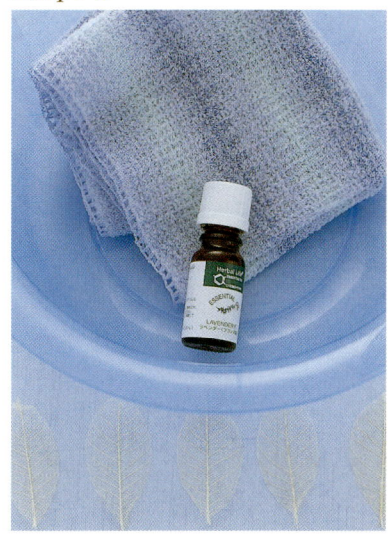

温湿布

鋭い痛みに効果的なラベンダー精油を使い、
痛みを取りながらリラックス。

材料（1回分）
ラベンダー精油…2滴
熱湯…洗面器1杯分

道具
洗面器、タオル、
蒸しタオル

作り方
洗面器に熱湯を入れ、ラベンダー精油を加える。

使い方
1 短冊状に折ったタオルを浸し、水面に浮かぶ精油をすくうようにしてタオルを取り出す。
2 そのままねじってしぼり、精油が直接肌に触れないように注意して、首の後ろに当てる。温度が下がらないように上から蒸しタオルをかぶせると効果的。

Recipe-2

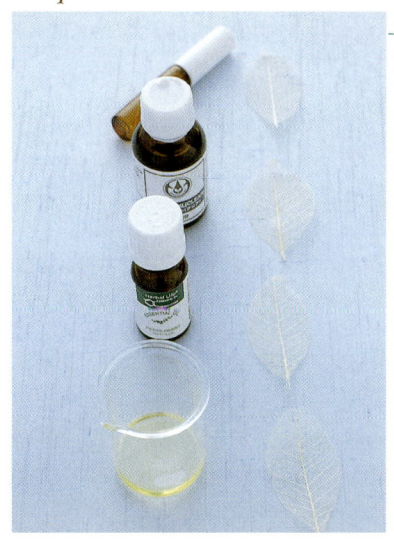

塗布

メンソール系の爽快な香りで、冷却作用のある
ペパーミント精油で、あっというまに気分がすっきり。

材料（1回分）
ペパーミント精油…1滴
ホホバオイル…5mℓ

道具
ビーカー、ガラス棒、
遮光びん

作り方
1 ビーカーにホホバオイルを入れて、ペパーミント精油を加える。
2 ガラス棒でよくまぜて、遮光びんに移す。保存は冷暗所で3カ月。

使い方
少量とって、頭頂やこめかみにすりこむ。

Helth care

脚がむくんでしまった

疲れのたまった脚には、血行を促進し、
水分代謝を促す精油で、早めにすっきりさせます。

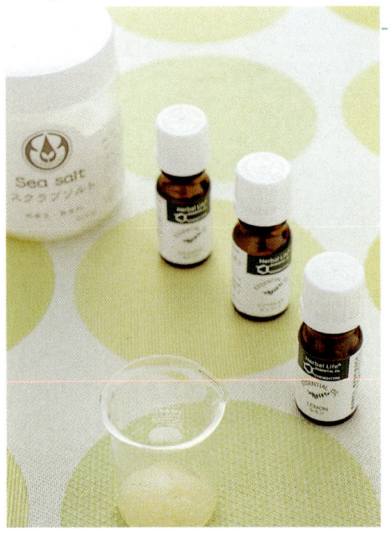

Recipe-1 フットバス

うっ血を除去しからだを温めながら、デオドラント効果の高い精油を使ってゆったり足浴。

材料（1回分）

A ┌ カユプテ精油…1滴
　├ レモン精油…1滴
　└ サイプレス精油…1滴
天然塩…小さじ1
湯（40〜45℃くらい）
　…洗面器1杯分

道具

ビーカー、ガラス棒、大きめの洗面器

作り方

ビーカーに天然塩を入れ、Aを加えてガラス棒でよくまぜる。

使い方

大きめの洗面器に足首から上10cmほどつかるくらい湯を入れ、入浴剤を加えてよくまぜ、両脚を5〜10分浸ける。

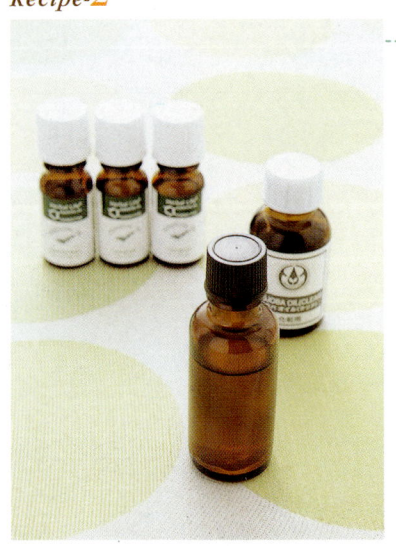

Recipe-2 マッサージオイル

利尿作用に優れ、筋肉の疲れを取り、発汗を抑える精油を使い、入浴後のマッサージを習慣づけて。

材料（30mℓ分）

A ┌ サイプレス精油…2滴
　├ ジュニパーベリー精油
　│　　…2滴
　└ グレープフルーツ精油
　　　…2滴
ホホバオイル…30mℓ

道具

ビーカー、ガラス棒、遮光びん

作り方

1 ビーカーにホホバオイルを入れて、Aを加える。
2 ガラス棒でよくまぜて、遮光びんに入れる。保存は冷暗所で3カ月。

使い方

容器をよく振ってから、少量を手のひらにとってなじませる。ふくらはぎや足の裏をマッサージする。

精油の有効成分が肌に浸透するのを助ける
植物の油脂。美容効果の高い25種を選びました。

ベースオイル＆
バター図鑑

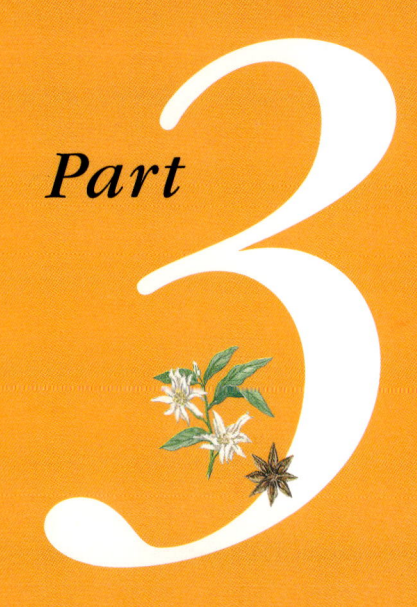

Part
3

●ベースオイルとは

精油は高濃度で、原液を肌につけるのは危険なため、通常は植物性の油脂で薄めて使います。この油脂がベースオイルです。肌の奥深くに精油が浸透するのを助けるため、キャリアオイル（carry＝運ぶ）とも呼ばれています。また、室温で保存できる固形状のオイルをベースバターといいます。ベースオイル＆バターには、ビタミン、ミネラル、必須脂肪酸など美容に有効な成分が多く含まれています。

●選び方、買い方のコツ

植物から直接搾って取る圧搾油や、ハーブを他のオイルに漬け込む浸出油などがあります。色、性質、浸透性もさまざまで、肌質や目的に合わせて選ぶことが大切です。一般的にホホバオイル、スイートアーモンドオイル、グレープシードオイル、オリーブオイルが使いやすく、手頃な値段で手に入ります。加工されていない天然のものには栄養分も豊富です。酸化が早いオイルもあるので、新鮮なうちに使い切れるよう、大量の買い置きは避けましょう。

●使い方

ベースオイルはマッサージオイルとして、ベースバターはクリームとして直接肌につけることができます。フェイス用に使う場合は、ベースオイル30mlに精油を3滴以内に、ボディ用として使う場合は、30mlのオイルに精油を6滴以内が目安です。

質感がサラサラしていてすべりがよく、マッサージには単独での使用が向いています。生産量が少ないため価格がやや高めですが、オレイン酸やビタミン成分をたっぷり含み、美肌効果も絶大です。栄養価の高さから、原産地の中国では古くから食用としても用いていました。漢方ではこの種子を咳止めや喘息などの薬として利用します。

原料になる植物
アプリコット（西洋アンズ）の木。中国が原産地の落葉樹。ヨーロッパからアメリカへと移植された。

学名	Prunus armeniaca
主産地	アメリカ
採油法（抽出部位）	種子の低温圧搾法
香り	ほとんどなし

肌への働き
1 すべての肌質に合うが、特に乾燥肌、老化肌、敏感肌のフェイシャルマッサージに最適。
2 皮膚によく浸透し、栄養を与えてやわらかくする。肌荒れの改善にも役立つ。

アプリコットカーネルオイル
Apricot Kernel Oil

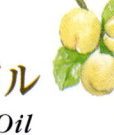

アボカドオイル
Avocado Oil

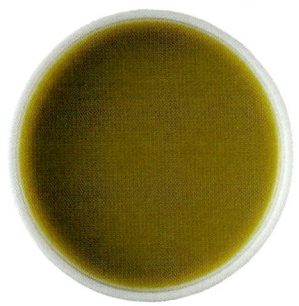

オレイン酸、ビタミン、レシチンなどを豊富に含む栄養価の高いオイルで、一般的に化粧品の原料とされるなど、おもに美容目的に用いられます。単独使用も可能ですが、粘り気が強くすべりが悪いことと香りが強いことから、ほかのベースオイルに10％ほどの割合で混ぜて使用されることが多いようです。浸透力にすぐれています。

原料になる植物
アボカドの木。15世紀にスペイン人によって発見され、ヨーロッパに導入。精油の原料となる実は食用として人気。

学名	Persea gratissima Caertn., P. americana Mill
主産地	南アメリカ、スペイン、イスラエル
採油法（抽出部位）	果肉の低温圧搾法
香り	コクのあるやや強い香り

肌への働き
1 保湿力が高いため、乾燥肌や老化肌の悩みに積極的に働きかける。
2 ほかのオイルに比べて角質への浸透力が高く、表皮に用いると肌をやわらかく若々しくする。

❗ **使用上の注意**
薄い緑色の漂白されたオイルが出回っているが、アロマテラピーには向かない。

食用として非常に人気の高いオイルですが、栄養価の高さから美容目的にもよく用いられます。アボカドオイル同様、種ではなく果肉から採取します。食用として出回っている緑色と黒色の実は種類が違うと思われがちですが、どちらも同じ木から採れ、緑色の実が熟して黒くなります。昨今は手作り石けんの材料として人気です。

原料になる植物
オリーブの木。樹齢15年過ぎから果実をつけ始め、その後100年以上実らせ続ける。

学名	Olea europaea
主産地	イタリア
採油法（抽出部位）	果肉の低温圧搾法
香り	果肉特有のややフルーティな独特の香り

肌への働き
1 乾燥肌に潤いを与え、シワを予防する。
2 炎症やかゆみを抑え、妊娠線の予防にも効果がある。
3 ヘアトリートメント効果があり、シャンプーの原料に向く。

❗ **使用上の注意**
まれにアレルギー反応を起こすことがある。目に入るとしみて非常に痛いので、フェイスマッサージに用いるときは注意する。

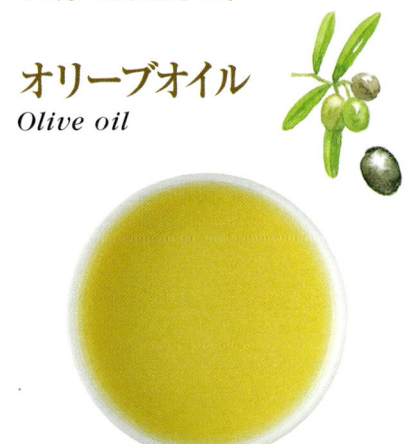

オリーブオイル
Olive oil

カカオバター
Cocoa butter

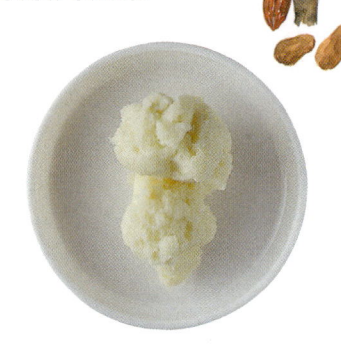

カカオ豆から抽出される植物性の天然バターです。保湿効果が高く、化粧品やヘアケア製品の原料として広く利用されています。固形のため、手作り石けんやクリームの硬さの調節に利用されます。また、カカオバターは手のひらの熱でやわらかくして、直接肌に用いることもできます。非常に酸化しにくいので長期保存にも向きます。

原料になる植物
カカオの木。ソラマメのサヤのような形の茶色い大きな果実の中に、長さ3cmほどの種が30数個入っている。

学名	Theobroma cacao
主産地	中南米、インド、アフリカ、セイロン、ジャワ
採油法(抽出部位)	種子の高温圧搾法
香り	チョコレートのような甘い香り

肌への働き
1 固形油脂だが体温で容易に溶けるので、そのまま保湿クリームや軟膏として利用できる。
2 皮膚をやわらかくスベスベにする効果がある。リップクリームの原料としても需要が高い。

⚠ **使用上の注意**
皮膚にアレルギー反応を起こすことがある。他の動物・植物性脂肪やワックス類などを含んだ製品もあるので表示に注意する。

良質なカスターオイルは、一般的に利用されていないのが不思議なほど多くのすばらしい効能を持っています。体にぬったり、湿布をするだけで全身の免疫力を強化し、あらゆる病気の症状を軽くします。体にたまった老廃物や毒素を排出する作用にすぐれ、便秘や関節の痛み、なんとなく体がだるいといった不調にも即効性があります。

原料になる植物
ヒマ（蓖麻＝唐胡麻＜トウゴマ＞の別名）。古代エジプト人はランプの燃料に利用していたといわれる。種子は豆のような形。

学名	Ricinus communis
主産地	アメリカ
採油法(抽出部位)	種子の低温圧搾法
香り	わずかだが特有な香りがある

肌への働き
1 粘性が高いので、マッサージには使用しない。保湿効果がすぐれており、基礎化粧品やリップクリーム、シャンプーなどの原料に欠かせない。
2 寝る前に足の裏にぬると便通がよくなる。お腹や腰などをマッサージするとさらに効果的。

カスターオイル（ヒマシ油）
Castor oil

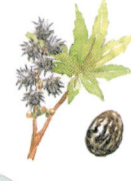

カメリアオイル（椿油）
Camellia oil

椿油といえば、日本では昔から女性の黒髪を美しく保つ油として重宝されてきました。飲用や灯り用、薬として用いられたという記録もあります。紫外線防止効果があるので、髪や肌を日焼けから守ることができます。肌へのなじみがよく、あまりべとつきませんが、未精製の椿油は他のオイルに20％ほど加えると使いやすいでしょう。

原料になる植物
ヤブツバキ。本州以南の日本全土、台湾、朝鮮半島に分布。日本から世界に広がった園芸花。

学名	Camellia japonica
主産地	日本
採油法（抽出部位）	種子の圧搾法
香り	ほとんどなし

肌への働き
1 浸透性にすぐれていて、乾燥肌、老化肌のスキンケアに向いている。
2 紫外線UVB波長を吸収する作用があるため、軽めの日焼け止めとして利用できる。
3 髪に用いると、ドライヤーやカラーリングのダメージから髪を守り、サラサラに保つ。
4 酸化しにくく、比較的長期間の保存が可能。

カレンデュラ自体からオイルを抽出することはできません。オレンジ色の花を他の植物油に数日間～数週間浸し、植物油に有効成分を含ませる浸出法が用いられます。浸す植物油にはサンフラワー（ヒマワリ）オイルがよく用いられます。こうしてできたオイルはインフューズドオイル（浸出油）などと呼ばれ、家庭でも作れます。

原料になる植物
カレンデュラ（キンセンカ）。別名、ポットマリーゴールド。オレンジ色の花は栄養価が高く、食用（エディブルフラワー）にも用いられる。

学名	Calendula officinalis
主産地	アメリカ、イギリス、オーストラリア
採油法（抽出部位）	花の浸出法
香り	抹茶のようなコクのあるやや強い香り

肌への働き
1 角質除去、皮膚の再生・軟化、保湿など、美肌効果が非常に高い。
2 肌質を選ばないが、特に乾燥肌や荒れた肌に有効。赤ちゃんにも使える。

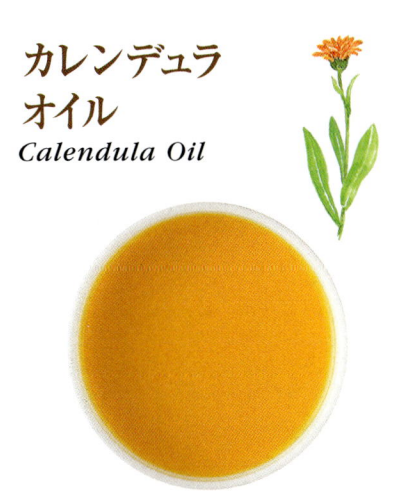

カレンデュラオイル
Calendula Oil

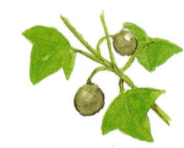

ククイナッツ
オイル
Kukui nut oil

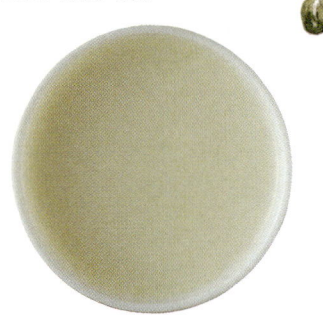

サラサラしていてすっと肌に浸透する、スキンケアに最適のオイルです。ベビーマッサージにも使える安全なオイルとして注目を集めています。どんなに頑固な乾燥肌も、軽くマッサージをすることで潤いを取り戻すといわれます。日焼け用のサンタンオイルとして、また日焼け後の肌のケアに、ビーチでは万能に活躍します。

原料になる植物
ククイの木。ハワイ州の州木。固い皮でおおわれた果実の中に原料の実がある。

学名	Aleurites moluccana
主産地	ハワイ
採油法（抽出部位）	実の低温圧搾法
香り	わずかにククイナッツの香りがある

肌への働き
1 ビタミンが豊富で浸透性が高く、乾燥肌や肌荒れを素早く改善する。
2 ベタつき感はないが保湿力が高く、肌をしっとりさせるクリームや石けんが作れる。
3 刺激が少ないので、敏感肌や赤ちゃん、お年寄りにも安全。
4 日焼け用と、日焼け後のケアの両方に有効。
5 酸化しやすいので保存方法に注意する必要がある。

ワインを製造した後に残るブドウの種を原料とする、ワインの副産物ともいえるオイルです。世界中でワインが大量に作られるため原料にめぐまれ、ベースオイルのなかでは比較的安価です。ほとんど無臭なので、精油の香りを楽しみたいときにもおすすめです。さっぱりしていてよくのびるので、ボディマッサージに向きます。

原料になる植物
ブドウの木。ワインの原料用に栽培されているもの。ワインの製造後に残るブドウの種子が原料。

学名	Vitis vinifera
主産地	フランス、イタリア、チリ
採油法（抽出部位）	種子の高温圧搾法
香り	ほとんどなし

肌への働き
1 軽くさっぱりした質感でよく広がるので、広範囲のマッサージがしやすい。
2 刺激が少なく保湿効果が高いので、敏感肌や乾燥肌に有効。
3 クレンジング作用があり、オイリー肌にも適している。
4 ビタミンEを多く含み酸化しにくい。

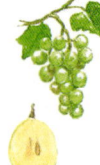

グレープシード
オイル
Grape seed Oil

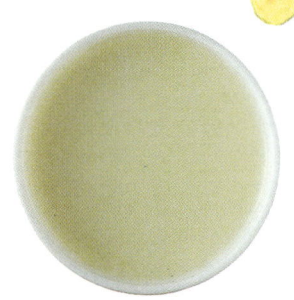

ココナツオイル
Coconut Oil

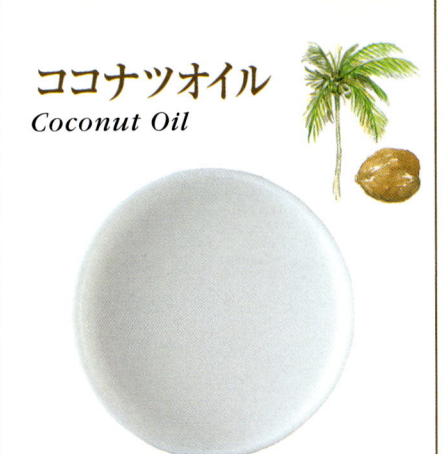

ベースオイルとして使用するのは、フラクショネイテッド・ココナツオイルと呼ばれる精製された無色透明のオイルです。ベースオイルのなかで最も軽いといわれ、水分のような感覚で使用できます。一般に知られている常温以下では白く固まってしまうものは混合物が取り除かれる前のオイルで、おもに石けんの材料となります。

原料になる植物
ココヤシの木。よく実がなり、多いものは年間200個の実をつける。生産性がよいため多くの地域で栽培されている。

学名	Cocos nucifera
主産地	インドネシア、フィリピン、アフリカ
採油法（抽出部位）	果肉の低温圧搾法
香り	ココナツの甘い香り

肌への働き
1 肌への刺激は比較的強いので、全身のマッサージ用ではなく、ヘアマッサージに使う。
2 保存期間が長いので、他のオイルに混ぜると酸化防止剤の働きをする。
3 非常に軽く、スプレーボトルに入れてローションのようにスプレーすることができる。

❗ **使用上の注意**
敏感肌の人は必ずパッチテストを。

小麦胚芽油は、ビタミンEを豊富に含んでいることでよく知られているオイルです。マッサージに単独で用いることはほとんどなく、粘性が強く使用感が重いため、他のベースオイルに1〜5％程度ブレンドしたほうが使いやすくなります。ビタミンEの抗酸化作用の働きで、ブレンドオイル自体の寿命も長くなります。

原料になる植物
小麦。小麦の粒から小麦粉を製造する過程で、オイルの原料となる小麦胚芽が分離される。

学名	Triticum vulgare
主産地	アメリカ、カナダ、オーストラリア
採油法（抽出部位）	小麦胚芽の高温圧搾法
香り	穀類のやや強い香り

肌への働き
1 豊富なビタミンEが血行を促し、乾燥や肌荒れ、老化防止に非常に有効。
2 マッサージによって冷え性や、スポーツ後の筋肉痛が緩和される。

❗ **使用上の注意**
小麦にアレルギーがある人は使用を控えたほうがよい。

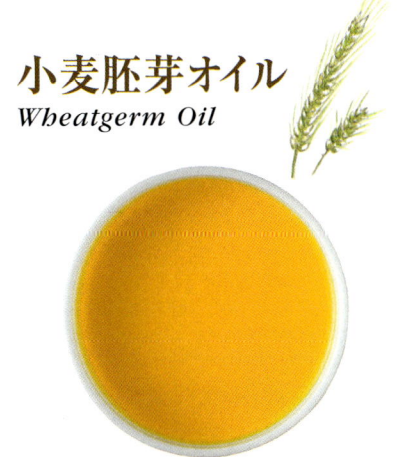

小麦胚芽オイル
Wheatgerm Oil

シアバター
Shea Butter

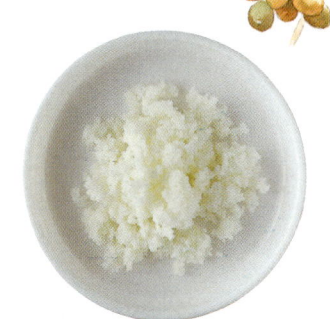

アフリカの乾燥地帯に分布するカリテという木の種子からとれる油脂です。カカオバターのように固くはなく、指に取ることができるので、単独でクリームのように使用することもできます。加齢による肌の衰えに働きかけ、シワを減らす効果があります。日本ではシアバターの名で流通していますが、カリテバターとも呼ばれます。

原料になる植物
カリテ（シア）の木。サバンナの山林に自生する。プラムのような実がなり、その中の種子がバターの原料。

学名	Butyrospermum parkii
主産地	南アフリカ
採油法（抽出部位）	種子の圧搾法
香り	バルサム系のやや甘い特異臭

肌への働き
1 古い角質を除去するので、化粧のりが悪いときのマッサージに利用するとよい。
2 ヘアトリートメントとして髪にパックすると、育毛効果を期待できる。
3 抗酸化作用によりシワのないやわらかい肌をよみがえらせ、長時間保湿効果を持続する。

アロマトリートメントを行うサロンなどで最も頻繁に使われているオイルです。新鮮なオイルにはナッツの芳香がありますが、精油をブレンドしてマッサージオイルを作るとオイルの香りは感じられなくなります。栄養面にすぐれ価格が低い点も魅力です。

原料になる植物
スイートアーモンド。春にピンク色の花をつける。緑色の果実の中の種子がオイルの原料。

学名	Prunus amygdalus
主産地	アメリカ、フランス、イタリア、ギリシャ
採油法（抽出部位）	種子の低温圧搾法
香り	わずかにアーモンドの香ばしい香り

肌への働き
1 オレイン酸やビタミンなど豊富な栄養素を含み、肌をふっくらやわらかくする。
2 保湿効果が高く、乾燥肌や乾燥によるかゆみや炎症がある肌に適している。
3 なめらかですべりがよく、マッサージに用いるとリラックス感が高まる。

❗ **使用上の注意**
安価なオイルのなかには溶剤抽出された低品質のものもあるので、必ず圧搾法でとった化粧品用のオイルを選ぶ。

スイートアーモンドオイル
Sweet almond oil

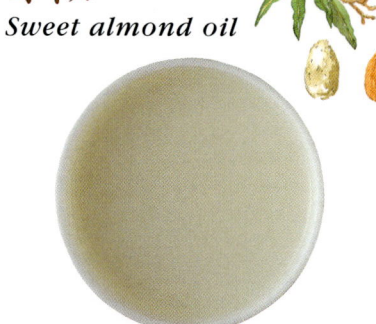

セサミオイル
（ゴマ油）
Sesame oil

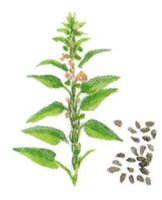

セサミオイルはインドのアーユルヴェーダで使用されるオイルです。日本人にとってもたいへん身近なオイルですが、料理に用いる色の濃いごま油は、ゴマを焙煎してから圧搾したもので、香りがきつく、アロマテラピーには向きません。マッサージ用には化粧品グレードのベースオイルか、香りが弱く色の薄い純正を選びます。

原料になる植物
ゴマ。東インドの熱帯地域が原産。さやの中の種子がオイルの原料。白ゴマから採れるオイルが最高級。

学名	Sesamum indicum
主産地	インド、イタリア、中国、南米
採油法（抽出部位）	種子の低温圧搾法
香り	ほとんどなし

肌への働き
1 ビタミンEやミネラルを豊富に含み、老化が気になる肌に効果的。
2 体を温め、冷え性や腰痛、肩こりなどの症状を緩和する。
3 酸化しにくいため、他のオイルに混ぜると酸化防止剤の働きをする。

カレンデュラオイルと同様、花を他の植物油に浸して作る浸出油です。植物油は主にバージンオリーブオイルが用いられます。黄色い花からしだいに精油成分（ハイペリシン）がしみ出し、ルビー色のオイルになります。単独でも使用できますが、高価なオイルなので他のオイルに10～20％の割合でブレンドするとよいでしょう。

原料になる植物
セントジョンズワート。和名は西洋オトギリ草。花を植物油に浸して浸出油を作る。

学名	Hypericum perforatum
主産地	イギリス、フランス
採油法（抽出部位）	つぼみと花びらの浸出法
香り	ハーブ系の落ち着いた香り

肌への働き
1 すべての肌質に使えるが、特にオイリー肌、敏感肌の改善に有効。
2 筋肉痛や関節炎、神経痛などの痛みを和らげ、切り傷、やけど、ねんざなどの回復を促す。
3 体にたまった老廃物を排出させ、むくみやだるさを取る。

セントジョンズワートオイル
St Johns wort oil

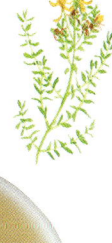

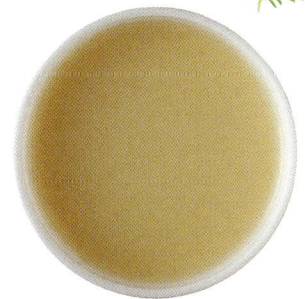

月見草オイル
Evening primrose Oil

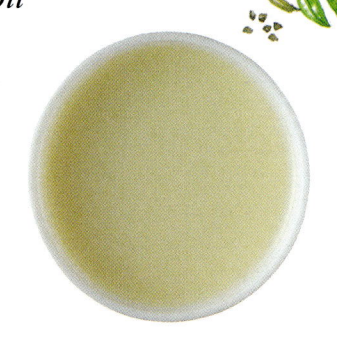

月見草オイルは、アンチエイジング効果の高いオイルとして、最近人気が高まっています。単独で使用する場合は、美容液として毎日のスキンケアにプラスすると、シワやたるみを防いで若い肌を維持します。また、キングス・キュアオール（King's cure-all：王の万能薬）の異名を持ち、北米の先住民は外傷の治療に用いていました。

原料になる植物
ツキミソウ。北米原産のハーブ。生命力が強く、乾燥地帯でも繁殖する。オイルの原料になるのは種子。

学名	Oenothera beinnis
主産地	アメリカ、地中海沿岸
採油法（抽出部位）	種子の低温圧搾法
香り	まったりとしたクセのある香り

肌への働き
1 シワを予防し、ハリのある肌に導く。
2 保湿効果にすぐれ、乾燥肌や乾燥によるかゆみ、炎症などを改善する。

⚠️ **使用上の注意**
非常に酸化しやすいので、ごく少量ずつ購入するか、酸化防止効果のあるオイル（小麦胚芽油など）とブレンドするとよい。

手作り石けんがブームになり、石けん作りの材料となるオイルが広く知られるようになりました。パームオイルはパーム（アブラヤシ）の赤い果肉から採れるオイルで、精製された白色と、精製しない赤色（レッドパームオイル）があります。石けんを固く長持ちさせるほか、豊富に含まれたビタミンEとカロテンが美肌に導きます。

原料になる植物
アブラヤシ。熱帯地域に自生し、直径5cmほどの果実をつける。果肉のほか種子からもオイルが採れる（パームカーネルオイル）。

学名	Elaeis guineensis
主産地	ナイジェリア、マレーシア、インドネシア
採油法（抽出部位）	果肉の圧搾法
香り	やや強い油臭さがある

肌への働き
おもに石けんの材料として用いられ、アロマテラピーに利用されることはほとんどないが、肌にやさしく保湿効果のあるマイルドな石けんを作る。

パームオイル
Palm oil

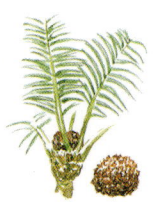

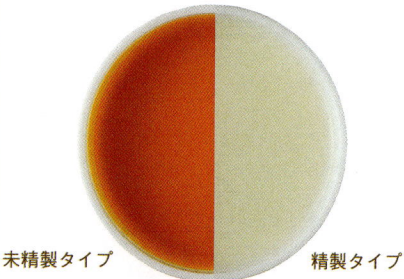

未精製タイプ　　　精製タイプ

ピーナッツオイル
（落花生油）
Peanut oil

栄養価の高いオイルとして美容目的、石けん作り、食用によく用いられます。使用感がやや重いので、マッサージに利用するときは他の軽めのベースオイルとブレンドすると扱いやすくなります。ビタミンやたんぱく質が豊富に含まれ、肌はもちろん髪の毛の健康にも役立ちます。なめらかでマイルドなクリームや石けんが作れます。

原料になる植物
ピーナッツ。実が地中で成熟する珍しい植物。オイルの原料は種子。しぼりかすは飼料になる。

学名	Arachis hypogaea
主産地	アメリカ、インド、アフリカ、中国
採油法（抽出部位）	種子の圧搾法
香り	わずかにピーナッツの香りがある

肌への働き
1 すべての肌タイプに有効で、血行を促し健康な肌質に整える。
2 関節炎、リウマチの治療に有効。

⚠ **使用上の注意**
アレルギーを起こす場合があるので、使用前にパッチテストを行う。

使用感がマイルドで浸透力にすぐれたヘーゼルナッツオイルは、ベタつきもほとんどなく、ボディ用のマッサージオイルとして最適です。ベビーマッサージに用いても安全です。オイルでありながら軽い収れん作用があるため、オイリー肌のケアにも向きます。保湿力の高い石けんも作れます。

原料になる植物
ヘーゼルナッツ。北ヨーロッパ原産の落葉樹。1本の木に雌雄両性の花を持つ。オイルの原料は果実。

学名	Corylus avellana
主産地	フランス、トルコ
採油法（抽出部位）	果実の低温圧搾法
香り	わずかにヘーゼルナッツの香りがある

肌への働き
1 豊富な栄養素を含みあらゆる肌トラブルに効果的。特に傷んだ肌の修復や老化肌を改善。
2 収れん作用があり、ニキビ肌やオイリー肌の改善に効果がある。

⚠ **使用上の注意**
アレルギーを起こす場合があるので、使用前にパッチテストを行う。

ヘーゼルナッツオイル
Hazelnut oil

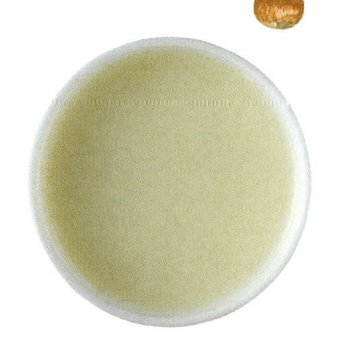

ホホバオイル
Jojoba Oil

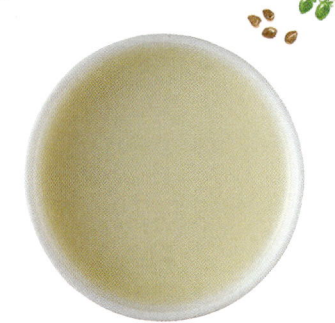

一般的にオイルの仲間とされていますが、成分的には植物性の液体ワックスです。ホホバワックス（Jojoba wax）と呼ばれることもあります。低温になると凝固しますが、温めると液体に戻ります。ワックスなので湯煎にかけても傷みが早まることはありません。手作り化粧品の材料として、最も扱いやすく抗酸化作用が強いオイルです。

原料になる植物
ホホバ。砂漠地帯に自生する低木。青緑色の分厚い葉は水分を失わない工夫。オイルの原料は堅果。

学名	Simmondsia chinensis
主産地	メキシコ、アメリカ
採油法（抽出部位）	種子の低温圧搾法
香り	ほとんどなし

肌への働き
1 すべての肌質に合い、浸透性がよくて扱いやすいため、アロマトリートメントによく使用される。肌をやわらかくし、保湿する効果がある。
2 紫外線から肌を守る作用がある。

⚠ 使用上の注意
精製されていない色の濃いオイルは粘性が高いので、他のオイルとブレンドすると使いやすくなる。

高い保護作用によって皮膚を守るガンマリノレン酸（GLA）が豊富に含まれたオイルです。ビタミン、ミネラルの相乗効果によって美容液並みの美肌効果が期待できるので、手作りの保湿クリームやアイクリームの材料として活用したいところです。比較的安価で入手できるため、月見草オイルの代用品とされることもあります。

原料になる植物
ボリジ。茎や葉に毛が生えている。花は食用としても用いられる。オイルの原料は種子。

学名	Borago officinalis
主産地	フランス、オーストラリア、中国
採油法（抽出部位）	種子の低温圧搾法
香り	ほとんどなし

肌への働き
1 寝る前にナイト用オイルとして肌にぬっておくと、翌日はハリのあるふっくらした肌が期待できる。
2 アトピー性皮膚炎の症状緩和に役立つ場合がある。
3 ホルモンバランスをととのえ、体の不調を改善する働きがある。

ボリジオイル
Borage oil

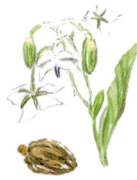

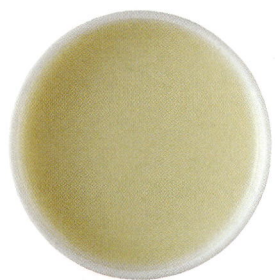

マカデミア ナッツオイル
Macademia nut oil

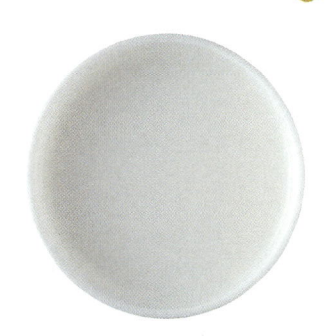

マカデミアナッツオイルのいちばんの特長は、他に類を見ないほど多くのパルミトレイン酸を含んでいることです。これは、人間の皮脂にもっとも近い成分といわれ、老化肌の若返りに関して確実な成果をあげます。また「消えてなくなるオイル」と表現されるほど浸透性にすぐれています。酸化しにくく1年以上の保存が可能です。

原料になる植物
マカデミアナッツ。オーストラリア先住民アボリジニの主食とされていたナッツがオイルの原料。

学名	Macadamia ternifolia
主産地	オーストラリア、アメリカ
採油法(抽出部位)	果肉の低温圧搾法
香り	わずかにマカデミアナッツの香りがある

肌への働き
1 加齢によって失うパルミトレイン酸を効率よく補い、ハリのある若々しい肌をよみがえらせる。
2 すぐれた保湿性と浸透力により、乾燥肌の悩みを解消する。
3 紫外線から肌を守る。

手作り化粧品の材料として欠かせない植物性バターです。紫外線防止効果があるといわれます。

マンゴの実から採取される植物性バターです。カカオバターと同じく石鹸や化粧品作りに欠かせない代表的なバターです。保湿効果が高く、肌を柔らかくする作用があります。また、紫外線からお肌を守り、老化防止の効果もあると言われています。そのため、多くの化粧品や、石鹸に用いられています。

原料になる植物
マンゴの木。実、花、樹皮に薬効がある。オイルの原料は実の中にある平べったい種子。

学名	Mangifera indica
主産地	インド、マレーシア、フィリピン、メキシコ
採油法(抽出部位)	種子の低温圧搾法
香り	かすかに甘い香り

肌への働き
1 肌をやわらかくし、保湿する。リップクリームの材料にも向く。
2 紫外線から肌を守る。肌に塗っておくときれいに日焼けできる。

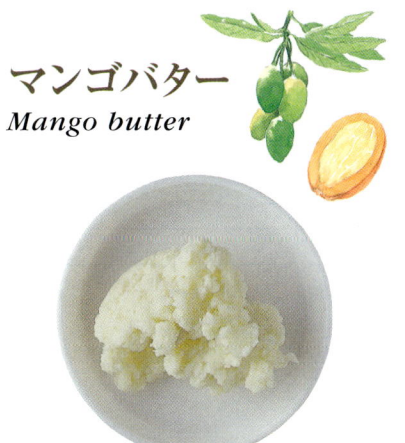

マンゴバター
Mango butter

ミツロウ
Beeswax

精製タイプ　　未精製タイプ

ミツバチは、いつも人間に役立つ自然のめぐみを与えてくれます。ハチミツ、ローヤルゼリー、プロポリスといった健康食品の愛用者は少なくないでしょう。ミツロウは、ミツバチの腹部にあるろう腺から分泌されるワックスで、化粧品や石けん、ろうそく、絵の具、紙、建材などの原料になります。

原料
みつばちの巣。ミツロウは、ミツバチが巣作りのために分泌する天然ワックス。

学名	Apis mellifera
主産地	アメリカ
採油法（抽出部位）	ミツバチの分泌物を巣から切り離して精製、加工する。※未精製のものは花粉やプロポリスなどを含んでいる。
香り	独特の甘い香り

肌への働き
ミツロウ自体に保湿、柔軟、殺菌、抗炎、治癒作用などがあるため、クリームや塗り薬の材料としてたいへんすぐれている。

大ブームをまき起こした美容オイルです。リノール酸やアルファリノレン酸をたっぷり含みます。効き目には個人差があるものの、シミ、シワの改善や美白効果への期待は他に類を見ません。単独でアイケアオイルとして、また他のオイルとブレンドしてフェイスマッサージをすると効果的です。

原料になる植物
ドッグローズ（Dog rose）。野バラの一種で、南米アンデス山脈に自生。果実の中の種子がオイルの原料。

学名	Rosa canina
主産地	チリ、アメリカ
採油法（抽出部位）	種子の低温圧搾法
香り	やや油臭さい香り

肌への働き
1 シミ、シワ、くすみ、ニキビ跡、乾燥肌、たるみなど、加齢や生活環境の悪化による肌の衰えを改善する。
2 香りが気になるときは、フランキンセンスなど老化防止作用のある精油を加えるとよい。

❶ 使用上の注意
非常に酸化が早いので、少量ずつ購入し、開封後は冷蔵庫に保管するとよい。

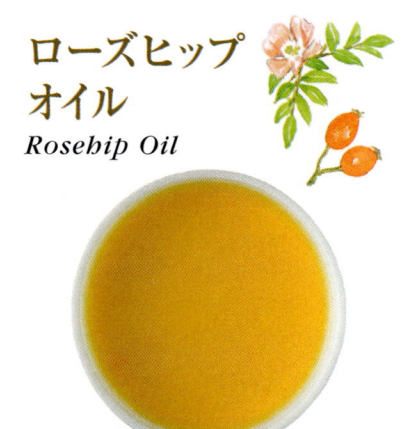

ローズヒップオイル
Rosehip Oil

Part 4

アロマテラピーの楽しみ方

毎日の生活に気軽に取り込めるような、
ごくかんたんな楽しみ方を紹介していきます。

精油のかんたんな楽しみ方

芳香浴

アロマテラピーを最も手軽に試すことができるのが芳香浴。空気中に精油を拡散させ、鼻から芳香成分を取り入れる方法です。自分の部屋だけでなく、旅行先のホテルの部屋などでも楽しめます。

●●マグカップやハンカチを使って

　身近なグッズを使ったとても手軽な方法です。香りを直接嗅ぐので即効性が高いのも特徴です。そのため精油選びも慎重に。

　ハンカチに精油を1〜2滴たらし、鼻を近づけて深呼吸をします。ハンカチはシミになってもいい木綿のものを使ってください。また、ティッシュペーパーでもかまいません。

　マグカップなど少し深めの容器に湯か水を8分目まで入れ、精油を1〜2滴たらします。香りに鼻を近づけて深呼吸。使う容器は陶製、またはガラス製のものにしてください。一度使用すると洗っても精油の香りが残る場合があります。芳香浴専用として使えるものを選びましょう。

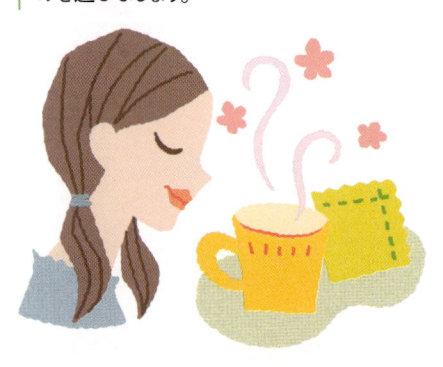

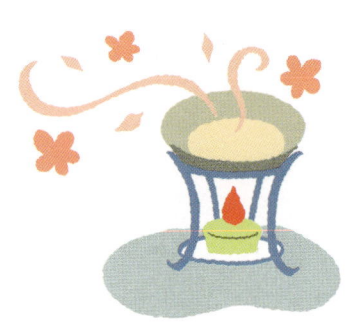

●●オイルウォーマー

　キャンドルの熱で精油を温め、空気中に香りを拡散させる方法です。ウォーマーはキャンドルをのせる部分があり、その上部に受け皿があります。受け皿に水（またはお湯）と1〜5滴の精油を入れてから、キャンドルに火をつけます。水分と一緒に精油が蒸発し、芳香成分が漂います。また、キャンドルの温かな光で視覚的にもいやされます。

　点火中はオイルウォーマー自体が熱くなるので、可燃性のものが近くにない安全なスペースで使用してください。熱に弱いTV、ステレオ、漆の盆などの上に置くのも避けます。受け皿の水が少なくなったら、蒸発して空焚きにならないよう、水を足すか火を止めましょう。火がついている間は、その場を離れないように気をつけてください。

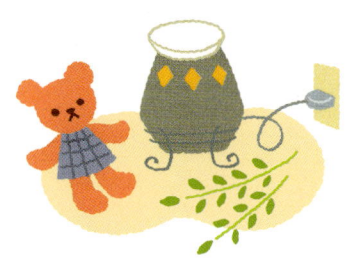

●● アロマライト

　電球の熱で精油を温める芳香浴専用のグッズです。火を使わないので、小さな子どものいる場所でも安全に使えます。上部にある受け皿に精油を1～5滴落とし、スイッチを入れます。15ワット程度の明かりがつき、徐々に精油が温められ、芳香成分が漂います。湯または水を使用するものもあるので、必ず取扱い説明書を確認しましょう。

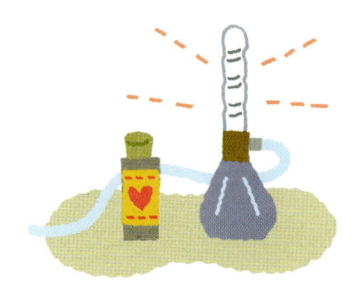

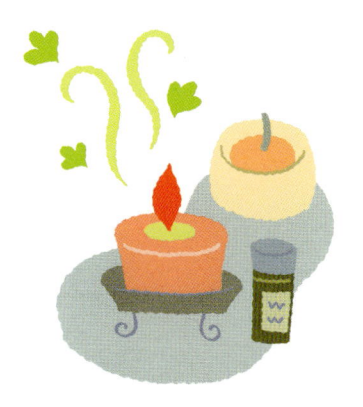

●● キャンドル

　アロマキャンドルはキャンドルに精油を含ませたものです。市販の商品も多くありますが、精油とキャンドルがあれば、オリジナルアロマキャンドルでの芳香浴が楽しめます。
　作り方はまずキャンドルに火をつけて、芯の近くのロウが溶けてきたら一度火を消します。そして溶けたロウの部分に精油を1～2滴ほど落とし、再び火をつけます。キャンドルの炎によって精油が温められ、芳香成分が拡散します。キャンドルは近くに可燃性のものがないような安全なスペースに置いてください。火がついている間はその場を離れないようにしてください。

●● ディフューザー

　電動式のエアポンプによる空気圧で精油の芳香成分を空気中に拡散させる器具です。熱を使わない拡散方法なので、精油の芳香成分が損なわれずに香りを楽しめます。また、香りを拡散させる機能が高いので、長時間香りが持続し、広い場所での芳香浴に適しています。
　使い方はディフューザーの中に精油を落としてスイッチを入れるだけ。精油の量は各器具の取扱い説明書で確かめてください。

Fragrance

アロマバス

お湯をためたバスタブに精油を落として、入浴します。
鼻と皮膚から芳香成分を取り込む方法です。
入浴することで血行がよくなり、
より効率よく芳香成分が体に行きわたります。

●●全身浴

　湯をためた浴槽に精油を落とします。最初は1滴、慣れてきたら3滴。多くても5滴までにしてください。少ないと思うかもしれませんが、精油は湯に溶けないので、直接肌につくことになります。精油の量に気をつけましょう。精油を塩にまぜた入浴剤は簡単に作れて、湯に溶けやすくなるのでおすすめです。(例：P.137バスソルト)
　また、お湯の温度も大切。リラックスしたいときは、ぬるめの湯(38℃くらい)でゆっくりと入ります。リフレッシュしたいときは、少し熱めの湯(40～42℃くらい)に短い時間で入浴します。精油は揮発性が高いので、一度入れたら持続時間は30分くらいです。その後、他の人が入る場合は精油を加えてもかまいません。ただし、合計で10滴以上は入れないようにしてください。

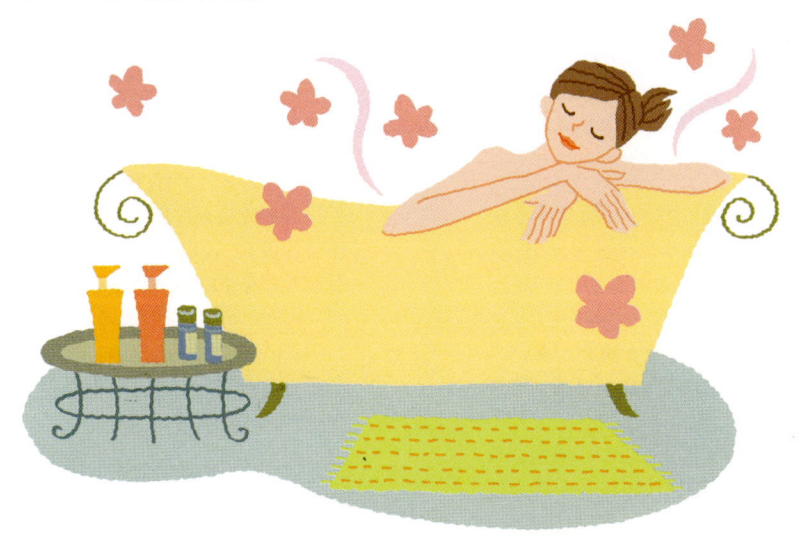

Aroma bath

●●半身浴

　浴槽にみぞおちくらいまでつかるのが、半身浴。湯に肩までつかる全身浴に比べて心臓への負担が少なく、のぼせにくいのでゆっくり長時間体を温めるのに適しています。また、下半身にのみ水圧がかかるため、血行がよくなり、冷え性の改善におすすめです。精油は全身浴と同じ考え方で、（ただし量は3滴まで）湯はぬるめにして、20～30分くらいゆっくりつかりましょう。上半身が冷えないようにタオルを肩にかけるなどの工夫を忘れずに。

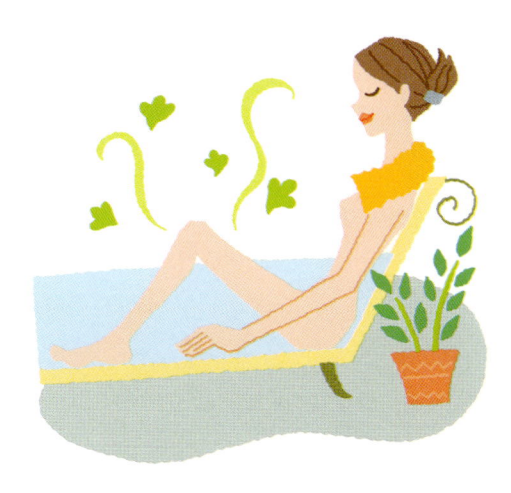

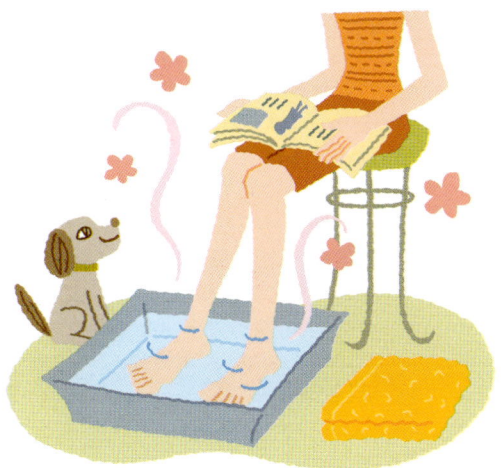

●●フットバス

　洗面器に少し熱めの湯を入れます。量は両足のくるぶしがつかる程度。精油は2～3滴を目安にしてください。湯に5～10分足を浸します。よくまぜてから足を温めることにより、全身の血行がよくなります。冷え性やむくみのある人におすすめです。また、風邪などで全身浴や半身浴ができないときは、足浴で体を温められます。

●●ハンドバス

　手浴ともいわれます。洗面器に少しぬるめのお湯を入れ、精油2～3滴を入れます。よくまぜてから両手の手首がかかるくらいまで、5～10分くらい手を浸します。冷え性はもとより、肩こりや頭痛をやわらげます。また、両ひじをお湯に浸す、ひじ浴もおすすめです。

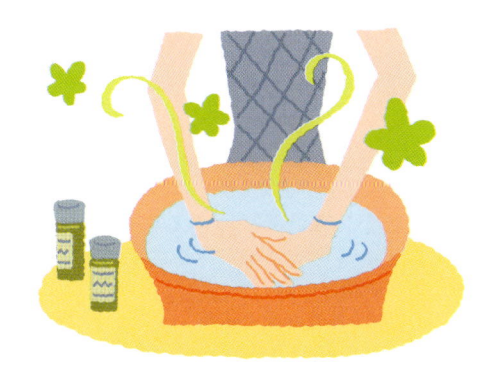

●●座浴

　大きめの洗面器に少しぬるめの湯を張り、殺菌作用のある精油を2〜3滴落します。よく混ぜてから洗面器にお尻の部分をつけて座り、5〜10分くらい待ちます。痔や便秘、性器部の炎症などの症状を緩和できます。

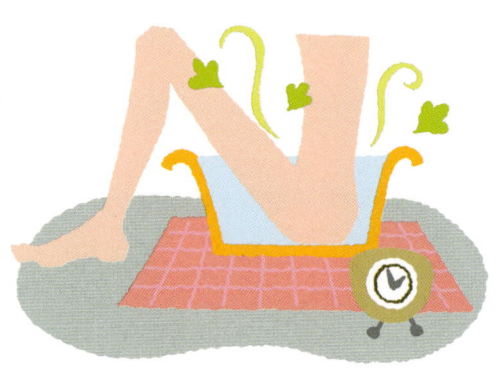

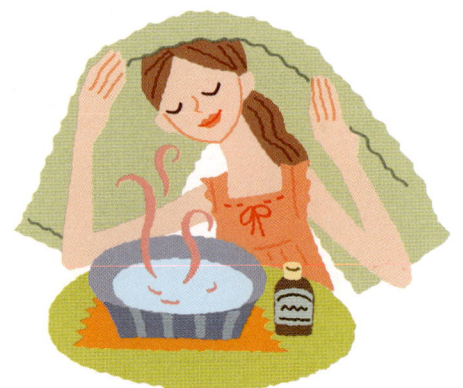

●●ホット（クール）タオル

　洗面器に熱湯を入れ、精油を1〜2滴落とします。たたんだタオルを浸して、絞ります。熱湯なので、やけどをしないように気をつけて絞ってください。これで痛みやこりを感じるところに当てて、温湿布のように使います。また、冷水（10〜15℃）にタオルを浸して、熱を下げるために使うことも可能。長時間皮膚に当てるため、皮膚刺激がないか確認しながら使いましょう。

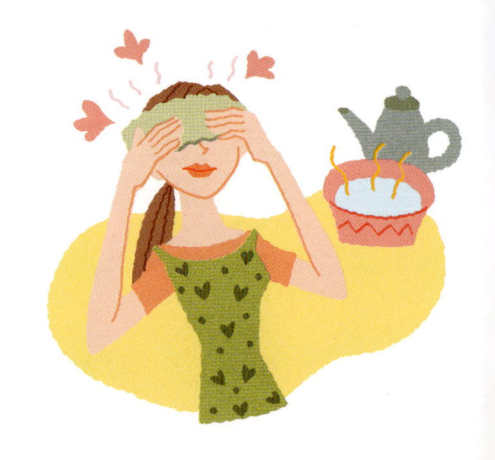

●●フェイシャルスチーム

　のどの痛みや鼻水、鼻づまりの緩和におすすめなのが、フェイシャルスチーム。蒸気を顔全体に当てるので、肌の老廃物を取り除く効果もあります。クレンジング、洗顔の後がおすすめです。ただし、ぜんそくの人は避けてください。

　洗面器に80℃くらいの熱いお湯を入れます。ラベンダーやゼラニウムなどスキンケア効果のある精油を1〜3滴入れ、洗面器の上から乾いたバスタオルをかぶり、湯気を閉じ込めます。目を閉じて蒸気を吸い込み、そのまま待ちます。時間はお好みで、自分が心地よいと感じられる時間でかまいません。終わったあとは、冷水や化粧水で肌を引き締めましょう。

アロママッサージ

自分の好きな精油、または用途に合わせた精油を選んで、
マッサージオイルを作り、マッサージをしてみましょう。
時間をかけて体をメンテナンスしてください。

マッサージをする前に
マッサージをする前に、体をほぐしてください。お風呂上がりにマッサージをした方が効果的です。そうでない場合は、オイルをつける前に、マッサージをする箇所を軽くもみほぐしておくとか、ボディブラシを使って軽くさする方法もあります。また、手浴、足浴、ホットタオルで温めておくのもよいでしょう。

オイルの取り方
オイルはあまり取りすぎないようにしてください。
オイルがつき過ぎるとすべってしまい、マッサージがしにくくなる場合があります。また、マッサージをするときには手を温めたほうがいいので、オイルをとる前に両手のひらをこすりあわせ、オイルを取って両手によくなじませることを忘れずに。

基本的なマッサージ方法

もむ●●
親指、または中指を肌に軽く押し当て、小さな円を描くようにします。強さは自分が心地いいと思うくらいにしてください。まぶたやおなかなど、デリケートな部分は親指よりも中指を使いましょう。

さする●●
手のひらや親指のつけ根、人さし指から小指の4本を使ってさすります。リンパの流れに沿うように流すようにさすります。摩擦で肌が温まる効果もあります。

押す●●
親指、または中指を使って押します。また人さし指から薬指の3本を使う場合、親指のつけ根を使って広い面積で圧をかける方法もあります。

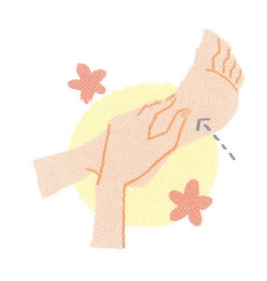

Aroma massage

セルフマッサージ

体の不調やバランスの乱れを一番よくわかっているのは、自分。
セルフマッサージで自分の体をいたわってあげましょう。

フェイスマッサージ

マッサージをすることで、血行やリンパの流れをよくし、肌の細胞の再生を助け、シミやシワを防ぎます。

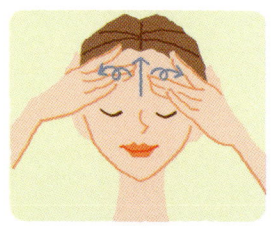

1 中指と薬指を使い、眉間から生え際に向かって10回さする。額の中心からこめかみに向かってらせんを描く。

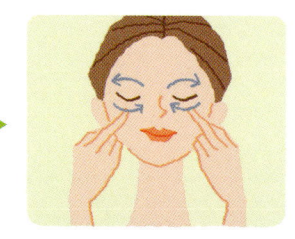

2 中指を使って軽く、目のまわりを一周させる。目のくぼみにそって、目頭からまぶた、目尻、目の下という順番で10回。

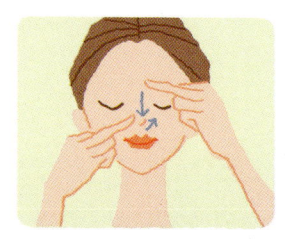

3 鼻筋は左右の中指を交互に使って上から下へなでる。小鼻はふもとから鼻の頂上に向かってなでる。各10回。

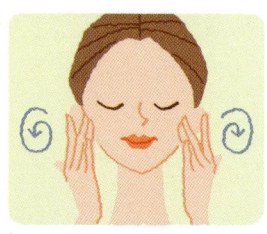

4 ほおを上部、中部、下部それぞれを中指と薬指を使い、円を描きながらなでる。

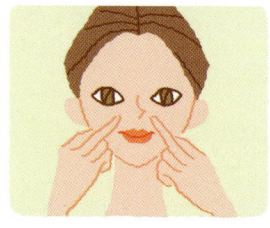

5 中指で鼻から唇わきの筋にそって圧迫し、すぐにパッと離す。5回。

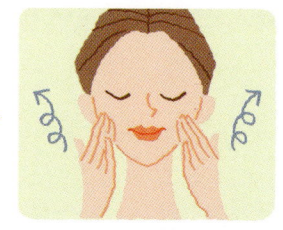

6 人さし指から薬指を使って、頬を口角からこめかみに向かい、らせんを描きながらさする。

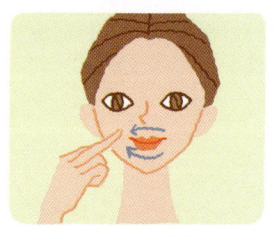

7 下唇の下を右の中指で左の口角から右の口角へ。右の中指では反対に。上唇の上も同様にしてさする。各10回。

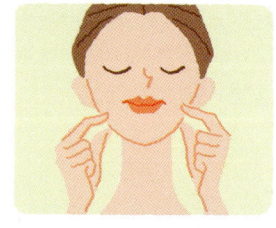

8 親指と人さし指で顎先からえらまで5～6カ所挟みながら進む。3回。

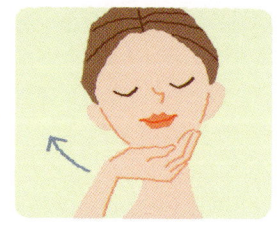

9 あごの先端を右の指先で包み、あごのラインにそって、右の耳の付け根までなでる。顔を少し斜めにすると行いやすい。左手でも同様に左の耳の付け根まで、各10回。

フットマッサージ

リンパの流れをよくするマッサージでむくみを解消します。
痛みを感じるところがあれば、やさしくなでるようにさすってください。

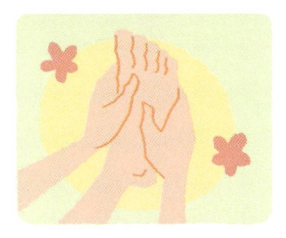

1 オイルを手にとり、両手のひらで足の甲を挟む。リンパの流れをうながすように、足首から足先まで挟みながらさする。

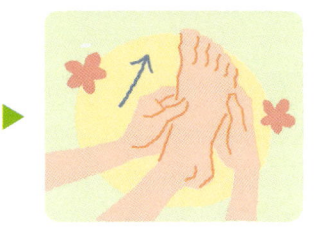

2 足裏と足の甲を親指ですべらすように押す。自分の指で老廃物の滞りを感じたら、そこを重点的にマッサージ。

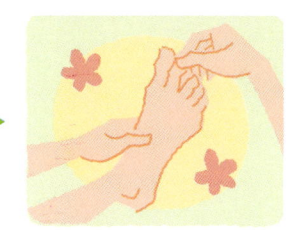

3 足の指を一本ずつもみほぐし、各指の付け根を重点的に押す。痛みを感じるところがあれば、少し時間をかけて押す。

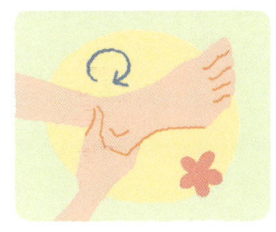

4 親指でくるぶしの周りを丁寧にさする。足首周りも軽く親指を押し当てながら、円を描くようにもみほぐす。

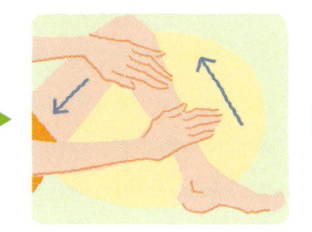

5 足首から、すね、ふくらはぎ、ひざ、ひざから内ももの付け根まで、両手の手のひらを交互に使って、足の内側をさすりあげる。両足各10回。最後に両手で足を包むようにして、もみほぐす。

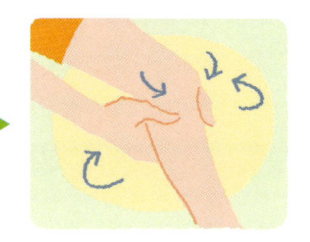

6 上から下へ両方の親指でひざまわりをぐるりと押す。親指の腹を使って、ひざのわきからひざ裏へリンパを流すようにする。

ハンドマッサージ

マッサージでより美しい指先に。皮脂バランスを整えるゼラニウムや、爪を丈夫にするレモンの精油がおすすめです。

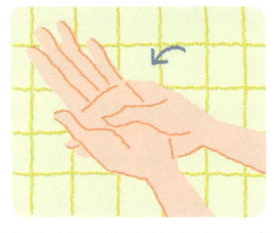

1 オイルを手になじませて、手の甲全体をゆっくりと親指を使って押す。手のひらは数カ所を痛くないようにゆっくりと2～3秒押して離す。手の指を1本ずつもみほぐす。

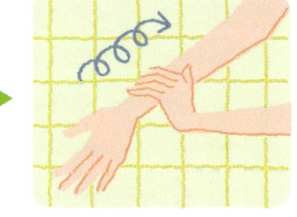

2 手首からひじまで手で包み込むように少し強めにさする。手首からひじへ向って、腕の内側と外側をらせんを描きながらさする。

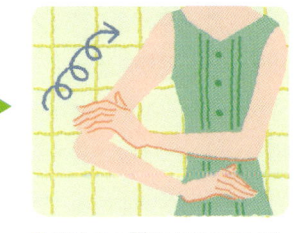

3 ひじから肩にかけて下から上へ、らせんを描くようにさする。最後に腕を上げて、リンパが集まるわきの下を、なでるようにする。

ヒップマッサージ

たるみが気になる部分をマッサージ。滞っているリンパの流れや血流をよくすれば、細胞が活性化し、たるみの改善に役立ちます。

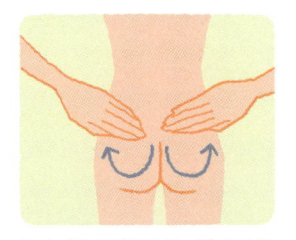

1 オイルを手にとり、手のひら全体を使って、お尻の三角形の骨（仙骨）から下に向い、お尻の外側を通って上へ大きな円を描くようにマッサージ。5回。

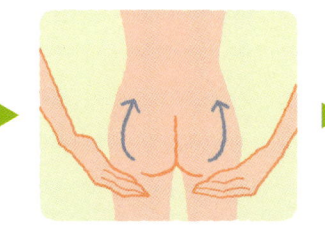

2 お尻を包むようにして手を当てる。ももの付け根からお尻の丸みにそって、上にさする。5回。

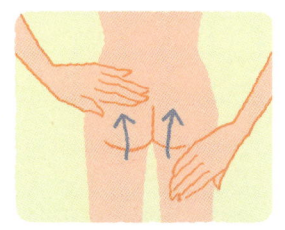

3 体を少し前に傾けて後側の太ももに手のひらを置き、そこからお尻の頂上まで丁寧にさする。お尻とももの付け根のたるみやすい部分を重点的に。5回。

ネックラインマッサージ

肩こりや首の疲れをとります。こりがひどくなってからではなく、少しでもこりを感じたら、マッサージをするようにしてください。

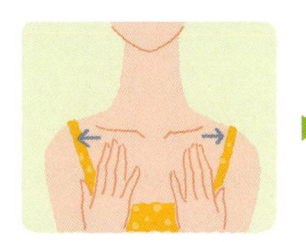

1 オイルを手にとり、鎖骨の下を人さし指から薬指の3本を使って、中心から肩先へ軽く押す。5回。

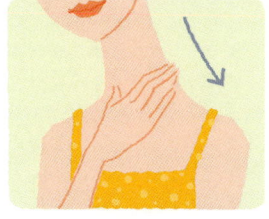

2 ひと差し指から薬指を使って、耳の下から肩の先に向ってなでるようにマッサージ。反対側も同様に。各5回。

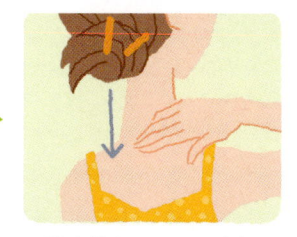

3 首全体もマッサージする。生え際から首の付け根へ向って強すぎない力でなでおろす。

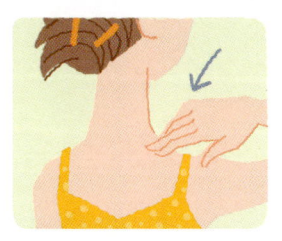

4 首の付け根から肩先をつなぐラインの中央を人さし指と中指の腹で押す。強めに3秒押して3秒休む。5回。こりがひどい場合は、指を押し当ててもみほぐす。

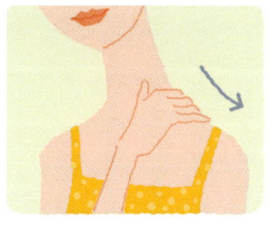

5 首から肩先へ、手のひら全体でさする。片方ずつ各5回。

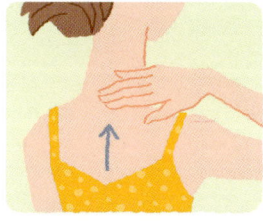

6 届く範囲で背中に手を置き、首の付け根に向って引き上げるようにマッサージ。片方ずつ各5回。

ヘッドマッサージ

傷んでしまった髪へ油分を浸透させます。また、睡眠前のヘッドマッサージは、その日のストレス解消にも役立ちます。

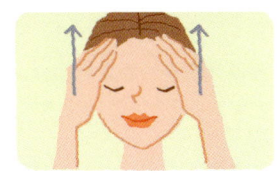

1 オイルを手にとり、ひたいの生え際をもみほぐす。次にひたいから頭頂部に向かって押す。5回。

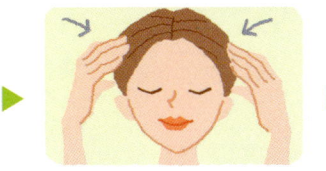

2 さらに耳の上から頭頂部にかけて押す。5回。

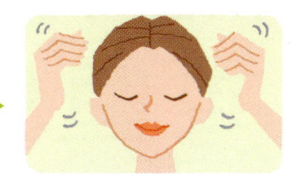

3 すべての指を使い、頭全体をトントンとたたく。5回。

ペアマッサージ

自分の手では届かない背中や腰を中心にしたマッサージ。
もちろん、前項までのマッサージをペアで行うのもおすすめです。

ボディマッサージ

肩や首のこりやだるさが、背中や腰の痛みからきている場合も。背面全体をもみほぐし、体のこわばりを除きます。

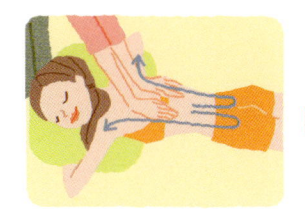

1 マッサージを受ける人の頭側に座り、オイルを手にとり背中の肩から腰、腰からお尻の頂点までさすり肩へ戻る。背中全体をもみほぐす。5回。

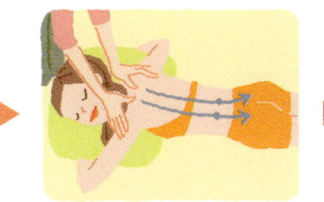

2 両手の親指を使って、首の付け根から腰へ向って背骨の両わきを押す。5回。

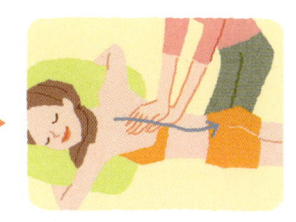

3 手のひらを重ねて、肩甲骨の間からお尻の頂点まで、背骨に沿って軽く圧をかけながらさする。5回。

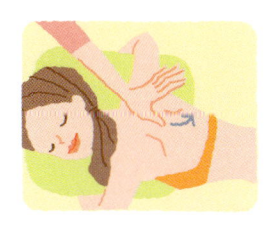

4 親指を使い、肩甲骨のまわりを沿うように強めの力でさする。片方ずつ各5回。

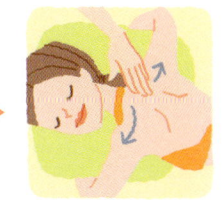

5 首の付け根から肩先へ、人さし指から小指を使ってさすりながら流す。片方ずつ各5回。

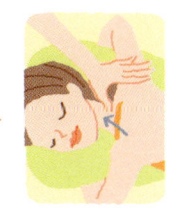

6 首の付け根から耳の裏まで親指の腹で丁寧にさする。5回。

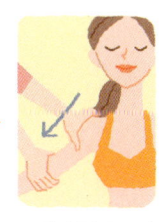

7 腕を肩から手首へ向って、握りながら圧をかけてもむ。5回。

そろえておくと便利な 道具 & 材料

本書で登場する道具や材料を集めました。どれもアロマテラピーの材料やコスメ素材を扱う専門店、大手百貨店で購入できます。
身近な道具としては、計量スプーンやはかりを使いますが、スプーンは料理用とは別に用意しましょう。

道具編

メスシリンダー
精油やオイルを1mℓ単位で正確にはかるときに必要です。最小単位は0.2mℓからあります。全体量が20mℓのものがあればよいでしょう。

ビーカー&ガラス棒
精油やオイルなどの計量やブレンドが一度にできます。香りが移らず、きれいに洗うことができるガラス製が最適。5mℓ単位で目盛りがついてるものがおすすめです。耐熱性のものは、石けんのもとを入れて電子レンジで溶かせるので便利です。

エッセンシャルウォーマー
ロウソクの火でミツロウを溶かすときに使います。火をつけている間は、そばから離れないで。オイルウォーマーとして水と精油を入れて温め、室内で香りを楽しむときにも使えます。

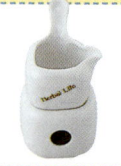

乳鉢
材料をすり混ぜるのに便利。ハーブや天然塩などを、こまかくすりつぶすときに使います。均一に混ざり、粉が飛び散ることもありません。クレイを混ぜる作業にも最適。

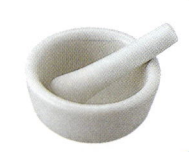

石けんの型
さまざまなモチーフの型が市販されています。石けんを押し出しやすくある程度の熱に耐えられるプラスチック製なら、プリンやゼリーなどの空きカップや牛乳パックでも代用できます。

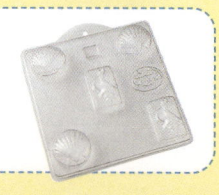

材料編

ドライハーブ
葉や花の形を残したカモミールやローズマリーなどのドライハーブを手作り石けんに加えていっしょに固めたり、貼り付けたりすると、手作りの素朴さがプラスされ、彩りとしても楽しめます。

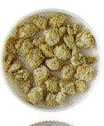

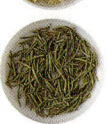

セージパウダー、ローズパウダー
ドライハーブを粉末状にしてあるので、他の基材と混ざりやすく、パックやクリームなどのコスメ作りにおすすめです。ハーブの効能に加えて、彩りもプラスされます。

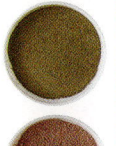

ローズウォーター
バラから精油を採取するときにできる芳香蒸留水。化粧水によく使われます。保湿効果にすぐれ、肌をなめらかに仕上げます。入手しやすい芳香蒸留水には、抗菌力の高いラベンダーウォーターもあります。

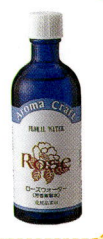

精製水
ミネラルや塩素などの不純物を取り除いた水。化粧水などに使います。コンタクトレンズの洗浄用として、薬局などで購入できます。

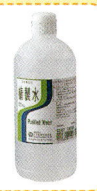

無水エタノール
精油を水に混ざりやすくするために使う度数の高いアルコールです。化粧水のほか、容器や道具の洗浄、殺菌にも使えます。薬局で購入できますが、なければウォッカやジンでも代用できます。

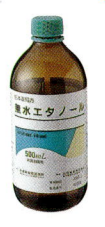

天然塩
海水のミネラルをたっぷり含んでいる天然塩には発汗作用があり、皮膚を清潔にしてさっぱりさせます。また、体内の老廃物を排出しやすくし、体の機能を活性化させます。精油を加えてバスソルト（粗塩）やスクラブ（微粒子）として使います。

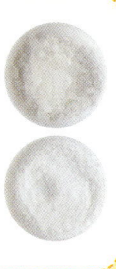

ハチミツ
消毒殺菌効果や、炎症を鎮める作用もあるので、敏感肌の人におすすめです。肌をしっとりさせる効果もあります。精油を加えて入浴剤やパックとして使います。

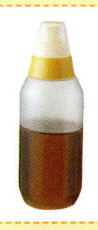

カオリン（クレイ）
スキンケア用のクレイ（粉末粘土）の中で最も一般的です。血行を促し、毛穴や皮膚の老廃物を取り除きます。疲れてくすんだ肌色を改善するなど、美白効果もあります。

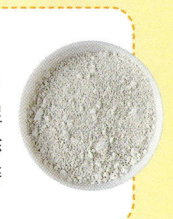

モンモリオナイト（クレイ）
クレイパックの原料で、肌の角質を取り除きます。汚れの吸着力にすぐれており、敏感肌や乾燥肌に向いています。殺菌力もあるので、ニキビが気になる人におすすめ。

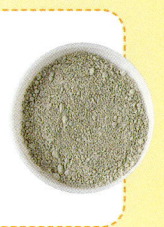

シャンプー
手作りシャンプーには、無香料・無着色の石けんシャンプーを使います。精油やベースオイルを加えることで、自分の髪質に合ったシャンプーを作ることができます。

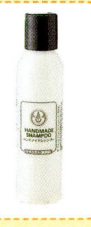

石けん素地
電子レンジまたは湯煎で溶ける香りのない透明な石けんで、肌にやさしいグリセリン成分を含んでいます。好きな色や香りをつけて固めれば、オリジナル石けんが作れます。

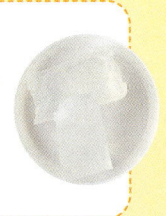

●精油の芳香成分とその特徴●●●

精油に含まれている芳香成分は、以下のように分類され、
それぞれ特徴を持っています。より深く精油の知識を得るために役立ちます。

成分の分類	成分の名前	特徴
脂肪族炭化水素類	エイコサン、ノナデカン、ヘプタデカン	天然のローズ精油であることを示す
モノテルペン炭化水素類	trns-β-オシメン、カラレン、-3-カレン、カンフェン、サビネン、γ-テルピネン、パラシメン、α-ピネン、β-ピネン、α-フェランドレン、β-フェランドレン、β-ミルセン、リモネン	ほとんどの精油にある成分。うっ帯除去、強壮、去痰、抗炎症作用など。光感作あり。
セスキテルペン炭化水素類	エレメン、α-ガイエン、カマズレン、β-カリオフィレン、β-trans-カリオフィレン、クルゼレン、α-コパエン、ジンジベレン、β-セスキフェランドン、α-セドレン、パチュレン、β-ビサボレン、γ-ビサボレン、ヒマカレン、α-ファネッセン、β-ファネッセン、ブルネッセン、リンデステレン	おもに炎症を抑える作用がある。この他、うっ帯除去、抗アレルギー作用など。
モノテルペンアルコール類	ゲラニオール、シトロネロール、テルピネオール、テルピネン-4-オール、ネロール、ボルネオール、メントール、ラバンジュロール、l-リナロール、d-リナロール	抗ウイルス、殺菌作用にすぐれる。この他、免疫調整作用も。毒性が少ない。
セスキテルペンアルコール類	グロブロール、サンタロール、スパスロール、セドロール、ネロリドール、パチュロール、バレリアノール、α-ビサボロール、ビリジフロロール、ファネソール	エストロゲン様作用があり、ホルモンに影響する。この他、抗菌、消毒、抗アレルギー作用がある。
ジテルペンアルコール類	スクラレオール、フィトール	エストロゲン様作用があり、ホルモンに影響する。この他、抗菌、消毒作用がある。
フェノール類	オイゲノール、カルバクロール、チモール、パラクレゾール、trans-アネトール、チャビコールメチルエーテル、パラクレゾールメチルエーテル、ミリスチシン	強い殺菌力がある。大量で長期に使うと肝臓への負担、皮膚刺激が起こりうる。
アルデヒド類	アニスアルデヒド、クミンアルデヒド、シンナミックアルデヒド、シトラール、シトロネラール、デカナール、バニリン	強壮、解熱、神経系の沈静、免疫刺激作用がある。皮膚刺激が強いので低濃度で扱うこと。
ケトン類	アトラントン、イソピノカンフォン、イタリジオン、イソメントン、l-カルボン、d-カルボン、カンファー、β-ジモン、cis-ジャスモン、ダマスコン、ダマセノン、ツヨン、ヌートカトン、ピノカルボン、ピペリントン、フェンコン、プレゴン、ベルベノン、メントン	肝臓の機能を高める他、脂肪分解、かさぶたが作られるのを助けるなどの作用がある。神経毒性があるので、多量に含む精油は扱いを慎重に。
エステル類	アンスラニル酸ジメチル、アンゼリカ酸イソアミル、アンゼリカ酸イソブチル、安息香酸ベンジル、安息香酸コンフィニル、イソ酪酸ネリル、酢酸ゲラニル、酢酸ネリル、酢酸ベンジル、酢酸ボルニル、酢酸ミルテニル、酢酸メンチル、酢酸ラバンデュリル、酢酸リナリル、プロピオン酸ネリル	抗ウイルス、抗炎症作用の他、神経系の沈静作用がある。弱いフルーティーな香りで毒性が少ない。
酸化物（オキシサイド）類	カリオフィレンエポキシ、カリオフィレンオキシド、1,8シネオール、ビサボロールオキシド	抗菌、抗ウイルス作用など。とても変化しやすく高温や酸素、水に弱い。皮膚刺激が強い。
ラクトン類	ジャスミンラクトン、クマリン、フタライド類、ベルガプテン	血栓を防ぐ作用があり、血圧を降下させる。皮膚刺激、神経毒性があるので、多く含む精油の扱いに注意。
有機酸	安息香酸、桂皮酸	抗酸化作用がある。
窒素化合物	インドール	

精油の作用についての 用語解説

本書にはそれぞれの精油の作用が書かれています。
その中には少々聞きなれない言葉があったのではないでしょうか。
ここで作用の意味を確認しておきましょう。

専門用語	意味
あ	
引赤(いんせき)	血液の量を増やし、局部を温かくする
うっ血除去	血液が滞っているのを改善する
うっ滞除去	水分がたまっているのを改善する
か	
活力増進	活動力、生命力を高める
緩下(かんげ)	腸の中を緩め、排便を促進する
強肝(きょうかん)	肝臓の機能を刺激し、高める
強心	心臓を刺激して活性化させる
強精(きょうせい)	生殖能力の機能を向上させる
強壮(きょうそう)	からだのさまざまな機能や能力を向上させる
去痰(きょたん)	気管支から過剰な粘液を除去する
駆虫(くちゅう)	腸内の寄生虫を除去する
駆風(くふう)	腸内にたまったガスを排出させる
血圧降下	血圧を低くする
血圧上昇	血圧を上昇させる
血液流動化	流れにくい血液を流れやすくする
血管拡張	血管壁を拡張させる
血管収縮	血管壁を収縮させる
血糖値低下	血糖値を低下させる
解毒(げどく)	毒性物質を中和させる
解熱(げねつ)	体を冷却させ、高い体温を低下させる
健胃(けんい)	胃液の分泌を刺激し、胃の不調を改善する
健康回復	健康を回復させ、体調をよくする
抗アレルギー	アレルギー症状を軽減させる
抗ウイルス	ウイルスの繁殖を抑制する
抗うつ	うつな気分を明るく高める
抗炎症	炎症または熱をしずめる
抗カタル	気管支や肺の働きを正常にする
抗感染	感染を防ぐ
抗寄生虫	寄生虫を除去する
抗凝血(こうぎょうけつ)	血液が固まるのを抑える
抗菌	細菌の繁殖を抑える
抗痙攣(こうけいれん)	痙攣を抑える
抗酸化	細胞の酸化を防いで、老化を防止する
抗真菌(こうしんきん)	真菌(カビによる水虫やカンジダ腟炎など)の繁殖を抑える
抗毒	毒性物質を中和させる
光毒性	皮膚につけて日光に当たるとしみの原因になる、肌トラブルを起こす
抗微生物	微生物、バクテリアなどの繁殖を抑える
抗貧血	貧血を予防、回復させる
抗不安症	心を落ち着かせ、リラックスさせる
抗腐敗	腐敗を遅らせる
抗無力	精神的な無力感、脱力感を改善する
さ	
催淫(さいいん)	性欲を高める
催乳(さいにゅう)	母乳の出をよくする
細胞成長促進	皮膚細胞の成長を促す

催眠	ねむけをもたらす		通経(つうけい)	生理を促し、規則的にする
殺菌	細菌を殺す			
殺虫	幼虫を殺す			
殺微生物	微生物を殺す		**な**	
紫外線防御	紫外線から身を守る		内臓強化	各臓器の機能を高める、正常化させる
子宮強壮	子宮の機能を高め、正常化する		粘液過多治癒	粘膜を鎮静させ、粘液が過剰に分泌するのを治す
刺激	外部から働きかけて、感覚や心に反応を起こさせること			
止血	出血を止める		**は**	
消散(しょうさん)	おできや腫れものを散らす		発汗	汗を出す
鎮咳(ちんがい)	咳をしずめる		鼻粘膜排出	鼻の中の粘液を排出させ、鼻づまりを解消する
疾患予防	病気を予防する		瘢痕形成(はんこんけいせい)	傷が治り、瘢痕(かさぶた)ができるのを助ける
収れん	組織を引き締め、組織内への分泌を減らす		皮脂産生調節	皮脂の生成を正常化する
消化促進	消化を助ける		皮膚軟化	皮膚をやわらかくする
浄血(じょうけつ)	血液成分の機能とバランスを正常化させる		疲労回復	疲れをとり、体力を回復する
止痒(しよう)	かゆみを止める		腐食	皮膚を腐食させて、いぼをとる
消臭	においを消す		分娩促進	安産を助ける
食欲増進	食欲を高める		防臭	においを消す
女性ホルモン様	女性ホルモン(エストロゲン)と同じような働きをする		防腐	腐敗を遅らせる
自律神経調整	自律神経の機能を正常化させる		保湿	皮膚の水分を保つ
神経強壮	アドレナリンの分泌量を増やし、エネルギーを増進させる		ホルモン分泌調整	ホルモンの分泌を正常化させる
神経毒性	神経系に毒性となる(神経系の機能を阻害する)		**ま**	
頭脳明晰	頭をはっきりさせる		麻酔	痛みなどの感覚能力を失わせる
制汗	汗を抑える		免疫強化	免疫機能を高める
制酸	体内の分泌物の酸性を抑える		免疫賦活(めんえきふかつ)	免疫機能を調整し、正常化させる
精神高揚	気分を高める。やる気がみなぎる			
整腸	腸の消化、吸収、運動などの機能を高める		**や**	
制吐(せいと)	嘔吐を抑える		癒傷(ゆしょう)	外傷や切り傷の治りを促す
組織再生	傷ついた組織を再生させる			
			ら	
た			利胆	胆汁の分泌を促進させる
代謝促進	新陳代謝を促進させる		利尿(りにょう)	排尿を促進させる
体内浄化	血中、内臓の不純物や老廃物を除去する		冷却(れいきゃく)	冷たくして、症状をしずめる
鎮痙(ちんけい)	けいれんをしずめる			
鎮静	興奮をしずめる			
鎮痛	痛みをやわらげる			

Shop List

店=店頭販売　通=通販　ネ=ネット販売

ハーブアイランド
店 通

各種精油、ベースオイル、ブレンドオイルなどの他にも、手軽にアロマを楽しめるオリジナル商品が豊富。

千葉県夷隅郡大多喜町小土呂255
TEL 0470-82-2789
営業時間／10:00～18:00
（10～3月までは～17:00）火定休
http://www.herbisland.com

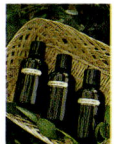

カリス成城
店 通 ネ

ハーブの素材を衣食住に活用するために、精油、ベースオイルをはじめ、さまざまなハーブ商品を提供している。

東京都世田谷区成城6-15-15（本店）
TEL 03-3483-1960
営業時間／10:00～19:00　無休
http://www.charis-herb.com

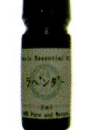

生活の木　原宿表参道店
店 通 ネ

ハーブ、精油、植物油を利用した手作りのスキンケアグッズ素材を販売。アロマテラピーのすべてがそろう。講座も充実。

（本社）東京都渋谷区神宮前6-3-8
TEL 03-3409-1778（代）
営業時間／11:00～21:00　無休
http://www.treeoflife.co.jp

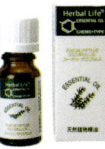

ニールズヤードレメディーズ
店 通 ネ

植物成分を生かす製品作りにこだわり、オーガニック認定を受けている精油をできるだけ供給している。

東京都渋谷区神宮前5-1-17グリーンビル
TEL 03-5778-3706
営業時間／11:00～20:00　定休日なし
http://www.nealsyard.co.jp/

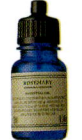

グリーンフラスコ
店 通 ネ

オリジナルの精油には人気の日本産精油シリーズもある。毎月ハーブや精油に関する講座も人気。

東京都目黒区自由が丘2-3-12
自由が丘サンクスネイチャー2F
TEL 03-5729-4682
営業時間：10:00～19:00
水休（祭日は営業・正月休み有。）
http://www.greenflask.com/

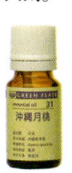

ジュリーク
店 ネ

オリジナルのマッサージオイル、ブレンドオイルなど、すべて独自の製法で作った無農薬のハーブを使用。

全国のジュリークショップにて商品を販売。また、フリーダイアル、オンラインからも購入可。
ジュリークお客さま窓口：0120-400814
http://www.jurlique-japan.com

ハイパープランツ
店 ネ

サノフロール社の精油、メドウズ社のベースオイル、ベースバターが購入できる。

東京都品川区東五反田3-7-24（本社）
TEL: 03-5789-2930
※全国の東急ハンズ、
ナチュラルハウスなどで購入可。
http://www.hyperplants.co.jp/shop/

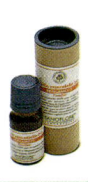

東急ハンズ 新宿店
店 通

各種精油はもちろん、ビーカーなどの道具、手作りコスメに必要な材料が買える。

渋谷区千駄ヶ谷5-24-2タイムズスクエアビル（新宿駅南口）
TEL 03(5361)3111（代）
営業時間10:00 ～ 20:00
http://www.tokyu-hands.co.jp/shinjuku.htm

佐々木 薫
（ささきかおる）

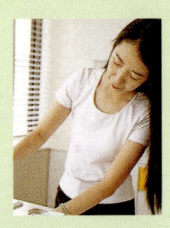

日本アロマテラピー協会認定プロフェッショナル。ハーブ、アロマテラピーの研究に携わり、株式会社・生活の木で商品、事業の企画・開発を担当。生活の木Herbal Life Collegeをはじめ、各種カルチャースクール、社会人講座等の講師として活動し、ハーブ・アロマテラピーの楽しみ方から専門知識まで、幅広い内容をレクチャーしている。著書に「おいしいハーブティー」（誠文堂新光社刊）、「ハーブティー」「はじめてのアロマテラピー」「アロマテラピーのレシピ12ケ月」（池田書店刊）、「お風呂でできるお手軽エステ」「自然素材を使った手づくりコスメ」（双葉社刊）、「癒しのアーユルヴェーダ」（BABジャパン刊）など。

（株）生活の木

世界32カ国のパートナーファームを中心に、厳選されたハーブ・精油を直輸入。企画から製品化まで手がけ、多様なニーズに対応する豊富な種類とサイズを揃えている。
全国に直営50店舗。

本社／東京都渋谷区神宮前6-3-8
TEL03-3409-1781
営業時間／9:00～18:00　土・日・祝休
http://www.treeoflife.co.jp

STAFF

装丁　　　　大薮胤美（フレーズ）
本文デザイン　横地綾子（フレーズ）
撮影　　　　澤崎信孝、梅澤仁（主婦の友社）
イラスト　　永田勝也（植物）、原ゆき
資料提供　　山本淑子（アロマスタジオ）
編集協力　　㈲童夢
編集担当　　森信千夏（主婦の友社）

「アロマ図鑑」参考文献
「書名」（著者・監修者　出版社）　の順

● 「香りの百科」（日本香料協会編／朝倉書店）● 「香料入門」（吉儀英／フレグランスジャーナル社）● 「ハーブ大百科」（英国王立園芸協会、デニ・バウン／誠文堂新光社）● 「アロマテラピーのための84の精油」（ワンダー・セラー）、「アロマテラピー事典」（パトリシア・デービス）、「エッセンシャルオイルの特性と使い方」（ローズマリー・キャディ／以上フレグランスジャーナル社）● 「アロマテラピー完全マニュアル」（水嶋昇／草隆社）● 「天の香り」（スザンネ・フィッシャー・リチィ／あむすく）● 「キャリアオイル事典」（レン・プライス他／東京堂出版）● 「ハーブを楽しむ本（LEELIVING／集英社）● 「はじめてのアロマテラピー」（佐々木薫／池田書店）● 「アロマテラピーを楽しむ生活」（加藤理恵、市村真納／新星出版社）● 「アロマテラピーの事典」（成美堂出版）● 「ハーブで元気」（林真一郎／講談社）● 「女性によく効くアロマセラピー」（鮫島浩二）、「アロマテラピーLESSON」（林真一郎）、「世界の花と木2850」（以上主婦の友社）● 「エッセンシャルオイル120％活用術」、「オリジナルレシピが楽しめるアロマテラピー」（熊谷千津／以上雄鶏社）● 「原色世界の薬用植物」（エンタプライズ）● 「ハーブスパイス館」（小学館）● 「香料文化誌」（八坂書房）● 「NARDケモタイプ精油事典」（ナード・ジャパン）

● 「The Fragrant Mind」
（Valerie Ann Worwood NEW WORLD LIBRARY）
● 「375 ESSENTIAL OILS AND HYDROSOLS Jeanne Rose」（Frog, Ltd.）
● 「Herbal Body Book」（Jeanne Rose Frog, Ltd.）
● 「500 Formulas for AROMATHERAPY Carol Schiller & David Schiller」（STERLING Publishing Co., Inc.）
● 「HYDROSOLS The Next Aromatherapy」
（Suzanne Catty Healing Arts Press）
● 「THE ILLUSTRATED ENCYCLOPEDIA OF ESSENTIAL OILS」（JULIA LAWLESS）

アロマテラピー図鑑

編　者　主婦の友社
発行者　村松邦彦
発行所　株式会社主婦の友社
　　　　〒101-8911
　　　　東京都千代田区神田駿河台2-9
　　　　電話　03-5280-7537（編集）
　　　　　　　03-5280-7551（販売）
印刷所　凸版印刷株式会社

もし落丁、乱丁、その他不良の品がありましたら、おとりかえします。
お買い求めの書店か、主婦の友社資材刊行課（電話03-5280-7590）へお申しください。

©SHUFUNOTOMO CO.,LTD. 2004 Printed in Japan
ISBN4-07-242795-0

Ⓡ本書の全部または一部を無断で複写（コピー）することは、著作権法上での例外を除き、禁じられています。
本書からの複写を希望される場合は、日本複写権センター（電話03-3401-2382）にご連絡ください。
か-102007